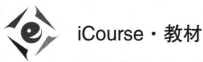

iCourse · 教材

全国高等中医药院校"十二五"规划教材

内 经 选 读

Neijing Xuandu

（中医药类专业用）

主 编　苏　颖

副主编　王玉兴　陈　晓　孙理军　钱会南

编　者　（按姓氏拼音排序）

包素珍（浙江中医药大学）　　　陈　晓（上海中医药大学）

古继红（广州中医药大学）　　　谷　峰（辽宁中医药大学）

何秀丽（黑龙江中医药大学）　　胡亚男（长春中医药大学）

蒋　筱（广西中医药大学）　　　李　霞（第二军医大学）

李兰珍（甘肃中医学院）　　　　李奕祺（福建中医药大学）

刘　锐（江西中医药大学）　　　鲁明源（山东中医药大学）

钱会南（北京中医药大学）　　　沈津湛（安徽中医药大学）

苏　颖（长春中医药大学）　　　孙理军（陕西中医学院）

唐雪梅（南京中医药大学）　　　王　进（湖北中医药大学）

王玉兴（天津中医药大学）　　　于晓强（山西中医学院）

张　焱（长春中医药大学）　　　赵　博（贵阳中医学院）

周　宜（成都中医药大学）

高等教育出版社·北京

内容提要

本书由长春中医药大学苏颖教授担任主编,全国各高等中医药院校长期从事"内经选读"教学一线的专家教授共同编写完成。

本书选取重点篇章并依篇序编写,展现了《内经》原貌及其理论体系的整体性。教材注重基本概念、基本知识、基本理论以及基本学术思想的阐释。【篇解】提纲挈领,【注释】博采众长,【分析】紧密结合临床实际。全书纸质内容与数字课程一体化设计,数字课程包括语译、习题与答案、医案举隅、原文朗读、教学动画片、教学医案 100 例等数字化资源,充分体现了基础性、系统性、时代性、实用性及简洁性特点。

本书供全国高等中医药院校中医学专业学生使用,还可供从事中医药或中西医结合的临床医师、教学与科研人员阅读参考,也是国家执业中医师资格考试的重要参考书。

图书在版编目(CIP)数据

内经选读 / 苏颖主编 . -- 北京:高等教育出版社,
2015.1(2018.6 重印)
中医药类专业用
ISBN 978-7-04-041523-0

Ⅰ. ①内… Ⅱ. ①苏… Ⅲ. ①《内经》- 中医学院 -
教材 Ⅳ. ① R221

中国版本图书馆 CIP 数据核字(2015)第 006947 号

策划编辑	杨 兵	责任编辑	杨 兵	封面设计	李卫青	责任印制	刘思涵

出版发行	高等教育出版社		网 址	http://www.hep.edu.cn
社 址	北京市西城区德外大街4号			http://www.hep.com.cn
邮政编码	100120		网上订购	http://www.hepmall.com.cn
印 刷	山东百润本色印刷有限公司			http://www.hepmall.com
开 本	787×1092mm 1/16			http://www.hepmall.cn
印 张	16			
字 数	380千字		版 次	2015年1月第1版
购书热线	010-58581118		印 次	2018年6月第3次印刷
咨询电话	400-810-0598		定 价	29.80元

本书如有缺页、倒页、脱页等质量问题,请到所购图书销售部门联系调换
版权所有 侵权必究
物 料 号 41523-00

全国高等中医药院校"十二五"规划教材

专家指导委员会（按姓氏拼音排序）

陈凯先（上海中医药大学）

陈可冀（中国中医科学院）

邓铁涛（广州中医药大学）

范永升（浙江中医药大学）

匡海学（黑龙江中医药大学）

李振吉（世界中医药学会联合会）

路志正（中国中医科学院）

欧阳兵（山东中医药大学）

石鹏建（教育部高等教育司）

石学敏（天津中医药大学）

王　华（湖北中医药大学）

王庆国（北京中医药大学）

王省良（广州中医药大学）

王永炎（中国中医科学院）

王之虹（长春中医药大学）

吴勉华（南京中医药大学）

杨关林（辽宁中医药大学）

张伯礼（天津中医药大学）

数字课程（基础版）

内经选读

主编 苏颖

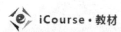

内 经 选 读　主编 苏颖

| 用户名 | | 密码 | | 验证码 | | 9840 | 进入课程 |

内容介绍　　纸质教材　　版权信息　　联系方式

　　内经选读数字课程与纸质教材一体化设计，紧密配合。数字课程包括语译、习题与答案、医案举隅、教学 PPT、教学视频等模块，极大地丰富了教材内容。在提升课程教学效果的同时，为学生学习提供思维与探索的空间。

相关教材

内经选读
迟华基

高等教育出版社

http://abook.hep.com.cn/41523

扫描二维码，下载 Abook 应用

前言

　　《黄帝内经》是我国现存最早的一部医学典籍,其博大精深的医学思想及独特的医学理论体系为中医学数千年的发展奠定了坚实的基础,为中华民族的繁衍与健康做出了重要贡献。"内经选读"课程是高等中医院校的必修课程,对于提高学生中医经典理论水平、培养中医整体思维方式以及指导临床实践具有重要作用。

　　十二五期间,教育部启动了国家精品开放课程建设项目,长春中医药大学"内经选读"原国家精品课程成功转型升级,获得国家级精品资源共享课立项,并于2014年在爱课程网(www.icourses.cn)上线。"iCourse·教材"为项目成果之一。由长春中医药大学苏颖教授主编的《内经选读》有幸列入其中,采用"纸质教材 + 数字课程"的出版形式,纸质教材更加精炼适用,数字课程对纸质教材内容加以巩固、补充和拓展,这种方式为学生自主学习和教师创新教学方法提供了很好的支撑。

　　随着教学改革不断深入,教材等教学资源建设模式也发生了巨大变化。数字课程作为新的模式,能有力地实现以学生为主体、教师为主导的教育理念,并有力地促进教学质量的提升。本教材编写力求与国内外先进水平接轨,以培养高质量中医药人才为目标,教材内容与教学要求、学生培养目标相符合,是一部适合高等中医院校教学的具有一定学术价值的教科书。

　　本教材编写汲取了各版教材编写经验,并紧密结合数字化的时代特征,在编写体例、编写内容及编写手段等方面进行了创新与改进。主要特点有:

　　1. 展现《内经》原貌。本教材精选《内经》原文五十九篇,依据《素问》《灵枢》的篇章顺序编写,尽可能地展现《内经》各篇原貌及各篇的整体性,很好地反映了《内经》的医学理论体系、思维方法及主要内容,使学生对《内经》原貌既有宏观把握,又能具体掌握。

　　2. 数字化资源丰富。本教材配套的数字化资源与教材同步,数字化资源包括语译、习题与答案、医案举隅辅助学生学习的资源,以及原文朗读、教学动画片、教学医案100例等拓展学习资源,以适应培养创新型、复合型中医学人才的要求。

　　3. 充分体现"五性"。本教材按照《素问》《灵枢》篇章顺序编排,原汁原味地阐释了原文的基本概念、基本知识、基本理论及基本学术思想,并紧密结合临床实际,篇解提纲挈领地概述全篇内容,注释清晰准确、博采众长,分析重点突出,深刻阐述经旨。本教材充分体现了基础性、系统性、整体性、实用性、简洁性。

　　本教材的《素问》原文依据明代顾从德刻本,《灵枢》原文依据明代赵府居敬堂刻本,原文中,凡与其他版本有重要出入或义理难明之处,均在注释中说明。

　　本教材编写采取主编负责制,由编委会全体成员分工编写。初稿形成后,副主编分工修改,最后由主编苏颖教授统稿、修稿及定稿。教材编写过程中,胡亚男老师除完成编写任务外,承担了书稿的编务工作,长春中医药大学王利锋老师及研究生协助做了不少编务工作,在此一并表示感谢。

　　在编写过程中,编委们虽然尽了很大努力,仍难免有不妥与疏漏之处,恳请各位专家及使用教材的广大师生提出宝贵意见,以便不断修订与完善。

苏颖

2014 年 8 月

目录

上篇 绪论

第一章 《内经》的成书与沿革 ……… 3
　第一节 《内经》的成书年代与作者 …… 3
　　一、《内经》的成书年代 ………… 3
　　二、《内经》的作者 ……………… 5
　第二节 《内经》的书名 …………… 5
　　一、《黄帝》之名 ………………… 5
　　二、《内经》之名 ………………… 5
　　三、《素问》之名 ………………… 6
　　四、《灵枢》之名 ………………… 6
　第三节 《内经》的沿革 …………… 7
　　一、《黄帝内经》的流传 ………… 7
　　二、《灵枢》的流传 ……………… 8

第二章 《内经》的理论体系 ……… 9
　第一节 《内经》理论体系的基本内容 … 9
　　一、阴阳五行 ……………………… 9
　　二、藏象 …………………………… 10
　　三、经络 …………………………… 10
　　四、病因病机 ……………………… 11
　　五、病证 …………………………… 11
　　六、诊法 …………………………… 11
　　七、论治 …………………………… 12
　　八、养生 …………………………… 12
　　九、运气 …………………………… 12
　第二节 《内经》理论体系的形成 …… 12

　　一、长期的医疗实践 ……………… 13
　　二、古代科技知识的渗透 ………… 13
　　三、古代哲学思想的影响 ………… 15
　　四、思维方法的构建 ……………… 18
　第三节 《内经》理论体系的学术
　　　　特点 ……………………………… 19
　　一、天人相应观 …………………… 19
　　二、阴阳辩证观 …………………… 20
　　三、形神合一观 …………………… 21

第三章 《内经》的注家与注本 …… 22
　　一、梁·全元起《素问全元起注》… 22
　　二、唐·杨上善《黄帝内经太素》… 23
　　三、唐·王冰《黄帝内经素问》… 23
　　四、宋·林亿《重广补注黄帝内经素问》… 24
　　五、明·马莳《黄帝内经素问注证发微》、
　　　　《黄帝内经灵枢注证发微》… 24
　　六、明·吴崑《黄帝内经素问吴注》… 25
　　七、明·张介宾《类经》… 25
　　八、明·李中梓《内经知要》……… 26
　　九、清·张志聪《黄帝内经素问集注》、
　　　　《黄帝内经灵枢集注》… 27
　　十、清·高世栻《素问直解》… 27
　　十一、日·丹波元简《素问识》、《灵枢识》
　　　　……………………………………… 28

下篇　原文选读

《素问》部分

素问·上古天眞論篇第一················· 32
素问·四氣調神大論篇第二 ············· 38
素问·生氣通天論篇第三 ··············· 43
素问·金匱眞言論篇第四 ··············· 53
素问·陰陽應象大論篇第五 ············· 58
素问·陰陽離合論篇第六（节选）······ 73
素问·靈蘭秘典論篇第八 ··············· 74
素问·六節藏象論篇第九（节选）······ 77
素问·五藏生成篇第十（节选）········· 80
素问·五藏別論篇第十一 ··············· 82
素问·異法方宜論篇第十二 ············· 85
素问·移精變氣論篇第十三（节选）··· 88
素问·湯液醪醴論篇第十四 ············· 90
素问·脈要精微論篇第十七（节选）··· 94
素问·平人氣象論篇第十八（节选）···103
素问·玉機眞藏論篇第十九（节选）···109
素问·經脈別論篇第二十一（节选）···111
素问·藏氣法時論篇第二十二（节选）
·····························114
素问·太陰陽明論篇第二十九 ···········117
素问·熱論篇第三十一 ·················121
素问·評熱病論篇第三十三 ············126
素问·逆調論篇第三十四 ···············131
素问·欬論篇第三十八 ·················135
素问·舉痛論篇第三十九 ···············139
素问·風論篇第四十二（节选）·········143
素问·痹論篇第四十三 ·················145
素问·痿論篇第四十四 ·················150
素问·厥論篇第四十五（节选）·········154
素问·奇病論篇第四十七（节选）······157
素问·調經論篇第六十二（节选）······159
素问·標本病傳論篇第六十五（节选）

·····························164
素问·五常政大論篇第七十（节选）···167
素问·至眞要大論篇第七十四（节选）
·····························170
素问·疎五過論篇第七十七 ············176

《灵枢》部分

靈樞·本輸第二（节选）🌐 ············180
靈樞·邪氣藏府病形第四（节选）······180
靈樞·本神第八 ·······················181
靈樞·經脈第十（节选）···············185
靈樞·脈度第十七（节选）·············197
靈樞·營衛生會第十八 ·················199
靈樞·癲狂第二十二（节选）···········205
靈樞·口問第二十八（节选）···········209
靈樞·決氣第三十 ·····················210
靈樞·海論第三十三 ···················212
靈樞·五癃津液別第三十六 ············214
靈樞·順氣一日分爲四時第四十四
（节选）·························217
靈樞·五變第四十六（节选）🌐 ·······219
靈樞·本藏第四十七（节选）···········219
靈樞·五色第四十九（节选）···········221
靈樞·天年第五十四 ···················225
靈樞·五味第五十六（节选）···········228
靈樞·水脹第五十七 ···················230
靈樞·賊風第五十八（节选）🌐 ·······233
靈樞·玉版第六十（节选）🌐 ··········233
靈樞·百病始生第六十六···············233
靈樞·邪客七十一（节选）🌐 ·········239
靈樞·九鍼論第七十八（节选）🌐 ·····239
靈樞·大惑論第八十（节选）🌐 ········239
靈樞·癰疽第八十一（节选）🌐 ········239

附篇　内经十三方

主要参考文献 ……………………………… 243

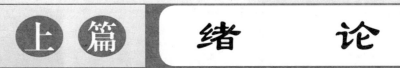

上篇　绪　论

第一章

《内经》的成书与沿革

　　《黄帝内经》(简称《内经》)是我国现存最早的一部医学典籍,包括《素问》与《灵枢》两部分。它集中地反映了我国古代的医学成就,创立了中医学的理论体系,为中医学数千年的发展奠定了坚实基础,被后世尊称为"医家之宗"。后世历代医家精研《内经》,并不断实践与创新,使中医学得到持续发展,为中华民族的健康、生存与繁衍做出了巨大贡献,因此,《内经》是世代习医者必读之书。

第一节　《内经》的成书年代与作者

一、《内经》的成书年代

　　现今传世的通行本《素问》是由唐代医家王冰整理重新编次、宋代林亿校对,《灵枢》是南宋史崧整理校对,在这两部著作中并未提及成书年代及作者,因此,后世学者对于《黄帝内经》的成书年代及作者进行了多方研究与考证。归纳历代医家学者对《内经》的成书年代与作者的认识,主要观点如下:

(一)成书于黄帝时期

　　古代医家多认为《内经》成书于黄帝时期。晋代医家皇甫谧在《针灸甲乙经·序》中指出:"《黄帝内经》十八卷,今有《针经》九卷,《素问》九卷,二九十八卷,即《内经》也……又有《明堂孔穴针灸治要》,皆黄帝岐伯选事也。三部同归,文多重复,"其认为《内经》是黄帝时期黄帝与岐伯研究医学的著作。唐代医家王冰在《黄帝内经素问·序》中指出:"夫释缚脱艰,全真导气,拯黎元于仁寿,济赢劣以获安者,非三圣道则不能致之矣。"此三圣,指伏羲、神农、黄帝,他认为《黄帝内经素问》乃黄帝时期的著作。宋代林亿在《素问》序中也认为:"乃与岐伯上穷天纪,下极地理,远取诸物,近取诸身,更相问难,垂法以福万世。于是雷公之论,授业传之,而《内经》作矣。"此外,史崧、张介宾、马莳等医家也持此观点。

(二)成书于春秋战国时期

　　古代文史学家多认为《内经》成书于春秋战国时期。北宋邵雍在《皇极经世·卷十三》中说："《素问》《阴符》，七国时书也"。宋代程颢、程颐的《二程全书》中亦云："《素问》书出战国之末，气象可见。若是三皇五帝典文，文章自别，其气运处，绝浅近。"宋代司马光《传家集·书屋》称："谓《素问》为真黄帝之书，则恐未可。黄帝亦治天下，岂终日坐明堂，但与岐伯论医药针灸邪？此周、汉之间，医者依托以取重耳。"明代方孝儒《逊志斋集·读三坟书》也云："世之伪书众矣，如《内经》称黄帝，《汲冢书》称周，皆出于战国、秦、汉之人。"清代魏荔彤《伤寒论本义·自序》云："轩岐之书，类春秋战国人所为而托于上古。"轩岐之书，指《内经》。《四库全书简明目录》中指出：《黄帝素问》原本残阙，王冰采《阴阳大论》以补之。其书云出上古，固未必然，然亦必周秦间人，传述旧闻，著之竹帛。"

（三）成书于汉代

明代顾从德在《重雕素问序》中指出："今世传《内经素问》，即黄帝之《脉书》，广衍于秦越人、阳庆、淳于意诸长老，其人遂似汉人语。"明代郎瑛在《七修类稿》中认为："《素问》文非上古，人得知之。以为即全元起所著，犹非隋唐文也。唯马迁刘向近之，又无此等义语。宋聂吉甫云，既非三代以前文，又非东都以后语，断然以为淮南王之作。"日本丹波元简、丹波元胤父子经考证，认为书出汉代，云："此书实医经最古者，迫圣之遗言存焉。而晋皇甫谧以下，历代医家断为黄岐所自作，此殊不然也……汉之时，凡说阴阳者，必系之黄帝。《淮南子》云：'黄帝生阴阳。'又云：'世俗之人多尊古而贱今，故为道者，必托之于神农、黄帝，而后能入说'……此经设为黄帝岐伯之问答者，亦汉人所撰述无疑矣。方今医家，或牵合衍赘，以为三坟之一，或诋毁排斥，以为赝伪之书者，俱失焉。"明代吕复在《九灵山房集·沧州翁传》中指出："《内经素问》世称黄帝岐伯问答之书，乃观其旨意，殆非一时之言，其所撰述，亦非一人之手。"

据学者从文献资料角度考证，认为《内经》成书时间为公元前1世纪内，上限为《史记》，下限为《七略》。

《黄帝内经》成书的上限以《史记》为标志。据学者考证，《史记》成书的年代是公元前91年，它记载了从远古黄帝时期至汉武帝时期长达三千多年历史，包括医史人物及医学著作在内的各个时期科技文化及人物史料，《史记·扁鹊仓公列传》中为著名医家扁鹊、仓公作传的同时，记述了一批重要的医学著作"禁方书"，其中有《上经》《下经》《五色诊》《奇咳术》《揆度》《奇恒》《阴阳外篇》等古医经，却未见《内经》书名，而上述古典医籍在《内经》中均被引证。《史记》的作者司马迁遍览朝廷藏书、周游全国各地，《内经》这部重要医学典籍，不可能被治学严谨的司马迁所疏漏，然而《史记》中对《内经》却未做记载，说明当时《内经》尚未成编，《内经》成编时间应在此之后。

《内经》成书的下限以《七略》为标志，《七略》成书于西汉成平三年（公元前26年）。《内经》之名，在现存的文献中，最早见于东汉班固的《汉书·艺文志》的《方技略》中，云："《黄帝内经》十八卷，《外经》三十七卷，《扁鹊内经》九卷，《外经》十二卷，《白氏内经》三十八卷，《外经》三十六卷，《旁篇》二十五卷"，而《汉书·艺文志》记载的医经书目是转载《七略》内容而来，《七略》是西汉刘向、刘歆奉召校书时撰写的我国第一部图书分类目录，其中，方技类由朝廷侍医李国柱校刊，可知，《七略》是记载《内经》的最早书籍，由此可以判断《七略》为《内经》成书的下限。从《黄帝内经》的理论体系方面分析，贯穿全书的学术思想是阴阳学说和五行学说，五行学说的相生相克体系的提出与阴阳学说合流，始于战国末期的阴阳家邹衍，至西汉中期，在董仲舒和淮南王刘安等人的著作中有比较完备的体现。董仲舒《春秋繁露》中指出："天地之气，合而为一，分为阴阳,判为四时,列为五行。行者,行也。其行不同,故谓之五行。五行者,五官也,比相生而间相胜也。"文中用天地、阴阳、四时、五行及其生克规律,解释了宇宙天地万物生化的基本模式。《内经》采取并运用了这一时期流行的阴阳五行学说,构建了中医学体系基本框架,并成为中医理论重要内容,这也表明了《内经》成书的下限大约在西汉中期。

《内经》的成书过程与最后编撰时间不能混为一谈。《内经》的指导思想、医学理论及医学理论体系框架的形成经历了一个漫长的历史过程,它并非出自一人之手,也非一个时期的作品,在流传过程中,"代有亡失"的同时,又得到后世历代医家的不断补充,尤其秦汉时期补充的作品占多数。因此,《内经》始作于先秦,成编于西汉,增补于魏晋南北朝,补遗于唐宋,是历代医家医学理论及临床经验的总结。

二、《内经》的作者

《内经》书名虽冠以"黄帝",但并非黄帝所作,托辞而已。

《黄帝内经》包括《素问》《灵枢》两部分,每部分九卷,八十一篇,共计十八卷,一百六十二篇。如前所述,《黄帝内经》的形成,经历了一个漫长的历史时期,从其医学内容、音韵特点、表述方式、文体风格等方面全面审视,不难发现,一百六十二篇原文以及保留的古代原貌,展现出来的学术观点有所分歧,甚至自相矛盾之处,可以充分证明《内经》作者不是出自一人之手,也非一个时代、一个地域的医学成就,而是自春秋战国、秦汉以来各医学家们的医学经验和医学成就的总结。

第二节 《内经》的书名

黄帝氏族是中华民族的始祖,其文化对中华民族的发展有着重要影响,因此,历代人们均以自己是黄帝子孙为荣,著书立说均托以黄帝、神农等古圣贤之名,以示学有根本,令人信服。

一、《黄帝》之名

《内经》书名为何冠以"黄帝",历代学者对此多有阐述,归纳如下:一是受道家思想的影响,道家思想对《内经》理论体系形成有重要影响,战国时期的道家尊崇黄帝,"善修黄帝之言",故《内经》书名也冠以"黄帝";二是尊古贱今,所以古人著书立说善托古代圣贤之名是当时的风尚,正如《淮南子》云:"世俗之人,多尊古而贱今,故为道者,必托之于神农、黄帝而后能入说";三是古人做学问为了以示学有根本,以取其重,多托以"黄帝""神农"之名,例如:《黄帝八十一难经》《神农本草经》等,加之,《内经》非一人一时所作,故书名冠以"黄帝"。

二、《内经》之名

"内",与"外"相对而言,乃经书的一种分类形式,据《汉书·艺文志》记载,医经七家有《黄帝内经》《黄帝外经》《扁鹊内经》《扁鹊外经》《白氏内经》《白氏外经》《旁篇》。丹波元胤《中国医籍考》云:"内外,犹《易》内外卦,及《春秋》内外传,《庄子》内外篇,《韩非子》内外诸说,以次第名焉者,不必有深意。"

"经"，本义指织物的纵线，引申指常道、法则。唐代陆德明《经典释文》解释"经"的含义为"常也，法也，径也。"有常道、规范、门径之意。中国古代文献中，一般常将重要的、人们必须掌握的书籍称为"经"，医学书籍也如此，《内经》是医学的规范，是学医者必须掌握的，故称之为"经"。此外，古代医学著作被称之为"经"的还有《难经》《神农本草经》《针灸甲乙经》《中藏经》等，都是医学的规范，是习医者必须掌握和遵循的。由此可见，"经"，强调的是该书的重要性。

三、《素问》之名

"问"，即问答，指《素问》的写作体例是一问一答的形式。"素"，其义有三：一指对于事物本源的问答，梁代全元起解释说："素者，本也；问者，黄帝问岐伯也。方陈性情之源，五行之本，故曰《素问》。"二指关于生命本源的问答，宋代林亿《新校正》云："按《乾凿度》云：'夫有形者生于无形，故曰有太易，有太初，有太始，有太素。太易者，未见气也；太初者，气之始也；太始者，形之始也；太素者，质之始也。'气形质具，而疴瘵由是萌生，故黄帝问此太素质之始也，《素问》之名义或由此。"文中将天地形成划分为太易、太初、太始、太素四个阶段，认为宇宙世界从无形到有形的，气形质具则产生疾病，"素问"探究了天人相应之理、生命形成及疾病发生，因此，《素问》有"问本求源"之意。三指平素问答之书，吴崑、马莳、张介宾、王九达等明代医家均认为是"平素问答"之意，因为古人确定书名崇尚质朴，"平素问答"之意与《素问》的题材相符合，如明代马莳《内经素问注证发微》云："素问者，黄帝与岐伯、鬼臾区、伯高、少师、少俞、雷公平素问答之书。"

四、《灵枢》之名

《灵枢》原名《九卷》。《九卷》之名初见于东汉张仲景《伤寒杂病论·序》，晋代王叔和《脉经》亦称《灵枢》为《九卷》，至皇甫谧在《针灸甲乙经》序言中将《灵枢》始称为《针经》，但在文中引用《灵枢》经文时，仍多称《九卷》，这种情况表明《灵枢》在很长的一个时期内被称之为《九卷》，同时，从晋代开始亦有称之为《针经》的。

《灵枢》当初之所以被称之为《九卷》，日本医家丹波元胤《中国医籍考》云："《灵枢》单称《九卷》者，对《素问》八卷而言之。盖东汉以降，《素问》既亡七一卷，不然则《素问》亦当称《九卷》尔。"黄以周在《黄帝内经九卷集注叙》中对《九卷》之名予以解释，云："《汉书·艺文志》黄帝内经十八卷，医家取其九卷，别为一书，名曰《素问》，其余九卷，无专名也。汉张仲景叙《伤寒》，历论古医经，于《素问》外，称曰《九卷》，不标异名，存其实也。晋代王叔和《脉经》亦同。皇甫谧叙《甲乙经》，尊仲景之意，以为《黄帝内经》十八卷，即此《九卷》及《素问》，而又以《素问》亦九卷也，无以别此经，因取其首篇之文，谓之《针经》九卷，而《针经》究非其名也，故其书内仍称《九卷》。"这段文字说明了《黄帝内经》十八卷，其中的九卷名曰《素问》，还有九卷没有专名，故名《九卷》；《甲乙经》称《九卷》为《针经》，是取《九卷》的第一篇《九针十二原》篇首的"先立针经"之意而来。

《灵枢》之名，首见于唐代王冰《黄帝内经素问·序》引汉代班固《汉书·艺文志》文，王冰曰："班固《汉书·艺文志》曰：《黄帝内经》十八卷。《素问》即其经之九卷也，兼《灵枢》九卷，乃其数焉。"但是，王冰在《素问》注文中《灵枢》《针经》常并称，例如，在《素问·三部九侯》引用《灵枢》原文时称《灵枢经》，在《素问·调经论》中引用《灵枢》经文时，又称《针经》。宋代林亿对此现象解释说："在彼云《灵枢》，而此曰《针经》，则王氏之意，指《灵枢》为《针经》也。"自王冰在正文中将《灵枢》《九卷》并称始,此后《灵枢》之名广为流传。

有学者研究,认为《灵枢》之称乃"出于羽流者"。日本医家丹波元胤云:"今考《道藏》中,有《玉枢》《神枢》《灵轴》等之经,而又收入是经,则《灵枢》之称意出于羽流者欤。"羽流,指道士。

《灵枢》之含义,历代医家多有解释。例如:明代张介宾释为"神灵之枢要,谓之《灵枢》";明代马莳曰:"医无入门,术难精诣……谓之曰《灵枢》者,正以枢为门户,阖辟所系,而灵乃至圣至元之称,此书之切,何以异是。"当代医家任应秋先生指出:"灵者,验也。针刺的疗效至为灵验,但必须得其刺法之枢机而后灵,故名之曰《灵枢》。"由此可见,《灵枢》之名仍然是强调其内容的重要性。

第三节 《内经》的沿革

《黄帝内经》历经数千年流传至今,是一件非常伟大而又不容易的事情。在流传过程中历尽了沧桑与艰难,流传过程亦较复杂,大体流传过程如下。

一、《黄帝内经》的流传

据考证,最早记载《内经》书名的是西汉刘向刘歆父子编撰的《七略》,《七略》在公元前 32 年完成,该书已亡佚。

现存文献中,最早记载《内经》的是东汉班固《汉书·艺文志·方技略》的医经类云:"《黄帝内经》十八卷。"但是,当时并未指出《内经》就是《素问》和《灵枢》。确定《内经》包括《素问》《针经》两部分的是晋代皇甫谧,皇甫谧在《针灸甲乙经·序》中云:"按《七略》《艺文志》《黄帝内经》十八卷,今有《针经》九卷、《素问》九卷,二九十八卷,即《内经》也。"

《素问》之名,始见于东汉医家张仲景《伤寒杂病论·自序》,其序云:"乃勤求古训,博采众方,撰用《素问》《九卷》《八十一难》《阴阳大论》《胎胪药录》,并平脉辨证,为《伤寒杂病论》合十六卷。"《素问》之名一直沿用至今。至南朝齐梁时期医家全元起整理注释《素问》,名为《素问训解》,全氏注释《素问》时,仅存八卷,第七卷已佚。至唐初,杨上善整理《内经》,撰注《黄帝内经太素》。

唐代传世之通行本残缺严重,仅存七卷,且纰缪之处众多,正如医家王冰在《素问》自序中说:"世本纰缪,篇目重叠,前后不伦,文意悬隔,施行不易,披会亦难,岁月既淹,袭以成弊,或一篇重出,而别立二名;或两论并存,而都为一目;或问答未已,别树篇题;或脱简不书,而云世阙",可知,当时《素问》流传情况十分严峻,王冰在全元起本基础上,搜求《素问》各种版本,以及其师张公秘本,整理编次注释《素问》,又增补了缺失的第七卷,即五运六气七篇大论,共计二十四卷,名《黄帝内经素问》。

至北宋仁宗嘉祐二年(公元 1057 年),政府设立校正医书局,林亿、高保衡奉召校正《素问》等古典医籍,《素问》的校正以王冰本为蓝本,对《素问》进行了全面的校正,编写了包括王冰注释、林亿校文的《黄帝内经素问》。

至宋明时期,翻刻古本经典医籍,其中,明代顾从德刻本《黄帝内经素问》(王冰整理编次,林亿校正)较精细,影响广泛,后人研习《素问》多用此本。1953 年人民卫生出版社出版了影印的宋顾从德本《素问》，1963 年人民卫生出版社又将顾本《素问》铅字排印出版，此后，该本《素问》成为学习研究《素问》的规范本。

二、《灵枢》的流传

《灵枢》在汉唐时期广为流传，此后约有百余年未见流传。宋嘉祐年间，林亿校正古典医籍时《灵枢》已残缺不全。宋哲宗元祐七年（公元 1092 年），高丽使节出使中国，以《灵枢经》《九墟》交换《资治通鉴》《册府元龟》，文医之士校订。

至南宋绍兴二十五乙亥年（公元 1155 年），史崧献出家藏旧本《灵枢经》，其在《黄帝内经灵枢经叙》中云："校正家藏旧本《灵枢》九卷，共八十一篇，增修音释，附于卷末，勒为二十四卷。庶使好生之人，开卷易明，了无差别。"钱超尘先生研究认为史崧用家藏残本《灵枢经》，以《太素》为主要参考，校对了高丽本《灵枢经》之后献出。

至明代，赵府居敬堂翻刻宋本《灵枢经》，错误少而内容精，1956 年人民卫生出版社影印出版了明赵府居敬堂刻本《灵枢经》，1963 年人民卫生出版社又将该影印本铅字排印出版，此后，该本成为学习研究《灵枢经》的规范本。

第二章

《内经》的理论体系

《黄帝内经》具有独特而又完整的医学理论体系,以及独特的研究人体生命的方法。《黄帝内经》在研究人体生命活动规律时,以中国古代哲学思想中的阴阳五行理论作为体系的理论基础,运用了"人与天地相参"的研究方法,吸取了中国古代自然科学最先进的科技成果,因此,它是一部以医学为主、旁及多学科的博大精深的医学经典著作。

第一节 《内经》理论体系的基本内容

《内经》包括《素问》《灵枢》两部分,各九卷八十一篇,共计十八卷,一百六十二篇,其内容极其丰富,各篇内容均有所侧重,篇幅长短也不尽一致;概言之,《素问》侧重基本理论,也论述了经络及针法;《灵枢》则侧重于经络腧穴及刺法。一般将《内经》理论体系的基本内容分为阴阳五行、藏象、经络、病因病机、病证、诊法、治疗、养生及运气九类。兹概述如下。

一、阴阳五行

《黄帝内经》运用了中国古代哲学思想中的阴阳学说和五行学说,并用阴阳学说、五行学说构建了中医学理论体系的基本框架,用以说明人体生命活动规律、疾病发生的道理、诊断和防治规律,阴阳五行学说运用于中医学,不仅丰富了中国古代哲学的内容,更重要的是使中医学具有了强大的生命力,历经千年而不衰。

阴阳学说认为自然界万事万物的发生发展运动变化都是由于阴阳相互作用的结果,阴阳是事物发生变化的内在动力。阴阳学说既然能够说明自然万物的变化规律,人体作为自然界生物之一,那么也必然能说明人体生命活动及其变化,因此,《内经》运用了阴阳学说来认识人体生命的形成、研究人体疾病发生发展变化规律,指导临床诊治疾病,创立了许多重要的学术观点和理论原则。例如:《内经》指出"人生有形,不离阴阳",并用"阴平阳秘,精神乃治"概括地说明在正常情况下人体生命活动应该是阴阳相互协调互根互用的,人体发生疾病,就是由于阴阳失去了动态协调关系,即出现了阴阳偏胜偏衰的现象,因此,诊察疾病时,必须"察色按脉,先别阴阳",阴阳是分析疾病的纲领,治疗的根本目的就是协调阴阳,使其恢复和谐的状态,即"谨察阴阳所在而调之，以平为期"。

五行学说认为自然界万事万物之间都是有序相互关联的，自然界万事万物可以用木、火、土、金、水归纳为五大类，五类事物之间存在着有序的生克制化关系，自然界万物的变化虽错综复杂，但是不是杂乱无章的，均可以用五行之间的生克制化关系来概括并说明。《内经》运用五行学说，将自然界万事万物归纳为人与自然相互关联的整体的五行生化图式，建立了以五脏为核心的生命活动系统，构成了"天人合一"的整体框架，并指出整体框架中的各系统之间存在着有序的动态的生克制化关系，以维持正常的人体生命活动，进而运用五行学说研究五脏之间的生克制化关系，分析疾病原理，"亢则害，承乃制，制则生化"（《素问·六微旨大论》）；解释疾病传变规律及预后，"五脏受气于其所生，传之于其所胜，气舍于其所生，死于其所不胜"（《素问·玉机真藏论》），并运用五行学说指导临床防治。

在《内经》中，比较集中的篇章有《素问》的《生气通天论》《金匮真言论》《阴阳应象大论》《阴阳离合论》《六节藏象论》《脏气法时论》《宣明五气》；《灵枢》的《阴阳系日月》《顺气一日分为四时》《五音五味》《九针论》等篇。

二、藏象

"藏象"一词，首见于《素问·六节藏象论》。藏，指藏于体内的脏腑；象，指表现于外的生命现象。藏象，指脏腑虽藏于内，但是有其征象表现于外。

藏象学说，是研究藏于内的脏腑与表现于体表的生命现象之间相互关系的学说。临床诊治疾病时，可以通过观察人体体表的征象判断内部脏腑气血盛衰。《内经》的藏象学说，基于"天人合一"思想，将人体脏腑、体表、自然四时等概括归纳为以五脏为核心的五大功能活动系统，该五大功能活动系统是藏象学说的基本内容。

在《内经》中，专论或主论藏象的篇章有《素问》的《灵兰秘典论》《六节藏象论》《五藏生成》《五藏别论》《经脉别论》《太阴阳明论》；《灵枢》的《本神》《骨度》《五十营》《脉度》《营卫生会》《决气》《肠胃》《平人绝谷》《海论》《五癃津液别》《本藏》《天年》《阴阳二十五人》《邪客》《通天》《卫气行》《大惑论》等篇。

三、经络

经络，是人体通行气血、沟通上下表里内外、联络脏腑组织器官的整体系统。经络的主要内容有：十二经脉、十二经别、奇经八脉、十五络脉、十二经筋、十二皮部等，它们纵横交贯，遍布全身，将人体内外、脏腑、肢节联成一个有机的整体。

经络学说是研究人体经络循行的起始、作用、异常变化，及其与脏腑气血相互关系的学说。腧穴，为经气游行出入之所，是运行气血之要道。经络腧穴理论在《内经》中占有重要地位，《灵枢·经脉》指出："经脉者，所以能决死生，处百病，调虚实，不可不通。"

在《内经》中，专论或主论经络的篇章有《素问》的《阴阳离合》《血气形志》《皮部论》《经络论》《气穴论》《气府论》《骨空论》；《灵枢》的《九针十二原》《本输》《根结》《经脉》《经别》《经水》《经筋》《脉度》《四时气》《逆顺肥瘦》《阴阳清浊》《背俞》《卫气》《动输》等篇。

四、病因病机

病因,指疾病发生的原因。病机,病之机要,指疾病发生、发展、传变及转归的机制、关键。病因病机学说,研究的是疾病发生、发展、传变及转归的机制和规律。

《内经》将发病原因分为内因和外因两大类。外因,指自然界异常的气候变化,即风热火湿燥寒为主的六种邪气,称之为"六淫";内因,包括饮食起居失节、七情过激、劳倦内伤;外因所伤,邪从外入,内因所伤,病从内生。人体感受内外邪气后,是否发病取决于人体正气强弱,《素问·刺法论》指出:"正气存内,邪不可干。"《素问·评热病论》指出:"邪之所凑,其气必虚。"强调人体正气在发病过程中的主导作用。

外感、内伤等致病因素作用于人体,致使人体气机升降出入失常,从而导致各种疾病发生。邪气性质不同,侵犯人体部位亦异。疾病在人体内传变具有一定规律,有表里相传、循经传变、脏腑相传、生克之序相传等,传变途径不同,结果不同,预后亦异。

在《内经》中,专论或主论病因病机的篇章有《素问》的《生气通天论》《玉机真脏论》《脏气法时论》《逆调论》《气厥论》《举痛论》《脉解》《调经论》《标本病传论》;《灵枢》的《邪气脏腑病形》《五邪》《五乱》《病传》《顺气一日分为四时》《五变》《本脏》《论勇》《论痛》《贼风》《五味论》《九宫八风》《岁露论》等篇。

五、病证

《内经》对病证的研究比较深入细致,记载的 300 余种病证中,涉及内、外、妇、儿、五官等各科疾病,专篇专论的病证就有 40 多个,例如:风病、热病、寒热病、疟、咳、痹、痿、厥、诸痛、肿胀、消渴、积聚、癫狂、痈疽等,阐述了疾病的病因、病机、分类、临床主要表现、辨证规律、论治法则及其预后传变,并提出了病因辨证、脏腑辨证、六经辨证等辨证方法,对指导着临床实践具有重要价值。

在《内经》中,专论和主论病证的篇章有《素问》的《阴阳别论》《汤液醪醴论》《阳明脉解》《热论》《刺热》《评热病论》《疟论》《刺疟》《咳论》《举痛论》《腹中论》《刺腰痛论》《风论》《痹论》《痿论》《厥论》《病能论》《奇病论》《水热穴论》;《灵枢》的《邪气脏腑病形》《寒热病》《癫狂》《热病》《厥病》《杂病》《周痹》《口问》《胀论》《水胀》《上隔》《忧恚无言》《寒热》《大惑论》《痈疽》等篇。

六、诊法

诊法,指诊察疾病的方法。《内经》指出诊察疾病的基本方法有望、闻、问、切四种,简称"四诊"。强调诊察疾病要四诊合参,先别阴阳。《内经》诊法以"有诸内必形诸外""以表知里"等理论为基础,以人体的外在表现及其与外界事物的联系为依据,并强调与自然四时相应,内容广泛且丰富,尤其,对脉诊作了比较详细的阐述,例如仅切脉部位就有寸口、人迎、三部九候、脏腑经脉遍诊、虚里、神门等,并指出"四变之动,脉与之上下"。充分体现了"天人合一""形神合一"的整体观。

在《内经》中,专论或主论诊法的篇章有《素问》的《阴阳别论》《移精变气论》《玉版论要》《脉要精微论》《平人气象论》《玉机真脏论》《三部九候论》《通评虚实论》《大奇论》《著至教论》《示从容论》《疏五过论》《徵四失论》《阴阳类论》《方盛衰论》;《灵枢》的《邪气脏腑病形》《师传》《五阅五使》《外揣》《禁服》《五色》《论疾诊尺》等篇。

七、论治

《内经》论治理论以"人与天地相参"的整体观为指导思想，论治内容包括治疗原则和治疗方法。在治疗原则方面，指出"治之要极，无失色脉，用之不惑，治之大则"，确立治疗原则要以正确的诊断为前提，治疗原则有治病求本、标本先后、三因制宜、平调阴阳、补虚泻实、逆治从治、因势利导及早期治疗等，治疗措施和治疗方法包括砭石、针刺、药物、熏洗、药熨、敷贴、按摩、导引、手术、饮食及精神疗法等，其中，针刺疗法内容丰富，在《内经》中占有重要的位置，仅针刺法就有20余种，几乎所有疾病都运用针刺治疗。方剂13首，通称《内经》十三方，十三方在主治病证、方药组成、制作方法、服用方法等体现了"人与天地相参"整体观，对于后世临床应用及方剂学发展产生深远影响。

在《内经》中，涉及论治的篇章有《素问》的《阴阳应象大论》《异法方宜论》《移精变气论》《汤液醪醴论》《玉版论要》《八正神明论》《标本病传论》《至真要大论》《五常政大论》；《灵枢》的《师传》《五乱》《逆顺肥瘦》《五味》《逆顺》等篇。专论或主论刺法的篇章有《素问》的《诊要经终论》《宝命全形论》《八正神明论》《离合真邪论》《刺要论》《刺齐论》《刺禁论》《刺志论》《针解》《长刺节论》《水热穴论》《调经论》《缪刺论》《四时刺逆从论》；《灵枢》的《九针十二原》《小针解》《寿夭刚柔》《官针》《终始》《寒热病》《逆顺肥瘦》《血络论》《阴阳清浊》《外揣》《逆顺》《玉版》《五禁》《行针》《邪客》《官能》《刺节真邪》《九针论》等篇。

八、养生

养生，即摄生。养生的目的是预防疾病、延年益寿。《内经》养生理论包括养生原则和养生方法。养生原则以"天人合一"整体观为指导思想，包括外防和内调两个方面。外防，指顺应自然寒暑变化规律，避免六淫邪气侵犯人体；内调，指调摄形神。具体方法如法于阴阳、和于术数、食饮有节、起居有常、不妄作劳、恬淡虚无、虚邪贼风避之有时等，强调防重于治。

九、运气

运气，即"五运六气"的简称。《内经》运气理论以"天人合一"整体观为指导思想，以阴阳五行为理论核心，以天干地支为推求基础，系统地研究了以六十年为一周期的时空变化规律所致的气候变化规律、物候变化规律，以及人体生命活动规律和疾病发病规律，是《内经》理论体系中重要组成部分。

在《内经》中，论述五运六气理论的篇章有《素问》的七篇大论，即《天元纪大论》《五运行大论》《六微旨大论》《气交变大论》《五常政大论》《六元正纪大论》《至真要大论》，以及《素问》的两遗篇《刺法论》《本病论》等。

第二节

《内经》理论体系的形成

《内经》理论体系的形成经历了漫长的历史过程，其形成的基础主要有长期的医疗实践、古代科技知识的渗透及古代哲学思想的影响。

一、长期的医疗实践

（一）长期对人体生命的观察

人体生命活动及现象极其复杂，古人运用了当时认识天地自然事物的方法，作为研究人体生命的基本方法通过司外揣内、取类比象、以表知里、揆度奇恒等，对人体生命活动过程中的各种现象、脏腑功能及发病规律进行观察并研究，观察体表肢体诸官窍与内里脏腑的关系，及其与自然四时气候变化的关系，为藏象学说的形成奠定了坚实的基础。

古人在研究人体内脏组织器官时，还运用了解剖的方法，观察其形态、位置、大小、容量等，《灵枢·经水》云："若夫八尺之士，皮肉在此，外可度量切循而得之，其死可解剖而视之。"《灵枢·骨度》篇讨论了人体骨骼的长短："头之大骨围二尺六寸，胸围四尺五寸，腰围四尺二寸。发所覆者，颅至项尺二寸，发以下至颐长一尺，君子终折。结喉以下至缺盆中长四寸……此众人骨之度也，所以立经脉之长短也。"《灵枢·肠胃》记载了食道与大小肠长度比约为 1∶35，与现代医学解剖所测量的 1∶37 很接近。通过解剖观察积累了丰富的解剖学知识。这些都为中医藏象学说形成奠定了形态学基础。

（二）长期医疗实践的总结

中医学理论的产生源于长期的医疗实践及生产生活实践，古人在与疾病的斗争中不断积累了丰富的医药知识。《内经》以前的古代书籍资料中记载了大量的医学知识；殷墟出土的甲骨文有耳、目、口、鼻等人体器官名称，并载有牙病、腹病等病名；《诗经》中有阴阳、五行、脏腑、疾病、药物、治疗、保健等医学相关内容记载，记载了车前子、贝母、蟾蜍、虿（全蝎）、蛇、赭石等药物 60 余种；《山海经》记载药物 100 余味，疾病 30 余个；汤液醪酒、针疗、灸疗、药物疗法在春秋时期已被广泛使用；长沙马王堆出土的帛书《五十二病方》是现知我国最早的医学方书，记载了涉及内、外、妇、儿、五官等各科疾病病名，记载药方 283 首，药物 240 余种，有草、谷、菜、木、果等植物药，兽、禽、鱼、虫等动物药，还有雄黄、水银等矿物药；《史记·扁鹊仓公列传》的"切脉、望色、听声、写形、言病之所在"，记载了四诊，可知，在《内经》成书之前，古代先贤在与疾病斗争的过程中，积累了丰富的医疗知识和经验。在《内经》成书之前已经有"上经"、"下经"、"大要"、"奇恒"、"揆度"等多部医学书籍问世，这些都为《内经》理论体系形成奠定了坚实的基础。

二、古代科技知识的渗透

《内经》理论体系在形成过程中，吸收了古代自然科学研究成果，运用古代科技成果来研究自然与人体生命的密切关系，并指出，医生要"上知天文，下知地理，中知人事，可以长久"（《素问·气交变大论》）。古代自然科学知识的渗透，主要表现在天文历法、气象地理等方面。

（一）天文历法知识的渗透

中国古代对天体结构的研究与认识比较早。古代天体结构理论主要有：西周前的以《周髀算经》为代表的盖天说，认为天如斗笠地如棋盘；东汉时期以张衡《浑天仪注》为代表的浑天说，计算精准，但是，对宇宙的认识具有局限性；《晋书·天文志》记载了宣夜说。此三种天体结构理论对《内经》理论体系的形成均有影响，其中，反映在《内经》的主要是宣夜说。宣夜说是我国比较先进的天体结构理论，宣夜说认为宇宙具有无限性，日月星辰在大气的托举和推动下，漂浮宇宙之中并有规律地运行。《内经》选取了宣夜说作为研究宇宙变化规律及其与人体关系的理论基础,例如:《素问·天元纪大论》云:"太虚寥廓,肇基化元,万物资始,五运终天,布气真灵,揔统坤元,九星悬朗,七曜周旋,曰阴曰阳,曰柔曰刚,幽显既位,寒暑弛张,生生化化,品物咸章。"《素问·五运行大论》亦云:"夫变化之用,天垂象,地成形,七曜纬虚,五行丽地。地者,所以载生成之形类也。虚者,所以列应天之精气也……地为人之下,太虚之中者也……大气举之也。"生动地描绘了一个有生命的生化不息的宇宙。《内经》还指出:"出入废则神机化灭,升降息则气立孤危。故非出入则无以生长壮老已,非升降则无以生长化收藏。是以升降出入,无器不有。故器者生化之宇,器散则分之,生化息矣。"(《素问·六微旨大论》),即"气"的升降出入是宇宙万物生长消亡的根本。

《内经》运用了古代天文学理论,主要有:日月运行规律,太阳的周日视运动及周年视运动,月相的朔望月周期及恒星月周期;五行星运行规律,即不同的年份中,木火土金水五星的徐、疾、逆、顺、守、留的变化规律;北斗七星与二十八星宿的视运动规律,北斗七星围绕北天极旋指十二辰,根据斗柄所指方向确定四时和十二月,被称为"斗建";二十八星宿运行规律,二十八星宿是连续通过天球黄道和赤道附近一周天的二十八个恒星群,根据恒星群的结构图形,分为四象,即东方苍龙、南方朱雀、西方白虎、北方玄武。古人最早是根据二十八星宿出没和中天时刻来确定时令。《内经》将北斗七星运行规律、二十八星宿运行规律融合起来,提出了十二辰、二十八星宿、二十四气相对应的关系。

《内经》对于月相变化的朔望月周期与人体关系有详细记载。《素问·八正神明论》指出:"先知日之寒温,月之虚盈,以候气之浮沉,而调之于身。""月始生,则血气始精,卫气始行;月郭满,则血气实,肌肉坚;月郭空,则肌肉减,经络虚。"指出了人体气血盛衰节律与时空节律具有相关性。

古代四分历在《内经》中的运用。所谓四分历,指以一回归年等于365.25日,一朔望月约等于29.53日,十九个太阴年中插入七个闰月的历法,因每岁余四分之一日,所以称为四分历。四分历用朔望月来定月,用闰月的办法使年的平均长度接近回归年,兼有阴历月和回归年的双重性,属于阴阳合历。古四分历是《内经》制定运气历的基础,五运,将一回归年365.25日分为五步,每运运行时间约73.05日;六气,将一回归年分为六步,每步运行约60.875日,用以推求自然气候变化规律及其对人体生命活动的影响。在《素问·六微旨大论》《素问·六节藏象论》记载并运用了四分历。

(二)古代气象地理学知识的影响

中国古气象学内容丰富,且具特色。世界上最古老的气象记载是中国古代甲骨卜辞中连续十天的晴雨记录。甲骨卜辞中还记载了雨有疾、大、猛之分,风有小风、大风、大骤风、大飓风之分,被认为是最早的关于风力的记载。《吕氏春秋》中有山、雨、水、旱的记载。《淮南子·天文训》将风分为条风、明庶风、清明风、景风、凉风、闾阖风、不周风、广莫风八种。

古气象学确定了四时、八节、二十四气的概念,明确指出气象具有周期性变化规律。四时,指春夏秋冬四季,"春""夏""秋""冬""季"最早见于甲骨文。古代气象学对四季的划分以仲春、仲夏、仲秋、仲冬(四仲),即春分、夏至、秋分、冬至为中点。从四仲向前后延伸四十五天或四十六天,就是四季开始的立春、立夏、立秋、立冬(四立)。两分、两至与四立,合称八节。《淮南子·天文训》在此基础上制定了二十四节气,表明了季节和气象的周期性变化。

《内经》研究人体特点是将人体置于大自然气候变化的整体背景下来研究人体生命活动的规律,提出了"人与天地相参"的观点。既然发现人体生命变化节律与自然气象规律相关,因此,在研究人体生命时,必然要吸收古代气象研究成就。《内经》中有丰富的关于气象及气象规律的阐述,例如:风、雨、寒、热、燥、湿、云、雾、霜、雹、雷、电等。《内经》的"八正"即"八节"。《素问·至真要大论》指出:"气至之谓至,气分之谓分,至则气同,分则气异。"《素问·六节藏象论》提出了候、气、时、岁的划分,云:"五日谓之候,三候谓之气,六气谓之时,四时谓之岁。"

《内经》继承并发展了古代气象学。主要表现在:一是养生方面,要顺应春温夏暖秋凉冬寒四时气候调摄精神,以达到延年益寿的目的。二是病因方面,自然的风热火湿燥寒六气的异常变化,便成为致病的外因,即六淫。即《素问·至真要大论》所说的"夫百病之生也,皆生于风寒暑湿燥火,以之化之变也"。尤其,《灵枢·九宫八风》篇指出了风来的方向不同,其性质及对人体的伤害亦不同,病作为对气象预测及疾病预测的依据。三是创立了五运六气医学气象历法,来研究天时气候变化规律对自然万物特别是对人体生命活动的影响,对于从根本上研究"天人合一"整体观价值重大。

中国古代地理重点研究了地域区分及其地形、地貌、山脉、河流、物产等,《尚书·禹贡》是我国古代文献中具有系统性地理概念的著作,其中,提出的冀、兖、青、徐、扬、荆、豫、梁、雍九州的划分对《内经》影响很大,在《素问·生气通天论》提出了"九州""六合"的概念,人与天地是一个整体;《素问·异法方宜论》指出了五方之地域气候不同,体质及易发疾病也异,治疗方法各异的观点;《素问·阴阳应象大论》之"天不足西北,地不满东南"等观点均与《尚书·禹贡》所述地理地势相一致。

《内经》根据五方五位地理地势的不同,提出了因地制宜的医学思想,《素问·五常政大论》指出地势高低、方位不同,气候有别,寿命长短也受到影响。《素问·五运行大论》指出:"燥胜则地干,暑胜则地热,风胜则地动,湿胜则地泥,寒胜则地裂,火胜则地固矣。"均说明了地域方位不同气候不同,对人体的健康疾病均有重要影响。

三、古代哲学思想的影响

先秦时期,诸子辈出,百家争鸣。据《汉书·艺文志》记载代表人物189家,著作4324篇,西汉初司马谈的《论六家要旨》将其归纳为阴阳、儒、墨、名、法、道六家,概括出了先秦诸子学术思想体系的基本轮廓。先秦六家学派的哲学思想对《内经》理论体系的形成均有一定影响,其中,以道家、阴阳家影响比较大。

(一)道家思想对《内经》的影响

道家是先秦以老子为代表,以"道"为其学说核心的学派。司马谈《论六家要旨》称道家为"道德家",《汉书·艺文志》始称"道家"。春秋末老子(老聃)为道家的创始者。

老子的道。《老子》中"道"的含义有二:一指原始的混沌,万物的本源。《老子》二十五章云:"有物混成,先天地生。寂兮寥兮,独立而不改,周行而不殆,可以为天下母。吾不知其名,字之曰道。"认为道是先天地而生,宇宙万物生成之根。《老子》第一章云:"道可道,非常道。名可名,非常名。无,名天下之始;有,名万物之母。"二指事物运动变化的规律。《老子》第二十一章云:"道之为物,惟恍惟惚。惚兮恍兮,其中有象;恍兮惚兮,其中有物;窈兮冥兮,其中有精;其精甚真,其中有信。"道是有形象、有物质、有精气、有信息的客观实在,它是宇宙万物的本原,也是万物发展变化的生机和动力,是宇宙自然运动变化的法则。指出"道法自然",即"道"是以自然为法则的;又指出"反者道之动",即事物向相反的方向转化是"道"的作用。老子的"道"对中国哲学的发展产生了深远的影响。

庄子、管子的"道"。庄子继承了老子"道"的思想,并提出了"气"的概念,认为道是以气为基础的,"道""气"是物质的,是万物生成的根源,提出"通天下一气耳"(《庄子·知北游》)。庄子又提出了"化"的概念,形成气化论。

《管子》创立精气学说,建立了气一元论。《内业》篇云:"道无根无茎,无叶无荣,万物以生,万物以成。""道"是万物生成之根本。《内业》篇又云:"凡物之精,比则为生,下生五谷,上为列星。流于天地之间,谓之鬼神;藏于胸中,谓之圣人。"认为精气是天地万物的本原,提出"精也者,气之精也。"《心术下》云:"气者,身之充也",道则是"所以充形也"(《内业》)。可见,《管子》认为"道"就是"精气","精气"即"道"。《管子》认为精气构成人体生命活动,云:"凡人之生也,天出其精,地出其形,合此以为人。和乃生,不和不生。"(《内业》)人体生命与精气密切相关,云:"精存自生,其外安荣,内藏以为泉源,浩然和平,以为气渊;渊之不涸,四体乃固;泉之不竭,九窍遂通。"(《内业》)人的精神意识、聪明智慧与精气盛衰相关,《内业》篇云:"气,道(通)乃生,生乃思,思乃和","思之思之,又重思之,思之而不通,鬼神将通之,非鬼神之力也,精气之极也。"

老子无为思想。《老子》第二十五章指出人道应当效法天道,"人法地,地法天,天法道,道法自然",《老子》第二章指出天道的作用是"万物作焉而不辞,生而不有,为而不恃,功成而弗居",人道要同天道一样,顺应万物之自然,遵从事物发展的规律,不要人为干扰。庄子继承了老子无为思想,《庄子·应帝王》云:"顺物自然而无容私焉,而天下治矣。"《管子》明确说无为就是"道",云"无为之谓道"。均指出了要顺应事物本来的规律任其发展,无为就是最好的有为。在养生方面老子提出了要思想清静,减少私欲,如《老子》第十九章云:"见素抱朴,少私寡欲,绝学无扰。"第八十章云:"甘其食,美其服,安其居,乐其俗。"庄子、管子继承了老子养生思想并有所发挥。

老子辩证法思想。老子指出了客观事物的相对统一性和规律性,例如:《老子》第二章云:"有无相生,难易相成,长短相形,高下相倾,音声相和,前后相随。"指出了事物之间的相辅相成,以及一方以另一方为存在基础的依存互用关系。

道家思想对《内经》理论体系形成产生了重要影响。主要有:

一是广泛地运用了"道"的概念揭示客观事物的规律,如"天地之道""阴阳之道""经脉之道""营气之道""卫气之道""持脉之道""针道""标本之道"等。

二是继承了道家的精气学说,并用以说明万物之化,《素问·五常政大论》云:"气始而生化,气散而有形,气布而蕃育,气终而象变,其致一也。"人体的生命活动是天地精气所化,《素问·宝命全形论》云:"人以天地之气生,四时之法成。"又云:"人生于地,悬命于天,天地合气,命之曰人","夫精者,身之本也。"人的精神活动以精气为物质基础,精能化气,气能生神,如《素问·阴阳应象大论》云:"人有五脏化五气,以生喜怒悲忧恐。"人体疾病是由于气的运行失常,治疗疾病关键在于调气,《灵枢·刺节真邪》云:"用针之类,在于调气。"

三是继承了道家辩证法思想,《内经》运用阴阳互根互用关系和五行生克制化关系,来阐述人体生命活动规律、疾病发生发展的机制以及诊断和治疗的原则。《内经》在老子辩证法理论基础上,又提出了升降、出入、邪正、新故、虚实、寒热、进退、逆从、正治、反治、虚实、标本、缓急等概念。《内经》提出了"实则泻之,虚则补之"的治则,以及治疗疾病要审时、守度、不可太过或不及的治则,如《素问·示从容论》云:"夫圣人之治病,循法守度,援物比类。"《素问·五常政大论》云:"大毒治病,十去其六;常毒治病,十去其七;小毒治病,十去其八;无毒治病,十去其九。谷肉果菜,食养尽之,无使过之,伤其正也。"

四是继承了道家无为思想,提出了许多养生的理论和方法,"恬惔虚无,真气从之","是以志闲而少欲,心安而不惧……故美其食,任其服,乐其俗,高下不相慕,其民故曰朴"(《素问·上古天真论》),"圣人为无为之事,乐恬惔之能,从欲快志于虚无之守,故寿命无穷,与天地终"(《素问·阴阳应象大论》),以及《素问·四气调神大论》顺应四时调摄精神的理论,都与道家养生思想一脉相承。

(二)阴阳家思想对《内经》的影响

阴阳家,指战国时期提倡阴阳五行学说的学术流派,以战国末齐国人邹衍为代表。司马谈在《论六家要旨》中,将阴阳家的思想特征,归纳为三个,一是重视先兆征象,二是顺应四时规律,三是自然万物同类相应。《论六家要旨》云:"尝窃观阴阳之术,大祥而众忌讳,使人拘而多所畏,而其序四时之大顺,不可失也。"其中的"祥",指先兆征象;"大祥",指重视先兆征象。阴阳家认为:顺应四时规律就能生存,违背四时规律就会受到惩罚,《论六家要旨》云:"夫阴阳、四时、八节、十二度、二十四节,各有教令,曰顺之者昌,逆之者亡……夫春生、夏长、秋收、冬藏,此天地之大经也,弗顺则无以为天下纲纪,故曰四时之大顺,不可失也。"

阴阳家思想对《内经》理论体系形成产生重要影响,其思想被广泛运用。例如:《素问·天元纪大论》强调了掌握自然阴阳变化规律的重要性,云:"夫五运阴阳者,天地之道也,万物之纲纪,变化之父母,生杀之本始,神明之府也,不可不通乎!"《素问·六元正纪大论》指出了五运之气郁极乃发的先兆,自然异常气候来临之前,仔细观察可以发现征兆,当及时发现和预防。云:"土郁之发,岩谷震惊……云横天山,浮游生灭,怫之先兆","金郁之发,天洁地明,风清气切……夜零白露,林莽声悽,怫之兆也","水郁之发,阳气乃辟,阴气暴举……色黑微黄,怫之先兆也","木郁之发,太虚埃昏,云物以扰,大风乃至……松吟高山,虎啸岩岫,怫之先兆也","火郁之发,太虚腫翳,大明不彰,炎火行,大暑至……焰阳午泽,怫之先兆也"。

阴阳家同类相应的思想对《内经》理论体系形成产生重要影响。一是四时阴阳同类相应。如《素问·脉要精微论》指出脉应四时阴阳则生,脉逆四时阴阳则死,云:"四变之动,脉与之上下。以春应中规,夏应中矩,秋应中衡,冬应中权……阴阳有时,与脉为期,期而相失,知脉所分,分之有期,故知死时。"《素问·四气调神大论》也指出:"夫四时阴阳者,万物之根本也。所以圣人春夏养阳,秋冬养阴,以从其根,故与万物沉浮于生长之门。"认为阴阳是自然万物的规律,人也是自然万物之一,故人体生命也存在阴阳变化规律,人体阴阳的变化规律与自然万物一样,必须与自然阴阳变化规律相适应,顺应四时变化规律是养生的基本要求。二是自然五行同类相应。人体有五脏、五腑、五官、五志、五华、五体、五态、五音、五声、五液等诸象,自然界有五气、五方、五时、五色、生化、五味等诸象,《素问·五脏生成论》指出:"五脏之象,可以类推。"《内经》运用了五行同类相应的方法,将人体之象与自然五行之事物之象进行归纳,用以说明人体生命与自然五行之象的相应关系,以及五行之间的生克制化关系,例如《素问·阴阳应象大论》根据阴阳五行之理,创立了以五脏为核心的外应五时、五气的人与自然相通应的五个功能活动系统,构成了藏象理论的基本框架。

四、思维方法的构建

《黄帝内经》理论体系形成过程中，深受中国古代自然哲学"气一元论"思想的影响，注重自然万物的整体关联性，其对人体生命的独特的认识方法，也使《内经》理论体系更具有的独特性。《内经》方法论内容比较丰富，主要有解剖观察、援物比类、直觉思维、司外揣内、揆度奇恒及图式推演等。

（一）解剖观察

对人体形态结构探索、人体外部现象的观察，以及临床医疗实践验证是《内经》理论体系形成的前提。为了揭示人体复杂的生命现象，《内经》提出了探索人体形态结构的方法，主要从人体体表的测量和内脏的观察两个方面进行的，以揭示人体复杂生命活动现象。这一方法是《内经》时期探索人体形态结构的主要方法。对体表的测量，《内经》以常人为例，测量了人的头围、胸围、腰围尺寸，以及头面、颈项、胸腹、四肢等各部位骨骼的长短、大小和宽窄；对于人体内部结构的观察，运用了解剖的方法，对人体骨骼形状、血脉长度、内脏器官的大小和容量进行了详细的观察，并一一做出了实际描述。对人体内脏结构的解剖直视，是认识脏腑功能的重要方法之一。

（二）援物比类

援物比类，又称取象比类。即在对大量的能够反映事物本质的现象的基础上，依靠"象"的类比来探讨事物之间的普遍联系和内在规律的方法。援物比类的方法受"气一元论"思想的影响。人体生命形成与自然万物息息相关，在某些内在规律和外在现象上具有一致性，因此，《内经》中充分地运用了与自然万物之象相类比的"援物比类"的思维方法，来认识人体生命活动规律，《素问·示从容论》云："援物比类，化之冥冥"说明它是医家的常用方法。例如：《灵枢·五变》用匠人以刀斧砍削树木作比类，说明"一时遇风，同时得病，其病各异"是由于人体体质强弱差异所致。再如，《灵枢·顺气一日分为四时》用春夏秋冬四时阴阳盛衰不同的属性，比类一日的旦昼夕夜，来阐明疾病的转归规律。其他诸如以月相盈亏类比人体气血盛衰，以古代君臣分工比类脏腑功能、以云雨转化比类人体清阳浊阴之气的升降规律等，都是这一方法的具体运用。

（三）直觉思维

直觉思维是以人的感性为中心的领悟方式，是对客观事物的本质及其规律联系作出迅速识别，敏锐洞察，直接领悟和具体判断的一种思维方法。直觉思维是以感觉经验为基础。直觉思维是《内经》理论体系的基本思维方式之一。《内经》重视运用直觉思维诊治疾病，指出了直觉思维运用方法，例如：诊脉时，要"持脉有道，虚静为保（宝）"（《素问·脉要精微论》）；针刺治疗时，要"神无营于众物者，静志观病人，无左右视也"（《素问·针解》）；诊治疾病要注意力高度集中，意识处于极度明晰和敏锐状态，例如：《素问·八正神明论》云："请言神，神乎神，耳不闻，目明心开而志先，慧然独悟，口弗能言，俱视独见，适若昏，昭然独明，若风吹云，故曰神。"即意识达到独明、独见、独悟，可以意会但又难以言传的境界，在经验思维基础之上，通过四诊合参，对疾病做出正确判断。

（四）司外揣内

《内经》认为许多事物表里之间存在着相应的联系，可以通过事物的外在表象了解隐藏在表象背后的真实状况，当运用解剖的方法不能发现或揭示内脏功能时，可以通过人体外部现象的观察来测知人体内脏的功能及规律,这就是"司外揣内"(《灵枢·外揣》)和"以表知里"(《素问·阴阳应象大论》)的方法。对人体外部现象的观察真实可靠,是《内经》发现客观事实,提出理论的关键。例如,经络现象的发现即是如此,《内经》记载了经络沿着一定的路线传道的现象,对经络现象各种不同传导路线的观察,为经络学说的形成奠定了客观事实基础。再如,对于人体外部现象的观察,发现了体表五官七窍皮毛肢节与脏腑功能的密切关系,为藏象学说的形成奠定了坚实基础。司外揣内的方法是构建《内经》理论体系的重要方法之一。

（五）揆度奇恒

揆度,揣度、测度之意。奇恒,即将一般(恒)与特殊(奇)进行比较,分析异同。揆度奇恒,即运用比较的方法测度事物的异同。《素问·玉版论要》云:"揆度者,度病之深浅也;奇恒者,言奇病也","揆度奇恒,道在于一。"这种方法在《素问·示从容论》称之为"别异比类"。《内经》运用揆度奇恒之法,来研究人体生命活动的正常与否、判断疾病的深浅善恶等。例如:《素问·平人气象论》用健康人的呼吸次数及脉搏至数的关系作为标准,来衡量病人的脉息至数;《素问·咳论》指出了区别五脏咳与六腑咳的方法,回答了"何以异之"的问题,运用了"别异比类"的方法区别五脏咳与六腑咳。

揆度奇恒、别异比类,是逻辑学中比较法在中医学中的具体运用,《内经》在研究人体生命活动过程中,运用了这一比较的方法,为构建《内经》理论体系发挥了重要作用,也促进了医学的研究与发展。

（六）图式推演

《内经》理论体系形成过程中,充分运用了中国古代哲学中研究天地自然规律的图或式,以说明人体生命规律及其与自然地统一性。例如:运用了太极阴阳图式、四象图式、五行图式、八卦图示、九宫图式、干支甲子图式、五运六气图式、河图及洛书图式等,这些图式在《内经》中被广泛运用,用以划分人体脏腑组织结构的属性、经络气血循行规律、分析病因属性及病机变化、说明五脏功能、构建四时五脏阴阳功能系统、研究人体生命与自然年月日时节律的同步性、气候变化规律与人体的关系等。图式推演方法,也是建立在中国古代哲学"气一元论"基础之上的,也属于取象比类的整体范畴。

第三节 《内经》理论体系的学术特点

《内经》理论体系的学术特点,突出地表现为整体系统的恒动观。具体归纳主要有:天人相应观、阴阳辩证观、形神合一观。

一、天人相应观

《内经》受中国古代哲学思想的影响,在研究人体生命活动规律时,将人体置于大自然的整体背景下来研究人体与自然界的相互关系的,研究发现人与自然是一个有机的整体,天人是相应的,从而提出了"人与天地相参"的观点。如《素问·六微旨大论》云:"上下之位,气交之中,人之居也。故曰:天枢之上,天气主之;天枢之下,地气主之,气交之分,人气从之,万物由之。"

《内经》指出了人体生命是禀承天地之气而生。如《素问·宝命全形论》有"人以天地之气生，四时之法成。"《素问·生气通天论》的"夫自古通天者，生之本，本于阴阳。"人体生命活动依赖天地自然之精，如《素问·六节藏象论》的"天食人以五气，地食人以五味。五气入鼻，藏于心肺，上使五色修明，音声能彰。五味入口，藏于肠胃，味有所藏，以养五气，气和而生，津液相成，神乃自生"。该篇还指出了五脏分别与春、夏、长夏、秋、冬五时之气相通应，说明人体五脏功能活动系统与自然界的四时阴阳消长变化具有收受通应的关系。

人体生命节律与自然同步。如《素问·生气通天论》指出："故阳气者，一日而主外，平旦人气生，日中而阳气隆，日西而阳气已虚，气门乃闭。"阐明了人体阳气与自然界昼夜阴阳消长变化相通应的规律。再如，《素问·脉要精微论》云："四变之动，脉与之上下。以春应中规，夏应中矩，秋应中衡，冬应中权。是故冬至四十五日，阳气微上，阴气微下；夏至四十五日，阴气微上，阳气微下。"举例说明了人体四时之脉象是随着自然界四时阴阳消长变化而发生变化的。

人体对自然环境的调节适应能力也是天人相应的一部分。如《灵枢·五癃津液别论》指出："天暑衣厚则腠理开，故汗出……天寒则腠理闭，气湿不行，水下流于膀胱，则为溺与气。"说明人体正常情况下，体液的代谢与自然界寒暑变化也是息息相应的。

《内经》藏象学说以五行原理为基本框架，将自然界的五方、五时、五气等与人体以五脏为核心的五大功能活动系统密切联系，构成了一个内外相应的整体模式；《素问·经脉别论》提出了"四时五脏阴阳"的观点，均说明人与自然相通应的关系和道理。

人体疾病及其传变与自然阴阳变化相关。《灵枢·五变》篇云："百疾之始期也，必生于风雨寒暑。"《素问·脏气法时论》指出了五脏病起、愈、不愈、甚、持的季节和时日，以肝为例，云："肝主春，足厥阴少阳主治，其日甲乙，肝苦急，急食甘以缓之"，"病在肝，愈于夏，夏不愈，甚于秋，秋不死，持于冬，起于春，禁当风。肝病者，愈在丙丁，丙丁不愈，加于庚辛，庚辛不死，持于壬癸，起于甲乙。肝病者，平旦慧，下晡甚，夜半静。"说明了人体疾病的发生发展变化与季节、时日的阴阳变化有密切关系。

《内经》运用整体恒动观研究人与自然的关系、人体生命活动及疾病变化。例如《素问·六微旨大论》指出："天气下降，气流于地；地气上升，气腾于天。故高下相召，升降相因，而变作矣。"在人体，则："清阳出上窍，浊阴出下窍；清阳发腠理，浊阴走五脏；清阳实四肢，浊阴归六府"（《素问·阴阳应象大论》）。在人体发病传变上，如《素问·热论》指出了伤寒六经传变次第，云："伤寒一日，巨阳受之……六日厥阴受之。"

《内经》的五运六气理论运用天人相应的整体系统恒动观，研究气候变化规律。表现在：一是五运六气理论以阴阳五行理论为基础，阴阳五行贯穿在五运六气的各个方面；二是把宇宙的气象变化规律分为五运和六气两个大系统，各自内部又包含若干子系统，每个系统都是一个具有维持相对平衡能力的结构整体，每一系统的运动都是周而复始的循环；三是将气候变化时间、空间密切联系气候与时空是一个整体；四是将其与人体生命活动紧密地联系在一起，强调宇宙的统一性及"天人相应"性；五是将气象变化与五星的运行变化紧密相联系，认为五星运行情况直接影响气候，气候直接影响人体。

二、阴阳辩证观

《内经》受古代哲学思想的影响，运用辩证的思想认识生命进而研究疾病。《内经》用阴阳辩证观划分人体结构,指出"言人之阴阳,则外为阳,内为阴;言人身之阴阳,则背为阳,腹为阴;言人身藏府中阴阳,则藏者为阴,府者为阳"(《素问·金匮真言论》)。《内经》用阴阳辩证观说明人体形气转化关系,如《素问·阴阳应象大论》指出:"阳化气,阴成形。"从有形到无形的气化过程,是阳气的作用;从无形到有形,是阴气的作用。人体在正常情况下,阴阳是相对动态平衡的,人体阴阳失去相对平衡的状态则发生疾病,预后不良,如《素问·生气通天论》云:"阴平阳秘,精神乃治;阴阳离决,精气乃绝。"《内经》用阴阳辩证观阐释病机,云:"阴胜则阳病,阳胜则阴病"(《素问·阴阳应象大论》)。"阴不胜其阳,则脉流薄疾并乃狂;阳不胜其阴,则五脏气争,九窍不通"(《素问·生气通天论》)。《内经》用辩证观确立治疗原则。如《素问·阴阳应象大论》云:"阳病治阴,阴病治阳。"再如《素问·至真要大论》指出:"谨察阴阳所在而调之,以平为期。"

三、形神合一观

《内经》认为人是一个形神合一的有机整体,提出"形与神俱"的观点。《内经》指出人体生命形神协调是健康长寿的基本保证。形为神之宅,神乃形之主;无神则形不可活,无形则神无所依附,两者相辅相成,不可分离,离则为死,偕则为生。形与神的关系反映在人体生命活动上,则为形壮则神旺,形为精所成,积精可以全神;神旺则形壮,神能驭气,炼气可使体健。《内经》倡导形神协调合一,如果能达到形神合一的和谐状态,将是生命健康的最佳状态,即"能形与神俱,而尽终其天年,度百岁乃去。"(《素问·上古天真论》)

《内经》指出五脏藏精藏神。五脏藏精化气生神,如《灵枢·本神》云:"肝藏血,血舍魂";"脾藏营,营舍意";"心藏脉,脉舍神";"肺藏气,气舍魄";"肾藏精,精舍志"。文中阐述了五脏所藏的精气是人身之神活动的物质基础,及五神功能以五脏精气为基础,所以,五脏又有"五神脏"之称。

《内经》认为形神疾病相互影响。五脏病变致使所藏的精气不足,可出现异常的神志变化,如《灵枢·本神》篇云:"肝气虚则恐,实则怒","心气虚则悲,实则笑不休。"

五神过用或持久激烈的情志变化,耗伤五脏所藏的精气,致使五脏功能失调,发生相应形体疾病,如《灵枢·本神》篇云:"是故怵惕思虑者则伤神,神伤则恐惧流淫而不止","心怵惕思虑则伤神,神伤则恐惧自失,破䐃脱肉,毛悴色夭。"《灵枢·邪客》亦云"心者,五脏六腑之大主也,精神之所舍也……心伤则神去,神去则死矣"。由此可见,五脏藏精、藏气、藏神三者相互为用,密不可分。

《内经》将形神关系用于诊断疾病、判断预后。形神关系用于诊法上,则强调形神并察,如破䐃脱肉等形败则死,失神亦也;用于判断寿夭则为形壮神旺者寿,形存神亡者夭。《灵枢·天年》指出了神气的有无对生命活动的重要性,云:"失神者死,得神者生。"《内经》将形神关系用于治疗,《灵枢·本神》篇指出:"凡刺之法先必本于神",强调了神在针刺治疗中的重要性,病人的神气盛衰决定治疗效果及预后。

第三章

《内经》的注家与注本

在古代,有260余位医家对《内经》进行了校勘、整理、注释,留下了许多宝贵资料,为《内经》的完好流传及中医学发展做出了重要的贡献。现仅将对后世影响较大的医家及其著作介绍如下。

一、梁·全元起《素问全元起注》

全元起,齐梁间人,生于公元六世纪,籍贯不详,史书无传。《南史·王僧孺传》有载,云:"侍郎全元起欲注《素问》,访以砭石。"《隋书·经籍志》载:"《黄帝素问》九卷(梁八卷)。"又载:"《黄帝素问》八卷,全元起注。"《新唐书·艺文志》载:"全元起注《黄帝素问》九卷。"

《素问全元起注》,又称《素问训解》,共八卷,是已知注释《素问》最早最完整的注本。全氏的祖本是《素问》的九卷本,因当时卷七已经亡佚,故全氏注本为八卷,共70篇,依次按照诊法、经络、藏象、治法、病能、养生、阴阳为序编排篇次。该注本北宋时尚存,据学者考证,亡佚于靖康年间,即1126—1127年。由于唐代王冰注本是在全元起注本基础之上进行的,并引用了全元起注文,北宋校正书局林亿、高保衡等在校勘王冰本时,全元起本保存完好,林亿、高保衡等校正王冰本《素问》时,与全氏本进行了细密对照,《新校正》曾大量引用了全元起注本,并特意标注了全元起本原篇篇目,原篇名为何,故从王冰本、林亿本可以了解全氏注释及篇目。

当今学者上海中医药大学段逸山先生据林亿《新校正》及王冰本,将全元起本《素问》辑复并予专题研究,著《素问全元起研究与辑复》一书,对研究古本《素问》及全元起注释有重要参考价值。北京中医药大学钱超尘先生评价云:"《素问》全元起本是《素问》宝牒,亡佚近千载,段君辑复之,考证之,其于中医文献史之贡献,于《素问》之研究,于中医学术思想史之研究,意义何其重大。"

全元起,医术高明,临床经验丰富,史称全氏"悉祖《内经》,以医鸣隋",故其对《素问》的注释颇有参考价值。全元起注本价值主要有:一是保存了当时尚存早期传本《素问》的旧貌,反映了《素问》在魏晋时期的原样;二是全元起本原文也是《黄帝内经太素》的重要底本之一,全元起本原文与《黄帝内经太素》本原文在文字及内容多有相同之处,全元起的注释对杨上善、王冰具有重要影响;三是可以用全元起本校对现今通行本的欠妥之处;四是全元起本对字词的考证严谨认真,一丝不苟,对原文的解释通俗明了,例如:对《藏气法时论》"脾主长夏",全元起注:"脾主中央,六月是十二月之中,一年之半,故云长夏。"对原文注释有所发挥,对原文的串讲流畅,并能指出名词术语的特定义,有的注文被杨上善、王冰直接引用。

二、唐·杨上善《黄帝内经太素》

杨上善,唐高宗时人,官至太子文学,唐初著名医家。生卒年不详。杨上善出身医学世家,博览群书,精深医理,对医学理论研究深刻,于唐高宗李治乾封元年(公元 666 年)至永淳二年(又称弘道元年,公元 683 年)间奉召撰注《黄帝内经太素》(以下简称《太素》)三十卷。《太素》,新旧《唐书》均载三十卷,南宋以后,此书流传渐微,内容大半阙佚,据《宋史·艺文志》记载仅存三卷,此后该三卷也复不见。

唐初,杨上善撰注的《太素》问世不久,即传到日本,受到日本医学界极大重视,将其列为学医之首,同时,在日本出现了多种早期的《太素》抄本和注本。清光绪年间(公元 1875—1908 年)杨惺吾访书于日本,始得二十三卷,并将影抄本携带回国,1924 年肖延平将杨惺吾带回的二十三卷本予以校注,原书三十卷,缺七卷,其他各卷尚有残缺。1955 年人民卫生出版社将肖延平本《太素》影印,1965 年人民卫生出版社加标点后铅字排印出版,即现在通行本《黄帝内经太素》。1979年我国学者王雪苔等赴日时,日本友人小川晴赠送了日本仁和寺新发现的《黄帝内经太素》第十六、第二十一、第二十二,共三卷,1980 年加以影印成册,现在国内可以见到的《黄帝内经太素》实为二十六卷。

《太素》是现存研究《内经》的最早著作,能反映《内经》原貌,也是后人研究《内经》的重要参考书之一。该著特点主要有:一是分类校注《内经》的第一家。《太素》用以类相从、不失经旨的方法,将《素问》《灵枢》原文进行分类,共分为摄生、阴阳、人合、脏腑、经脉、腧穴、营卫气、身度、诊候、证候、设方、九针、补泻、伤寒、寒热、邪论、风论、气论、杂病等十九类,每类之中又分若干子目,并在原文之下予以注释,为后世分类研究《内经》开辟了先河。由于采取了分类的方法,将同一专题内容集中在一起分析研究,不仅为学习提供了方便,也比较集中地反映了《内经》时期的医学思想及医学成就。同时,由于《太素》是校注《内经》的早期作品,故也反映了《内经》经文的原貌;二是对《内经》理论进行了系统阐述。杨上善精于医学理论与临床,故对阴阳学说、命门学说、脾胃学说等进行了系统的研究与阐述,并首次提出"一分为二"的辩证法观点,对后世医学产生了深远影响;三是对《内经》原文的校勘做出了重要贡献。杨上善注释经文时,善于将释音、释词、释义、释形结合起来,有六朝经书注家的释经特点,善以《说文》作为训诂依据。同时,还大量采用反切法反切上字的声母,反切下字的韵母,与《广韵》音韵系统基本一致,反映唐初时期的实际读音。当今研究古音者,常将《太素》中的读音作为重要研究资料。杨上善运用大量反切释音,可谓是中国医籍注释中第一人。定海的黄以周对杨上善的治学态度及《太素》的成就,在《儆季文钞·旧钞太素经校本叙》中曾做出较为全面的评价,认为《太素》的归类方法取法于《甲乙经》,所编原文为唐以前之旧本,可以校正今之《素问》《灵枢》)。

三、唐·王冰《黄帝内经素问》

王冰,自号启玄子,唐宝应年间人,著名医家。王冰整理注释《素问》是以全元起注本为祖本,并参考了其他《素问》传本,历时 12 年,于唐宝应元年(公元 762 年)撰成,世谓"次注本"。也即现在的通行本。王冰在序文中指出《素问》在唐以前,已阙其第七一卷,并且,由于年久变迁,辗转传抄,已经"世本纰缪,篇目重迭,前后不伦,文义悬隔",难以窥其原貌,为学习带来极大的困难。于是，王冰"精勤博访，历十二年"，对《素问》予以重新校勘注释，书名为《黄帝内经素问》。

王冰注本的特点主要有：一是调整篇次。将原九卷本改为二十四卷本，八十一篇，将养生篇置于首卷，之后依次按照阴阳、藏象、诊法、病能、经络、治法等排列。二是整理原文。王冰对于原本文字的重叠、错简、碎文及错乱之处，一律存其要，删去繁杂，对原文进行了大量的校订，王冰治学很严谨，将其修订增益的文字以朱字标记，如其序言云："凡所加字，皆朱书其文，使古今必分，字不杂糅。"三是补充运气七篇。《素问》早佚一卷，即第七卷，其中有第七十二篇刺法、第七十三篇本病，王冰整理《素问》时，只见篇名，不见内容，于是，王冰将"旧藏之卷"的七篇"大论"，即天元纪大论、五运行大论、六微旨大论、气交变大论、五常政大论、六元正纪大论、至真要大论补入《素问》第七卷中，并做了注释。此七篇大论虽然是王冰增入，但从其文字的结构、天人合一的古代哲学思想及医学思想等方面考察，其立论宏伟，意旨精深，是一部较古的具有历史价值及实用价值的古典医籍，这是不容忽视的。四是注释有独到见解。王冰注释深入浅出，着重发挥了养生思想、阴阳理论、运气理论、藏象理论、病因病机，以及辨证施治等医学观点，提出了独到的见解，为后世医学理论及实践的发展产生了深远的影响。五是引用多种古籍对《素问》进行注释，注文古奥，以经解经。如《至真要大论》"诸寒之而热者取之阴，热之而寒者取之阳"的阐释阴虚阳虚病机的原文，王冰注释为："壮水之主，以制阳光；益火之源，以消阴翳。"又由于王冰"弱龄慕道，夙好养生"，重视养生及保养肾精，故其注释带有浓厚的道家气息。

四、宋·林亿《重广补注黄帝内经素问》

林亿，北宋医家。宋仁宗嘉祐二年（公元1057年）设校正医书局于编修院，林亿奉召率掌禹锡、高保衡、孙兆等校正医学书籍，校对工作历时十年，为传承古代医籍做出了不可磨灭的贡献。

林亿整理注释《素问》的特点：一是以王冰编次整理的《素问》二十四卷本原文为底本，在王冰整理编次基础上加以补订增注，具体方法是将各段原文以及之后的王注全部保留，将自己的校文写在各段王注之后，并标明"新校正云"字样，使王冰本原文及王冰注释完好保留并得以流传至今，后人将林亿注释称作《新校正》。二是正谬误，增注义。在王冰本基础上，"搜访中外，裒辑众书，寝寻其义，正其讹舛"，"正谬误者六千余字，增注义者二千余条"，一言去取，必有稽考，严格谨慎地订正，使纷乱得以纠正，至今一直成为医家最为认可的《素问》文字依据，对《素问》的流传起到了重要作用；宋、明、金、元、清，以及近现代有多种刊本。由此可知，林亿的《新校正》并没有独立的一部著作，其全部注释保留在王冰本《黄帝内经素问》（人民卫生出版社1963年据明顾从德刻本出版）当中。由于林亿校对的《素问》保存了王冰原文及王注，校对质量较高，一直是学习研究《素问》的通行本。

五、明·马莳《黄帝内经素问注证发微》、《黄帝内经灵枢注证发微》

马莳，字仲化，自号玄台子，人称马玄台，后人为避康熙讳，改为元台，浙江会稽人，生于15世纪，卒于16世纪，曾任太医院正文。马莳认为《灵枢经》文字玄奥，前无注释，给阅读带来困难，故在太医院任职期间，对《素问》《灵枢经》分卷加以注释，著《黄帝内经素问注证发微》九卷、《黄帝内经灵枢注证发微》九卷，因此，马莳为《灵枢》第一注家。

该著作主要特点有：一是《灵枢注证发微》注释水平较高。由于马氏素娴针灸、经脉，故在剖析医理和申明字义等方面均有发挥，后人谓其注较之《素问》部分"过之远矣"。如清·汪昂指出：

《灵枢》从前无注,其文字古奥,名数繁多,观者蹙额颦眉,医率废而不读。至明始有马玄台之注,其疏经络穴道,颇为详明,可谓有功于后学。"二是马氏注《灵枢》时,时时与《素问》互相参照,凡有相同者,"则援引之","后世医籍有讹者,则以经旨正文于分注之下。"马莳指出:"后学者,当明病在何经,用针合行补泻,则引而伸之,用药亦犹是也。"三是将《素问》恢复为九卷,每卷九篇。分章节予以注释。

六、明·吴崐《黄帝内经素问吴注》

吴崐,字山甫,别号鹤皋,安徽歙县人,生于明嘉靖三十年(公元 1551 年),卒于明泰昌元年(公元 1620 年)。吴崐精于医理,深领《黄帝内经》之奥旨,是明代卓有成就的医学家。

吴崐自幼聪敏,习儒术,家中所藏医书甚多,业余时间学习《素问》《灵枢》《难经》《脉经》《甲乙经》,以及张仲景、刘河间、李东垣、朱丹溪等医家著作十余年,后受乡人启发,专习医术,师从邑余午亭先生,后游访天下名医七十余人,医术大进。吴崐一生从事临床实践的同时,善于将学习医学经验及心得著之笔端,著述甚多,有《黄帝内经素问吴注》《医方考》《针方六集》《脉语》等,《黄帝内经素问吴注》是其最具有代表性的著作之一。

《黄帝内经素问吴注》,又名《素问注》《素问吴注》,以通行的王冰二十四卷本为底本。该著作主要特点有:一是按照各篇章之序分段,逐句注释的方式,每篇的篇首概述篇名含义,简明扼要,易于掌握;例如:《素问·生气通天论》篇释为:"凡人有生,受气于天,一呼一吸,与阴阳运气相为流贯,故云生气通天。"二是注释精于医理,结合临床,例如对"是故多食咸,则脉凝泣而变色",吴氏解释为:"泣,与涩同。咸为肾水,脉为心火,多食咸则脉为咸所克,故凝涩而变其色,先赤后黑是也。"再如吴氏注释《素问·灵兰秘典论》"三焦者,决渎之官,水道出焉"时,曰:"决,开也。渎,水道也。上焦不治,水溢高原;中焦不治,水停中脘;下焦不治,水蓄膀胱。故三焦气治,则为开决沟渎之官,水道无泛滥停蓄之患矣。"因其注释取义简明,有所发挥,获得清代汪昂等医家的较高评价,例如汪昂曰:"《素问吴注》间有阐发,补前注所未备。"清代程梁曰:"其生平学问得力于《灵》《素》也最深,其发为语言著作也,亦最精而且当,一音一义,莫不与经旨息息相通。"三是吴崐文字学功夫较深厚,对许多字做了必要的训诂,而不是望文生义。如用声训,《素问·阴阳应象大论》:"道生智,玄生神。"吴注:"道,行也。智,知也。今人行一事则长一知识是也。"用义训,《素问·玉机真藏论》:"冬脉如营,何如而营?"吴注:"营,营垒之营,兵之守者也。冬主闭藏,脉来沉石。如营兵之守也。"吴氏在注释中,常将释词、释义与释音相结合,《素问·上古天真论》:"恬惔虚无,真气从之,精神内守,病安从来。"吴注:"恬,音甜。惔,音淡。恬惔虚无,清净也。法道清净,精神内持,故其虚邪不能为害。"《素问·生气通天论》:"陷脉为瘘,留连肉腠"。吴注:"瘘,力斗切。寒气陷入于脉中,经血稽凝,故发为疬瘘。留结腠理。"吴氏还注意到文字的通借现象,《素问·四气调神大论》:"道者,圣人行之,愚者佩之。"吴注:"佩与悖同,古通用。圣人心合于道,故勤而行之,愚者性守于迷,故与道违悖也。"四是原文多有改动。凡自认为原文有讹误、错简者,则将原文改动,并在注释中加以说明,全书改动原文之处有 250 多处,虽有妄改之嫌,也多具有参考价值,学者当择善而从。例如《举痛论》,吴氏改为"卒痛论。"该书是学习《内经》重要参考书之一。

七、明·张介宾《类经》

张介宾,字会卿,号景岳,别号通一子,明·嘉靖崇祯间人(公元 1563—1640 年),祖籍四川绵竹,后移居浙江山阴(今浙江绍兴),明代著名医家。张氏自幼聪颖,师从金英(梦石)尽得其传,不仅精于医术,且学识渊博,精通象数、易理、天文、气象、星纬、律吕、兵法之学;精研《内经》,著《类经》一书(全书三十二卷)。张氏学术上初从朱丹溪"阳常有余,阴常不足"之说,后又提倡"阳非有余,真阴不足",创左归、右归等著名方剂,为温补派的主要代表人物,著述除《类经》外,尚有《景岳全书》《质疑录》等。

张氏认为《内经》分为二书,有诸多不便,且"经文奥衍,研阅诚难",遂潜心研究,"从类分门,附意阐发",于是,花费三十余年采用从类分门的方法,对《内经》重编类注,乃使其"条理井然,易于寻览",名之为《类经》。张氏在编写《类经》过程中,认为"义有深邃而言不能该者,不拾以图,其精莫聚;图像虽显而意有未达者,不翼以说,其奥难窥。"于是,又另撰《类经图翼》和《类经附翼》以补其不足,形成了极具特点的完整的张氏《内经》研究成果。

该书主要特点有:一是分类编写。《类经》将全书分为三十二卷,分有摄生、阴阳、藏象、脉色、经络、标本、气味、施治、疾病、针刺、运气、会通十二类,类下又分三百六十二节,经文虽然经过类分,但是条目清晰,清楚不繁,每节下引录《内经》原文,并注明所引篇目,便于学习与查找。《类经》是继杨上善《太素》之后,将《内经》分类阐发的最负盛名的医学巨著,对后世学习研究《内经》有重要启发。二是注释精辟,结合临床。张氏有丰富的临床经验,加之文字简明流畅,所以注释多能结合临床实际,详审阴阳之理,明辨五行生克制化,洞察色脉脏象,阐述经络始终及治法之玄机,对许多重要的问题,提出了独到的见解和精辟的阐发,例如,对"病机十九条"的阐述,张氏以"有者求之,无者求之;盛者责之,虚者责之"为阐述纲领,并把它贯穿到每一条病机的阐述当中,论述深刻,切合实际。三是列专题阐述疾病。张氏在《类经》第三十一卷、三十二卷专门列出 30 种疾病,依据《内经》理论一一阐述与分析,30 种疾病为阴阳病、经络藏府病、时气病、虚实病、气血津液病、情志病、头项病、七窍病、胸胁腰背病、皮毛筋骨病、四肢病、阴病、风证、寒热病、伤寒、喘咳呕哕、肿胀、诸痛、积聚癥瘕、消隔、胎孕、厥痹痿证、汗证、卧证、疝证、肠澼时泻、痈肿、杂病、死证,对后世临床具有重要指导价值。

张氏在《类经》之后,另撰《类经图翼》十一卷与《类经附翼》四卷。《类经图翼》以图解的方式辅助《类经》注文之不足,故名"图翼"。《图翼》包括运气和针灸两部分,运气部分详细阐释了五运六气理论,揭示了"天人相应"之理,并附图 50 余幅,有图有论,图文互释互注,简明晓畅,后世运气研究得附图多依据于此。针灸部分主论经络腧穴,对脏腑、骨度、经脉起止、经穴及诸证主治,针灸操作等,也采用了图解方式加以说明。最后一卷为"针灸要览",收入十四经针灸要穴及诸证灸法要穴等。

《类经附翼》四卷,为《类经》之补充与发挥。卷一"医易",易理与医理,阐述医易同源;卷二"律原",以古音律阐述医学原理;卷三"求正录",包括三焦包络、命门辨、大宝论、真阴论等专篇专论,倡导命门学说及元阴元阳的重要性;卷四"针灸赋",编集前人针灸歌赋,如玉龙赋、标幽赋、通玄指要赋、灵光赋、席弘赋等。

《图翼》《附翼》运用易学之理,河图洛书八卦以及程朱理学"太极图说"等诸子之说,阐释人体生命与自然变化的统一性,使艰深难明的八卦之理、运气之学一目了然。

八·明·李中梓《内经知要》

李中梓,字士材,号念莪,又号尽凡居士,江苏华亭(上海松江县)人,明末清初著名医学家,生于明代万历十六年(公元 1588 年),卒于清代顺治十二年(公元 1655 年)。

李中梓初习儒,后因多病,研习岐黄医术。常与王肯堂、施笠泽、秦昌通、喻嘉言等名医交流,研攻医学近五十年,曾被誉为上海四大医家之一,著有《内经知要》《医宗必读》《诊家正眼》等多部著作。李中梓门人众多,首传沈朗仲,再传马元仪,三传尤在泾,均以名医著称于世,世称士材学派。

李氏一生博览群书,尤对《内经》深有研究,于崇祯十五年(公元 1642 年)辑注《内经》,名《内经知要》。"知要"二字的含义,是根据《素问·至真要大论》的"知其要者,一言而终,不知其要,流散无穷"的"知其要"而来,即抓住要领一句话就能够讲明白,抓不住要领,散漫复难。

《内经知要》是《内经》节注本,二卷,约五万字。该著主要特点有:一是分类节注,内容精炼。择《素》《灵》中切于实际应用的重要内容,分为道生、阴阳、色诊、脉诊、藏象、经络、治则、病能八类,加以注释、阐释、校勘而成,由于其简明扼要,对初学者有较大裨益,故历代不断重刊。二是结合临床实际进行注释和阐述。条分缕析,提纲挈领,颇受后世学者所重,流传甚广。如清代薛生白指出:"以其仅得上下两卷,至简至要,方便时师之,不及用功于鸡声灯影者,亦可以稍有准则于其胸中也。"三是对少火、壮火含义的解释影响深远。该书实为学医者入门必读参考书之一。

九、清·张志聪《黄帝内经素问集注》《黄帝内经灵枢集注》

张志聪,字隐庵,浙江钱塘人,生于公元 1610 年,约卒于 1674 年,清初著名医家之一。张志聪出身于世代医家,师事张子卿,业医数十年,曾于杭州胥山建"侣山堂",聚诸同道论医讲学,精研古典医籍。《素问集注》与《灵枢集注》,为《内经》的全注本,由张氏在"侣山堂",率门人高世栻等数十人,历时五载撰写而成,故名"集注"。

该著主要特点:一是集体注释《内经》第一家,因该著在编写过程中集中了多人的智慧,集思广益,不因循守旧,故注释质量较高,这种集体讨论的写作方法是历代医家所不及的。该书在研究《内经》诸书中颇有影响。二是以经解经,重视临床。常将《素问》与《灵枢》二书的医理相互联系、互相印证,又有所创新,如对《素问·阴阳别论》中"二阴一阳发病,善胀,心满善气"中"心满善气"的理解,诸注不一,张志聪《集注》云:"心肾之气,不能相交,故心满善气也。善气者,太息也。心系急则气约,故太息以伸出之,此三焦也。"明确指出"善气",就是太息,心肾不交,致使心系之脉道气机不畅所致,强调从临床应用来阐发医理,主张以临床实践为标准,不注重对字的训解;三是运用气化学说阐释阴阳、脏腑、气血等也是本著鲜明特点之一。

十、清·高世栻《素问直解》

高世栻,字士宗,清初浙江钱塘(今浙江杭州)人,生于公元 1637 年,卒年不详,清代医家。据《清史稿》载,高世栻少时家贫,初读时医通俗诸书,年二十三即出疗病,颇有称,后自病,时医治之益剧,久之不药自愈,翻然悔之,乃师从张志聪学习轩岐仲景之学,历十载,遇病必究其本,处方不同流俗;其师张氏撰《本草崇原》,未竟而卒,世栻继之。高世栻曾与其师张志聪集注《内经》,但是,认为《集注》"文义艰深,其失也晦",因此,他"不得已而更之",著《素问直解》,该书康熙三十四年(公元 1695 年)撰成,九卷。

该著作的特点主要有:一是先解篇名,再分段注释。篇解直捷明了,分段及内容清晰合理。二是注释简洁流畅,深入浅出,仅寥寥数语,便中肯地道明其旨,使人一目了然,确实具有"直解"

的特点,如对《素问·四气调神大论》之"春夏养阳,秋冬养阴"解释为:"春夏养阳,使少阳之气生,太阳之气长;秋冬养阴,使太阴之气收,少阴之气藏,养阴养阳以存其根。"三是修改原文。对衍文、错简、讹字等也直接修改原文,并在注释中加以说明。该著简明易懂,是学习《内经》的重要参考书之一。

十一、日·丹波元简《素问识》、《灵枢识》

丹波元简(公元 1755—1810 年),字廉夫,日本江户时代人,著名医家。本书系《皇汉医学丛书》之一。著作特点,一是选取前人注释考证之精者而不自注。所选注家有王冰、马莳、吴崑、张介宾、张志聪、高世栻等,并云"不妄言识",各注观点存在分歧时,则以"简案"形式阐明己见,对未能肯定者,则以疑似的口吻"恐非""似是""或并存"方式表示,以利后学思考抉择。二是注释能旁征博引,采撷广泛,参考诸多医学古籍,表述己见时,详加辨析,谨慎注释。《素问识》的篇次仍依王冰注本,但未列《天元纪大论》以下运气七篇。三是对古辞僻语、衍文错字,以及不易理解的经文予以阐释和纠正,有些观点常被近代医家所征引。该书也是研究《内经》的重要参考书之一。

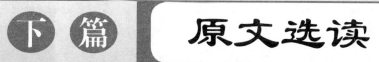

下 篇　原文选读

《素问》部分

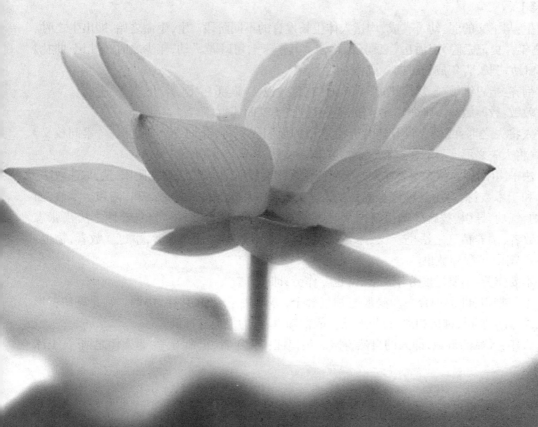

素問·上古天眞論篇第一

【篇解】

　　上古,指远古;天真,指先天真气。本篇主要讨论上古之人运用各种养生方法保养先天真气以实现健康长寿的问题,以及先天真气对人体生长壮老生命过程的重要影响等养生理论,故名曰"上古天真"。本篇以"天人相应"理论为指导思想,指出养生要以外防和内调为原则,以尽终其天年为目的。篇中人体生命活动规律及保养肾气以祛病延年的观点对于研究人体生命活动具有重要意义。

（一）

【原文】

　　昔在黄帝,生[1]而神靈,弱而能言,幼而徇齊[2],長而敦敏[3],成而登天。廼問於天師曰:余聞上古之人,春秋皆度百歲,而動作不衰;今時之人,年半百而動作皆衰者,時世異耶? 人將失之耶[4]? 岐伯對曰:上古之人,其知道者,法於陰陽[5],和於術數[6],食飲有節,起居有常,不妄作勞[7],故能形與神俱[8],而盡終其天年[9],度百歲乃去。今時之人不然也,以酒為漿[10],以妄為常[11],醉以入房,以欲竭其精,以耗[12]散其眞,不知持滿[13],不時御神[14],務快其心,逆於生樂,起居無節,故半百而衰也。

【注释】

　　[1] 生:与下文的弱、幼、长、成,均指人体生长发育的不同阶段。生,生命之始,即出生之时。弱,婴幼之年,《史记索隐》引潘岳《哀弱子篇》云:"其子未七旬曰弱。"幼,年少之时,《礼记·曲礼》云:"十年曰幼。"长,青年成长时期。成,成年。

　　[2] 徇齐:指思维敏捷,反应迅速。徇,通"侚"。《说文·人部》:"侚,疾也。"齐,速也。

　　[3] 敦敏:敦厚敏达。张介宾注:"敏,感而遂通,不疾而速也。"

　　[4] 人将失之耶:或是人自身违背养生之道的原因呢? 将,介词,或、抑之意。《素问校义》注:"当作'将人失之耶',与下文'将天数然也'同一文法。"

　　[5] 法于阴阳:以自然界寒暑往来的阴阳变化规律为法则,来调节人体的阴阳。法,取法效法。

　　[6] 和于术数:指运用各种修身养性的方法,来调和人体的精气神形。和,调和。术数,如呼吸、吐纳、气功、导引、按跷等调摄精神及锻炼身体的方法。张介宾注:"修身养性之法。"张志聪注:"术数者,调养精气之法也。"又,术数指自然规律,日森立之注:"术者,事也。数者,物也。人间事物有节限,节限即数也。"

　　[7] 不妄作劳:不要过度劳作。妄,乱也。作劳,即劳作。

　　[8] 形与神俱:即形神合一。身形与神气健全,协调共存。俱,共存,协调。姚止庵注:"形者神所依,神者形所根,神形相离,行尸而已。故惟知道者,为能形与神俱。"

　　[9] 天年:天赋的寿数,即人的自然寿限。吴崑注:"天年者,正命寿考,非人坏之谓"。王冰

引《尚书》云:"一曰寿,百二十岁也。"古人认为人的自然寿命为一百二十岁。

[10] 以酒为浆:把酒当作一般水饮来饮用,指嗜酒无度。浆,指各种水饮。吴崐注:"以酒为浆,言其饮无节也。"

[11] 以妄为常:把不正常的生活方式当成正常习惯。

[12] 耗:通"好",嗜好。新校正云:"按《甲乙经》'耗'作'好'"。胡澍注:"'好'读'嗜好'之'好'。"

[13] 不知持满:不懂得保持精气盈满。王冰注:"言爱精保神,如持盈满之器,不慎而动,则倾竭天真。"

[14] 不时御神:不善于调摄精神。胡澍注:"时:善也。'不时御神'谓'不善御神'也。"时,善也;御,用也。

【分析】

本段通过古今寿夭对比,论述了养生的原则和方法,指出了早衰的原因,提出了"形与神俱"的形神协调统一观,指出人的自然寿命当超过百岁。

1. 养生的原则和方法。养生的原则包括两方面:一要顺应外界四时气候的阴阳变化规律,二要养成良好的生活习惯和作息规律。具体方法包括五个方面:一是法于阴阳,顺应四时,调养身心;二是和于术数,锻炼身体,保精养神;三是食饮有节,五味和调,滋养气血,日常饮食有节制、有规律;四是起居有常,按时作息,睡眠充足,怡养神气;五是不妄作劳,劳逸结合,保养形气。如此则保全形神,达到祛病延年,健康长寿的养生目的。

2. 人体早衰的根本原因。文中指出"今时之人"早衰的原因是不懂得养生之道,常常"以酒为浆",损脾胃而伤气血生化之源;"醉以入房",损肾精而伤人体精气之本;"以妄为常""起居无节",把不健康的生活方式当成常规的生活习惯,完全不懂得保持精气盈满,总是贪图一时的享乐,以致精气耗竭,真气匮乏,所以,年过半百就出现衰老的表现。上古之人能够顺应自然界四时阴阳的变化规律,实行各种养生方法,使形神协调,故能度百岁乃去。由此可见,人的寿命长短不是因为时代不同所导致的差异,而是由于人们失于调养、违背养生之道的缘故。

3. 形神统一观。文中"形与神俱"的形神协调统一观,指出了形与神协调统一是人体健康长寿的基本保证。形为神之宅,神乃形之主,形与神两者相辅相成,不可分离。形壮则神旺,形为精所成,积精可以全神;神旺则形壮,神能驭气,炼气可使体健。形神关系用于诊法上,强调形神并察,得神者生,失神者死。

4. 人的自然寿命。《内经》认为,人的自然寿命应当超过百岁。如本篇"上古之人,春秋皆度百岁,而动作不衰",《灵枢·天年》的"人之寿百岁而死",《尚书·洪范》也提出人之寿命为"百二十岁",可知人类的自然寿数应该是一百二十岁。《内经》认为只要掌握并正确运用养生之道,人就可以活到自然寿数而身体健康无病。

(二)

【原文】

夫上古聖人之教下也,皆謂之虛邪賊風[1],避之有時,恬惔虛無[2],眞氣從之,精神內守,病安從來。是以志閑而少欲,心安而不懼,形勞而不倦,氣從以順[3],各從其欲,皆得所願。故美其食,任其服,樂其俗[4],高下不相慕[5],其民故曰樸[6]。是以嗜欲不能劳其目[7],淫邪不能惑其心[8],愚智贤不肖不懼於物[9],故合於道。所以能年皆度百歲而動作不衰者,以其德全不危[10]也。

【注释】

[1]虚邪贼风:四时不正之气,以及乘体虚而侵犯人体的外邪。王冰注:"邪乘虚入,是谓虚邪。切害中和,谓之贼风。"高世栻注:"凡四时不正之气,皆谓之虚邪贼风。"

[2]恬惔虚无:指思想清静安闲,心无杂念。恬惔,清静淡泊。虚无,心无杂念。

[3]气从以顺:指真气和顺。气,真气。

[4]美其食,任其服,乐其俗:不论吃什么食物都觉得味道甘美,不管穿什么衣服都感到舒适,在任何风俗习惯中生活都觉得快乐。

[5]高下不相慕:安于本位,对地位尊卑贵贱不相羡慕。高下,指社会地位的高低。

[6]朴:质朴、朴实。

[7]嗜欲不能劳其目:嗜好和欲望不能困扰其视听。

[8]淫邪不能惑其心:淫乱邪说不能惑乱其心绪。

[9]愚智贤不肖不惧于物:所有的人都不会被外物所惊扰。愚,无知的人;智,有智慧的人;贤,指品德高尚的人;不肖,指无才无德之人。愚智贤不肖,泛指各种各样的人。

[10]德全不危:指懂得重德养生,就能够保持真气内固而不受病邪和早衰的危害。马莳注:"盖修道而有得于心,则德全矣。危者,即动作之衰也。"

【分析】

本段指出养生的原则包括外防和内调两方面,强调了调摄情志在养生中的重要作用。

1. 养生要做到内外兼顾。本段原文提出养生的基本原则主要有外防和内调两个方面。外防,指对外环境要适应自然四时变化,避免外邪侵袭,即"虚邪贼风,避之有时";内调,指对人体本身要调摄情志,做到"恬惔虚无,真气从之""精神内守""美其食,任其服,乐其俗,高下不相慕"等。

2. 内养精神的重要性。原文把"恬惔虚无"作为内养精神的基本要求,指出只有"志闲而少欲,心安而不惧",才能"真气从之,精神内守",实现快乐安康。人有七情六欲,人的情志活动与五脏的功能活动密切相关。如果情志过激,喜怒不节,就会影响到五脏的功能活动,耗伤五脏精气,导致五脏气机失调,引发疾病。因此,调和情志、内养精神是保持精神内守、维护身心健康的重要法则。

(三)

【原文】

帝曰:人年老而無子[1]者,材力[2]尽邪?將天數然也?岐伯曰:女子七歲,腎气盛,齒更髮長;二七而天癸[3]至,任脉通,太衝脉盛,月事以时下,故有子;三七,腎气平均[4],故真牙[5]生而長極;四七,筋骨堅,髮長極,身體盛壮;五七,陽明脉衰,面始焦[6],髮始墮;六七,三陽脉衰于上,面皆焦,髮始白;七七,任脉虚,太衝脉衰少,天癸竭,地道不通[7],故形壞而無子也。丈夫八歲,腎气實,髮長齒更;二八,腎气盛,天癸至,精气溢瀉,陰陽和[8],故能有子;三八,腎气平均,筋骨劲强,故真牙生而長極;四八,筋骨隆盛,肌肉满壮;五八,腎气衰,髮墮齒槁;六八,陽气衰竭于上,面焦,髮鬢頒白[9];七八,肝气衰,筋不能動;八八,天癸竭,精少;腎藏衰,形體皆極[10],則齒髮去。腎者主水[11],受五藏六府之精而藏之,故五藏盛,乃能瀉。今五藏皆衰,筋骨解墮,天癸盡,矣,故髮鬢白,身體重,行步不正[12],而無子耳。

帝曰:有其年已老而有子者何也?岐伯曰:此其天壽過度,气脉常通[13],而肾气有餘也。此雖有子,男不過盡八八,女不過盡七七,而天地之精气[14]皆竭矣。帝曰:夫道者年皆百數,能有子乎?岐伯曰:夫道者能却老而全形,身年雖壽,能生子也。

【注释】

[1]无子:此指失去生殖能力。与下文"有子"相对而言。

[2]材力:指精力。张介宾注:"材力,精力也。"

[3]天癸:指肾精中先天而生的具有促进生殖功能成熟的物质。

[4]平均:此处指充盛盈满的意思。

[5]真牙:即智齿。

[6]面始焦:面部干枯少华。焦,干枯。一说,焦,通"憔",憔悴也。

[7]地道不通:月经停止来潮。此处指绝经。王冰注:"经水绝止,是为地道不通。"

[8]阴阳和:指男女交和。阴阳,此指男女两性。和,和合,交媾。一说,又指阴阳平衡。

[9]颁白:即黑白相杂。颁,同"斑"。

[10]形体皆极:指形体已完全衰老。极,尽也。

[11]肾者主水:指肾主藏精的功能。张介宾注:"肾为水藏,精即水也。"

[12]行步不正:步履蹒跚。

[13]气脉常通:气血经脉仍然保持畅通。常,通"尚",仍然之意。

[14]天地之精气:指男女生殖之精。天地,此指男女。精气,指天癸。

【分析】

本段论述了人体生长壮老的生命规律,指出了肾气与生长发育和生殖功能的密切关系,提出了"肾者主水,受五藏六府之精而藏之,故五藏盛乃能泻"的观点。

1. 男女两性生长壮老的生命规律。原文指出,当女子七岁至二七,男子八岁至二八,是生长发育期,主要表现为齿更发长,天癸日渐充盛,女子月事应时而下,男子开始有排精现象,具备了生育能力。当女子三七至四七,男子三八至四八,是壮盛期,主要表现为智齿生出,牙齿生长齐全,头发浓密,身高长到极限,筋骨坚强,体格壮盛。当女子五七至七七,男子五八至八八,是衰老期,主要表现为阳明经脉气血渐衰,面部干枯少润,发白并且开始脱落,天癸渐竭,精气渐亏,女子闭经,男子精少,逐步失去生殖能力。原文所揭示的男女生长壮老变化过程,是生命活动的基本规律,是通过长期生活与医疗实践观察总结出来的。

2. 肾气与生长发育和生殖功能关系密切。文中指出人体在生长发育各阶段的表现,以及生殖功能强弱,均是肾气作用的结果,强调肾气在整个生命活动中的重要作用。人体在生长发育期,肾气渐渐盛实;壮盛期,肾气充盛已成稳定均衡趋势;衰老期,肾气逐步虚衰。在肾气充盛到一定阶段时所产生的"天癸"是直接与生殖功能相关的精微物质,肾中精气的盛衰与人体生长壮老过程直接相关,并且直接影响着人体的生殖功能。因此,维护健康、延缓衰老,必须从保护肾气开始,养生当以补精益肾为首务。

由于人体生、长、壮、老主要取决于肾气盛衰,故保持肾精充盈旺盛是健康长寿的关键。天癸随着肾气的盛衰由成熟到衰竭,生殖能力也随之发生着由始盛到盛、最终至衰的变化。该理论为儿科临床从肾入手治疗五迟、五软及五虚证,提供了理论依据。《内经》肾气与天癸、冲脉、任脉,及其与月经、胎孕关系的理论,为后世中医妇科学的发展奠定了理论基础。

3. 肾精与五脏六腑之精相互为用。文中提出了"肾者主水,受五脏六腑之精而藏之,故五脏盛,乃能泻"的观点,认为肾精与五脏六腑之精有先后天相辅相成的密切关系。肾主藏的先天之精是人体生殖功能及形体盛衰变化的根本因素,是五脏六腑功能活动之本,但是,肾之先天之精在生命活动过程中需要五脏六腑后天功能活动生化之精予以培育,方能源泉不竭,肾精与五脏六腑之精相互依赖,相互为用。临床上补后天以实先天,补先天以养后天的治疗原则就是该理论的应用。

4. 养生长寿与生殖能力密切相关。文中指出了年老有子的原因有二:一是天寿过度、气脉常通、肾气有余之人,天癸未竭,依然具有生育能力;二是深得养生之道的人,能够"却老而全形",延缓衰老,保持身体强壮,肾气充足,虽然年过百岁,仍有生育能力。

(四)

【原文】

黄帝曰:余聞上古有眞人[1]者,提挈[2]天地,把握陰陽,呼吸精氣[3],獨立守神[4],肌肉若一[5],故能壽敝天地,無有終時,此其道生[6]。

中古之時,有至人[7]者,淳德[8]全道,和於陰陽,調於四時,去世離俗,積精全神[9],游行天地之間,視聽八達[10]之外。此蓋益其壽命而強者也,亦歸於眞人。

其次,有聖人者,處天地之和,從八風[11]之理,適嗜欲於世俗之間,無恚嗔[12]之心,行不欲離於世,被服章[13],舉不欲觀於俗,外不勞形於事,內無思想之患,以恬愉[14]為務,以自得為功,形體不敝[15],精神不散,亦可以百數。

其次,有賢人[16]者,法則天地,象似日月[17],辨列星辰[18],逆從陰陽,分別四時,將從[19]上古合同於道,亦可使益壽而有極時。

【注释】

[1] 真人:即修真得道之人。张介宾注:"真,天真也。不假修为,故曰真人。"

[2] 提挈:把握之意。

[3] 呼吸精气:即以呼吸吐纳的方法吸取天地间的精华之气。

[4] 独立守神:即能够自我调节,使精神内守而不外耗。独立,自我主宰、调节。

[5] 肌肉若一:指肌肤保持青春而不衰老。

[6] 道生:因修道而长生。

[7] 至人:指道德高深,仅次于真人的人。张介宾注:"至,极也。"

[8] 淳德:厚德之意。

[9] 积精全神:即积养精气,保全神气。

[10] 八达:八方。达,一作"远"。

[11] 八风:指东、南、西、北、东南、西南、西北、东北八方之风,各有节气相应而至。

[12] 恚嗔:恼怒、怨恨。

[13] 被服章:穿着华美的衣服。按:北宋林亿等的《新校正》中认为此三字系衍文。

[14] 恬愉:安静乐观。

[15] 敝:坏。

［16］贤人:指贤能多才的人。张介宾注:"贤,善也,才德之称。"

［17］象似日月:仿效日月昼夜盈亏之理。象似,仿效。

［18］辨列星辰:辨识太空中星辰的位次。列,位置。

［19］将从:追随之意。将,随。

【分析】

本段指出了养生程度不同,其寿命各异,认为掌握并运用养生之道,可以达到健康长寿的目的。

1. 养生程度不同,其寿命亦异。本段以古代四种养生家为例,说明养生方法与程度不同,其抗衰延年的效果也有所差异。

首论上古真人的养生法则及其所达到的最高养生水平,认为人如果能够掌握并正确运用完备的养生方法,就可达到"真人"境界。

次论中古之时至人的养生法则及其所达到的至高水平,提出至人养生能够做到内而修养心性,外而保养形体,遨游于天地之间,飘然若仙,能力超凡,所达到的水平和境界也属于"真人"之列。

再次论述了圣人的养生法则和水平。指出对人体自身要保持宁静乐观、愉快知足的良好心态,不烦劳形体,不沉溺于世俗间的不良习气,如此则能保全形气,使身体免受损伤,少生疾病,实现延年益寿。

最后论述了贤人的养生法则和水平。指出贤人能够根据天象变化而施行养生方法,重视养生技巧,运用推步天象、仿效日月星辰的运行规律,以及四时季节气候的变化特点等,来指导生活起居,养生防病,也能够得以健康长寿,享尽天年。

2.《内经》中的养生思想深受道家思想影响。《老子》曰:"人法地,地法天,天法道,道法自然",又云:"见素抱朴,少私寡欲。"认为人应当顺应自然,恬恢无为。

"真人"一词,首见于《庄子》,本段所论养生思想受道家影响较大。所描述的"真人",类似于道家所说的"长生不老"等寿命和能力都十分超常的世外高人。《内经》所论的"上古真人",指的是与天地自然界同在的自然人,认为"道法自然",就是道与自然同在,人顺应自然而生存就是真正得道,就能够在天地间永存。中国古代相关资料中,如《淮南子》《抱朴子》《太平广记》《道藏》等,均有相关记载。

3. 养生学说是《内经》理论体系的重要组成部分。《内经》的养生理论集中于本篇及《素问·四气调神大论》,并散见于许多篇章。在《内经》养生思想影响下,后世有许多养生学专论或专著问世。唐代孙思邈《备急千金要方》《千金翼方》中,总结了唐以前的养生理论和养生方法。南朝陶弘景《养性延命录》、宋代陈直《养老寿亲书》、清代曹廷栋《老老恒言》等,均是老年养生学方面的专著。所以,养生在中医学里早已形成一门专门独立的学科。

网上更多……

语译　习题与答案　医案举隅

素問·四氣調神大論篇第二

【篇解】

四气，即春生、夏长、秋收、冬藏的四时气候特点。调，调摄、调养。神，人的精神情志活动。本篇论述了人体顺应四时气候变化特点以调摄精神情志，保持人体阴阳平衡，达到防病养生的目的，故名曰"四气调神"。本篇强调养生宜顺应四时规律，提出了"春夏养阳，秋冬养阴"的养生原则及"不治已病治未病"的预防医学观点，对于疾病预防和指导养生具有重要意义。

（一）

【原文】

春三月，此謂發陳[1]，天地俱生，萬物以榮[2]，夜臥早起，廣步於庭，被髮緩形[3]，以使志生，生而勿殺，予而勿奪，賞而勿罰，此春氣之應，養生之道也。逆之則傷肝，夏為寒變，奉長者少[4]。

夏三月，此謂蕃秀[5]，天地氣交，萬物華實[6]，夜臥早起，無厭於日[7]，使志無怒，使華英成秀，使氣得泄，若所愛在外，此夏氣之應，養長之道也。逆之則傷心，秋為痎瘧[8]，奉收者少，冬至重病。

秋三月，此謂容平[9]，天氣以急，地氣以明[10]，早臥早起，與雞俱興，使志安寧，以緩秋刑[11]，收斂神氣，使秋氣平，無外其志，使肺氣清，此秋氣之應，養收之道也。逆之則傷肺，冬為飧泄[12]，奉藏者少。

冬三月，此謂閉藏[13]，水冰地坼[14]，無擾乎陽，早臥晚起，必待日光，使志若伏若匿，若有私意，若已有得，去寒就溫，無泄皮膚，使氣亟[15]奪，此冬氣之應，養藏之道也。逆之則傷腎，春為痿厥[16]，奉生者少。

【注釋】

[1] 发陈：形容春季万物生发、推陈出新的自然景象。

[2] 天地俱生，万物以荣：自然界生发之气旺盛，万物欣欣向荣。

[3] 被发缓形：披散头发，宽松衣服，使形体舒缓。被，同"披"。

[4] 奉长者少：供养夏长之气就会不足。奉，供应、供养。下文"奉收""奉藏""奉生"者少，义皆仿此。

[5] 蕃秀：形容夏季万物生长茂盛的自然景象。

[6] 华实：指开花结果。华，同"花"。

[7] 无厌于日：不要厌倦夏日炎热昼长。无，同"勿"。

[8] 痎疟：此处泛指疟疾，指以恶寒发热交替出现为特点的病证。

[9] 容平：指秋季气象平定，万物成熟的自然景象。容，盛受也。平，平定。

[10] 天气以急，地气以明：指天气转凉，秋风劲急，万物凋落肃杀的景象。

［11］秋刑:秋天肃杀之气。

［12］飱泄:大便泻下清稀并含有不消化的食物残渣。又称完谷不化。

［13］闭藏;形容冬季阳气内藏,生机潜伏的自然景象。

［14］水冰地坼(chè):因寒冷使水结成冰,地面冻裂。坼,裂开;分裂。

［15］亟(qì):屡次;频数。

［16］痿厥:指四肢软弱无力的痿病及手足逆冷的厥病。

【分析】

本段论述了四时生长收藏的自然规律及顺应四时的养生原则与方法,指出每一个季节摄生与否关系到下一季节的健康。

1. 四时生长收藏的自然规律。原文指出自然界阴阳消长变化产生了春温、夏热、秋凉、冬寒四时不同气候变化规律,由此形成了春生、夏长、秋收、冬藏的不同物候特点,本文呈现了大自然春季发陈、夏季蕃秀、秋季容平、冬季闭藏的四时物候状态。

2. 顺应四时的摄生原则。原文根据四时生长收藏的规律,提示人们要顺从四时阴阳调神养生。论述了一年四季中适应气候变化的摄生原则是:春养生气、夏养长气、秋养收气、冬养藏气。人应当顺应四时阴阳变化调养精神情志,适时调节生活起居,做到春使志生、夏使志无怒、秋使志安宁、冬使志藏,并根据昼夜长短变化来调整睡眠时间,顺应自然季节阴阳变化的节律,可使身体健康、精充神旺,减少疾病发生。

3. 顺应四时的养生方法。文中提出了顺应四时气候变化而实施的养生方法,并指出每一个当令季节的摄养是否得当,都会影响到下一个季节的健康状况。如果违背当令时节的养生法则,就会发生季节性的时令病,还可能导致在下一个季节身体与气候不相适应而引发疾病,这是《素问·上古天真论》中"法于阴阳"原则的具体运用,体现出中医学"天人相应"整体观思想及预防医学思想。

(二)

【原文】

天氣,清淨光明者也,藏德[1]不止,故不下[2]也。天明則日月不明,邪害空竅[3]。陽氣者閉塞,地氣者冒明[4],雲霧不精[5],則上應白露[6]不下。交通不表,萬物命故不施[7],不施則名木[8]多死。惡氣不發,風雨不節,白露不下,則菀[9]槀不榮。賊風數至,暴雨數起[10],天地四時不相保[11],與道相失,則未央[12]絕滅。唯聖人從之,故身無奇病[13],萬物不失,生氣不竭。

【注释】

［1］藏德:大自然中蕴藏着生化万物的生机。德,指天地间蕴藏着推动自然万物生化的力量。《庄子·天地》:"物得以生谓之德。"

［2］不下:指日月五星等天体运动不息,恒居于上。一说指天地自然界化育万物的浩生之德恒久不衰。

［3］天明则日月不明,邪害空窍:张介宾注:"惟天藏德,不自为用,故日往月来,寒往暑来,以成阴阳造化之道。"

［4］阳气者闭塞,地气者冒明:指地之阴气昏蒙,失去清明。张介宾注:"若天气自用,必孤

阳上亢,而闭塞乎阴气,则地气隔绝,而冒蔽乎光明矣。"冒,蒙蔽之意。冒明,即不明。

[5] 云雾不精:云雾迷蒙,阴暗不见晴空。精,通"晴"。

[6] 白露:泛指雨露。

[7] 不施:不能延续的意思。施,延也。

[8] 名木:指高大的树木。一说,指名果珍木而言。

[9] 菀:通"郁"。茂盛之意。杨上善注:"宛,萎死。槁,枯也。陈根旧枝叶,死不容貌。"

[10] 贼风数至,暴雨数起:狂风暴雨等灾害性天气不断出现。数,多次。

[11] 天地四时不相保:天地自然界的气候变化与四时节气不相适合。即春夏秋冬四时失序。

[12] 未央:未到一半。张介宾注:"央,中半也。"

[13] 奇病:重病。异于寻常的疾病。

【分析】

本段首先论述了天德的作用,继而指出了自然四时气候变化对人体的影响,强调了养生的重要意义。

1. 自然气候对人类健康的影响。文中举恶劣气候为例,指出四时失序则天地气机升降失常,狂风暴雨等灾害性天气不断出现,世间万物都将受到严重影响,也危害人类健康。掌握养生之道的至圣先贤,懂得顺应自然气候变化规律来养生,能够健康长寿。以此说明自然界四时气候变化对生物生命活动与人类健康有重要影响。

2. 养生的意义。原文借天喻人,从正反两方面阐述了顺应自然而养生的意义。认为天能藏德不露,则万物生机不竭;天不藏德,则万物命故不施。人亦应之,若善养生,真气得固,则健康无病;不善调摄,与道相失,则真气衰而重病夭折。文中教导人们要尊重自然规律,掌握养生的法则,自觉地维护自然界生态环境的平衡,只有这样,才能保证自然界万物的生机永不衰竭。

(三)

【原文】

逆春氣,則少陽不生,肝氣內變。逆夏氣,則太陽不長,心氣內洞。逆秋氣,則太陰不收,肺氣焦滿。逆冬氣,則少陰不藏,腎氣獨沉。夫四時陰陽者,萬物之根本也。所以聖人春夏養陽,秋冬養陰[1],以從其根,故與萬物沉浮[2]於生長之門。逆其根,則伐其本,壞其真矣。故陰陽四時者,萬物之終始也,死生之本也。逆之則災害生,從之則苛疾[3]不起,是謂得道。道者,聖人行之,愚者佩[4]之。從陰陽則生,逆之則死,從之則治,逆之則亂。反順為逆,是謂內格[5]。

是故聖人不治已病治未病[6],不治已亂治未亂,此之謂也。夫病已成而後藥之,亂已成而後治之,譬猶渴而穿井,鬥而鑄錐[7],不亦晚乎!

【注释】

[1] 春夏养阳,秋冬养阴:即春夏顺从生长之气以养护阳气,秋冬顺从收藏之气以养护阴气。春夏养阳,即养生、养长。秋冬养阴,即养收、养藏。

[2] 沉浮:即升降。

[3] 苛疾:严重的疾病。苛,病也。

〔4〕佩：通"背"。即违背之意。

〔5〕内格：指人体生命活动与自然阴阳变化相格拒。

〔6〕治未病：包括三方面涵义，即：未病先防、已病防变、早诊早治。

〔7〕锥：一作兵。指兵器而言。

【分析】

本段提出了"四时五藏阴阳"的整体观，指出了"春夏养阳，秋冬养阴"的养生原则，以及"不治已病治未病"的预防医学思想。

1. "四时五藏阴阳"整体观。原文以"四时阴阳者，万物之根本"为理论依据，论述了顺应四时阴阳变化来养生的重要性，如果违背四时养生原则，就会导致疾病发生。其病变包括两个方面：一是直接伤害本脏，即应时之脏，如"逆春气，则少阳不生，肝气内变"，导致逆春气而伤肝，肝气失于疏泄而郁结为病；二是间接损伤所生之脏，如逆春气则木不生火而心火不足，至夏季导致寒水反侮的寒性病变。本文将四时气候变化与脏腑疾病相联系，强调遵循四时养生原则来养生对于防病健身的重要意义。

2. "春夏养阳，秋冬养阴"的养生原则。"春夏养阳，秋冬养阴"，是《内经》重要养生思想之一。春夏养阳，即养生养长；秋冬养阴，即养收养藏。春夏阳气生长，养生应蓄养阳气；秋冬阳气收藏，阴气生长，养生应蓄养阴气。具体养生方法如春三月，"夜卧早起……赏而勿罚"等。

后世医家对《内经》"春夏养阳，秋冬养阴"的养生思想有所发挥和运用。王冰从阴阳互根制约角度阐述，注云："春食凉，夏食寒，以养于阳；秋食温，冬食热，以养于阴。"张介宾以阴阳依存互用论述，注云："夫阴根于阳，阳根于阴，阴以阳生，阳以阴长，所以圣人春夏则养阳，以为秋冬之地；秋冬则养阴，以为春夏之地，皆所以从其根也。"张志聪以阴阳盛虚论述，注云："春夏之时，阳盛于外而虚于内；秋冬之时，阴盛于外而虚于内。故圣人春夏养阳，秋冬养阴，以从其根而培养也。"李时珍据此提出了顺应四时用药方法，云："升降浮沉则顺之，寒热温凉则逆之。故春月宜加辛温之药，薄荷、荆芥之类，以顺春升之气；夏月宜加辛热之药，香薷、生姜之类，以顺夏浮之气……秋月宜加酸温之药，芍药、乌梅之类，以顺秋降之气；冬月宜加苦寒之药，黄芩、知母之类，以顺冬沉之气，所谓顺时气而养天和地。"

3. "不治已病治未病"的预防医学思想。文中提出的"不治已病治未病"的预防医学思想，反映了《内经》以预防为主的学术观点，对后世中医学的发展产生了深远的影响。《内经》以预防为主、防微杜渐、早期诊断、早期治疗的医学思想，贯穿于《内经》始终，体现出《内经》重视生命生存质量的学术主张。

"治未病"意义有三：一是防病于未然，强调养生，以预防疾病的发生。二是已病之后防止疾病传变，强调早期诊断和早期治疗，及时控制疾病的发展传变。三是愈后防止疾病的复发，及时治愈后遗症。

中医治未病可以解决亚健康问题。《内经》提出的治未病理论包括潜病态、前病态等，均属亚健康状态。中医学认为，健康是人与自然环境及社会之间的一种动态平衡，即"阴平阳秘，精神乃治"；而亚健康和疾病状态，则是属于人体的阴阳失衡状态。因此，中医"治未病"首先要求人们适应自然气候，加强锻炼，增强抗病能力，预防疾病发生。中医调治亚健康状态，重在平衡气血阴阳，实现"以平为期"。

"不治已病治未病"反映了《内经》预防医学思想，说明了顺应四时养生对于预防疾病，延年益寿的重要性。《内经》治未病思想主要包括未病先防和已病防变。除本篇外，"治未病"思想还见于《内经》许多篇章中，当相参互见。

网上更多……

语译　　　习题与答案　　　医案举隅

素問·生氣通天論篇第三

【篇解】

生，生生之气，阳气也；通，相应相通；天，指自然界。本篇阐释了人体生命之气与自然之气息息相通之理，故名曰"生气通天"。篇中采用观察推演、取象比类等方法，阐释了生气通天的要义。本篇重视阳气的思想贯穿于《内经》理论体系的各个方面，成为中医学探讨人体生命活动规律，分析病因病机，指导疾病诊治和养生预防的重要内容。

（一）

【原文】

黄帝曰：夫自古通天[1]者，生之本，本於陰陽[2]。天地之間，六合[3]之內，其氣九州[4]九竅、五藏、十二節[5]，皆通乎天氣。其生五，其氣三[6]。數犯此者[7]，則邪氣傷人，此壽命之本也。

蒼天[8]之氣，清淨則志意治[9]，順之則陽氣固，雖有賊邪[10]，弗能害也，此因時之序[11]。故聖人傳[12]精神，服天氣[13]，而通神明[14]。失之，則內閉九竅，外壅肌肉，衛氣散解[15]，此謂自傷，氣之削[16]也。

【注释】

[1] 通天：指人体之气与自然四时和昼夜变化规律息息相通。通，相应、相通。天，指自然界。一说，通天者是指通晓天地之道的人，可参。

[2] 生之本，本于阴阳：生命本于自然界阴阳。

[3] 六合：指人类生存的空间。王冰注："谓四方上下也。"

[4] 九州：《尚书·禹贡》中指冀、豫、雍、扬、兖、徐、梁、青、荆九州。俞樾《内经辨言》谓："九州即九窍……古谓窍为州。"

[5] 十二节：即上肢的肩、肘、腕和下肢的髋、膝、踝等十二个大关节。高世栻注："十二节……皆神气之游行出入也。"

[6] 其生五，其气三：五，指五行之气；三，指三阴三阳之气。指人体生命活动本源于自然五行之气和三阴三阳之气。

[7] 数犯此者：数，经常。犯，违背。此，四时变化规律。

[8] 苍天：张介宾注："天色深玄，故曰苍天。"

[9] 清净则志意治：净，《太素》作"静"。杨上善注："天之和气，清而不浊，静而不乱。"志意，此处指人的精神活动。治，正常。

[10] 贼邪：即伤害人体的邪气。贼，伤害也。

[11] 因时之序：即顺应四时昼夜的阴阳变化规律。因，凭借，依靠，顺应。一说，此五字为衍文，可参。

［12］传：同"抟"，聚也。

［13］服天气：指顺应自然气候变化。服，顺从、顺应。

［14］通神明：使人体阴阳之气与自然界阴阳相统一。通，此处作统一解。神明，此指阴阳变化。

［15］散解：耗散解离，此处指卫气不固。

［16］气之削：指人之生气受到戕伐。削，戕伐。张志聪注："此不能顺天之气而自伤，以致气之消削。盖人气通乎天，逆天气则人气亦逆矣。"

【分析】

本段是全篇的提纲，阐述了"生气通天"的含义，指出了人体生命本源于阴阳二气，人体生命活动与自然阴阳二气相通应，故顺应自然是寿命之本。

1. 人体生命本于阴阳。原文开宗明义地指出"生之本，本于阴阳"，其立论基础是中国古代哲学的气一元论，认为气是构成天地万物的共同物质，气之所以能够化生万物，就在于气本为一，内含阴阳，阴阳二气氤氲交感乃生万物。人与万物一样，都依赖天地之气而得以生存，正如《素问·宝命全形论》所说："人以天地之气生，四时之法成……天地合气，命之曰人。"张介宾更明确地指出："乃知天地之道，以阴阳二气而造化万物；人生之理，以阴阳二气而长养百骸。"（《类经附翼·医易义》）

2. 人体生命活动之气与自然之气相通应。原文指出："天地之间，六合之内，其气九州九窍、五脏、十二节，皆通乎天气。"由于天地之气的交感和合是化生万物（包括人类）的内在动力，因此，四时和昼夜的阴阳消长变化必然会影响人类的生命活动，而呈现出与其同步的变化规律。例如，人体阳气的昼夜消长规律、气血随之圆缺的盛衰变化规律、五脏随季节更迭而呈现的特征性变化，以及脉象随四季而出现的规矩权衡变化、疾病轻重随昼夜变化而有"旦慧、昼安、夕加、夜甚"（《灵枢·顺气一日分为四时》）规律等。

3. 顺应自然是寿命之本。自然变化规律是人体活动要遵循的基本法则，故人体必须主动地自觉地适应自然变化，人体是否能与自然之气相应协调，决定着人的健康与否。正如张介宾所说："人能法天道清静，则志意治而不乱，阳气固而不衰，弗失天和，长有天命矣"（《类经·疾病类》）。反之，若违逆四时之序，就会使生气削弱，邪气乘虚伤人，导致"内闭九窍，外壅肌肉，卫气散解"等类疾病。

（二）

【原文】

陽氣者，若天與日[1]，失其所[2]則折壽而不彰[3]，故天運當以日光明[4]。是故陽因而上，衛外者也[5]。因於寒，欲如運樞[6]，起居如驚[7]，神氣乃浮[8]。因於暑，汗，煩則喘喝[9]，靜則多言[10]，體若燔炭[11]，汗出而散[12]；因於濕，首如裹[13]，濕熱不攘[14]，大筋緛短，小筋弛長[15]，緛短爲拘，弛長爲痿；因於氣[16]，爲腫。四維相代[17]，陽氣乃竭。

【注释】

［1］若天与日：指人体阳气好比天空的太阳。与，用也。

［2］失其所：指阳气功能失常。所，《太素》作"行"，可参。

［3］折寿而不彰：高世栻注："短折其寿而不彰著于人世矣。"

〔4〕天运当以日光明:指天体运行必须有太阳的光明。姚止庵注:"人不可无阳,犹天之不可无日也。"

〔5〕阳因而上,卫外者也:人体阳气顺应自然阳气向上向外,起着卫外御邪的作用。因,依顺之意。姚止庵注:"阳气轻清上浮。善养之则气自周密,是以卫固于一身;不善养之则寒暑湿气诸邪,乘之而入。"

〔6〕欲如运枢:指项背及肢节因寒邪外束而不能转动自如。运,《太素》作"连"。枢,户枢,俗称门轴。连枢,即转动不灵。

〔7〕起居如惊:指生活作息没有规律。惊,不宁之意。

〔8〕神气乃浮:指阳气被耗散。神气,指人体阳气。浮,浮越、散乱。

〔9〕烦则喘喝:指暑热内盛气机壅滞所致的烦躁、气喘息急、喝喝有声。张志聪注:"气分之邪热盛,则迫及所生,心主脉,故心烦。肺乃心之盖,故烦则喘喝也。"

〔10〕静则多言:指暑热之邪伤及心神导致的神昏谵语、郑声。静与烦相对而言。张介宾注:"若其静者,亦不免于多言。盖邪热伤阴,精神内乱,故言无伦次也。"

〔11〕体若燔炭:形容身体热得像燃烧的炭火一样。燔,焚烧之意。

〔12〕汗出而散:出汗则可使邪热随汗祛除。《太素》作"汗出如散"。杨上善注:"汗如沐浴,汗不作珠,故曰如散也。"吴崑将"体若燔炭,汗出而散"移至"因于寒"句下,可参。

〔13〕首如裹:形容头部困重不爽,如被物裹。因湿邪困阻,清阳受遏所致。

〔14〕不攘:不消除。攘,除也。

〔15〕大筋緛短,小筋弛長:此二句为互文,意为大筋、小筋或者收缩变短,或松弛变长。緛,收缩。弛,松弛。

〔16〕气:高世栻注:"气,犹风也。《阴阳应象大论》云:'阳之气,以天地之疾风名之。'故不言风而言气。"

〔17〕四维相代:意为四时邪气更替伤人。代,更代。

【分析】

本段以取象比类方法,以太阳在天体的作用,比喻阳气在人体的重要性,指出了人体阳气的特点和作用,以及人体阳气失常,四时邪气侵袭所致的病证。

1. 阳气对人体的重要性。文中将人体阳气比作天空中的太阳,认为天体运行不息是依靠太阳的光明。比类于人体与阳气,即生命活动依赖阳气的温养,阳气若"失其所",则人之寿命会早折而"不彰"。以此推论人之阳气具有类似天之阳气的特点和功用,天之阳气温暖居上,人之阳气顺应其上升外越之性,也具有向上向外的特点。

2. 人体阳气的作用。文中指出阳气的作用有二:一是气化温养功能。天之阳气蒸腾气化水液,温暖大地,促进万物的生长收藏。人之阳气温养脏腑经脉,化生和温运精气血津液,维持机体的正常功能活动。二是卫外御邪功能。原文指出"阳因而上,卫外者也",下文亦云"阳者,卫外而为固也",均说明阳气具有固护肌表、抗御外邪的作用。

3. 阳气功能失常,感受四时邪气所致的病证。阳气卫外失常,则令邪气乘虚而入。寒易伤阳,故"因于寒"则阳气被郁,邪正交争于肌表;暑性炎热,易伤气津,故"因于暑"则邪热内盛见多汗心烦、喘喝有声,若扰及心神则见神昏谵语,暑邪在表则发热,如用汗法,暑热可随汗而解;湿性重浊,易遏阳气,阻滞气机,留着筋脉,故"因于湿"初期可见头身沉重如裹,日久则筋脉挛急或松弛痿软、肢体运动障碍;风邪侵表,肌表阳气温运不足,水湿难化,则可见头面甚或全身水肿。如果寒暑湿风诸邪更替伤人,这是由于阳气反复受损,导致阳气衰竭的结果。

4. 阳气对于生命活动至关重要。如张介宾曰:"然则天之阳气,惟日为本,天无此日,则昼夜不分,四时失序,万物不彰矣。其在于人,则自表自里,自上自下,亦惟此阳气而已。人而无阳,犹天之无日,欲保天年,其可得乎!"(《类经·疾病类》)这种重阳思想为后世重视阳气的医学流派,提供了理论依据。张介宾关于"天之大宝,只此一丸红日;人之大宝,只此一息真阳"(《类经附翼·大宝论》)的论点,即导源于此。

(三)

【原文】

陽氣者,煩勞則張[1],精絕,辟積於夏[2],使人煎厥[3]。目盲不可以視,耳閉不可以聽,潰潰乎若壞都[4],汨汨乎不可止[5]。陽氣者,大怒則形氣絕[6],而血菀於上[7],使人薄厥[8]。有傷於筋,縱[9],其若不容[10]。汗出偏沮[11],使人偏枯[12]。汗出見濕,乃生痤痱[13]。高粱之變,足生大丁[14],受如持虛[15]。勞汗當風,寒薄爲皶[16],鬱乃痤。

【注释】

[1] 烦劳则张:意为阳气因过劳而鸱张于外。烦,通"繁",多也。烦劳,过度劳累。张,鸱张、亢盛。

[2] 辟积于夏:指烦劳则张的情况反复发生,并持续到炎热的夏天。辟,通"襞",即衣裙褶。辟积,即积累、重复,有反复发生之意。

[3] 煎厥:古病名。指过劳而阳气鸱张,煎熬阴精,阴虚阳亢,又逢盛夏之阳热,则两热相合,以致阴气竭绝、亢阳无制而昏厥的病证。张介宾注:"令人五心烦热,如煎如熬,孤阳外浮,真阴内夺,气逆而厥,故名煎厥。"

[4] 溃溃乎若坏都:形容煎厥证之来势凶猛、发展迅速的发病特点,如同堤坝决口。溃溃,是形容洪水泛滥的样子。都,通"渚",即蓄水之所,此处引申为防水堤坝。

[5] 汨汨(gǔ)乎不可止:形容煎厥发展迅速,如同水流急速而不可遏制。汨汨,水急流之声。

[6] 形气绝:指脏腑经络之气阻绝不通。马莳注:"阳气者,贵于清净。若大怒而不清净,则形气、经络阻绝不通。"形,即形体,此处主要指脏腑经络。绝,阻断、阻绝。

[7] 血菀于上:即血随气涌,郁积于头。菀,音义"郁"。上,此指头部。

[8] 薄厥:古病名。指因大怒气血上逆,脏腑经脉之气阻绝不通导致突然昏倒、不省人事的病证。汪机注云:"然阴阳气血相薄,气血奔并,因薄厥生,故曰:薄厥。薄,迫也。"

[9] 纵:弛缓不收。

[10] 不容:即肢体不能随意活动。容,通"用"。张志聪注:"筋伤而弛纵,则四体有若不容我所用也。"

[11] 汗出偏沮(jǔ):意为应汗而半身无汗。沮,阻止。

[12] 偏枯:即半身不遂。马莳注:"人当汗出之时,或左或右,一偏阻塞而无汗,则无汗之半体,他日必有偏枯之患。所谓半身不随者是也。"

[13] 痤(cuó)痱(fèi):痤,即小疖。痱,即汗疹,俗名痱子。王冰注:"阳气发泄,寒水制之,热怫内余,郁于皮里。甚为痤疖,微作痱疮。"

[14] 高粱之变,足生大丁:指过食膏粱厚味,则使人发生疔疮。高,通"膏",即脂膏类食物。

梁,通"粱",即精细的食物。变,灾变,害处。足,胡澍注:"足,当作'是'字之误也。是,犹则也。"丁,通"疔"。吴崑注:"膏粱之人,内多滞热,故其病变,能生大疔。"

[15] 受如持虚:形容得病之易,犹如持空虚之器以受物。受,受病、得病。

[16] 皶(zhā):同"齇",即面部粉刺。一说为酒皶鼻。张介宾注:"形劳汗出,坐卧当风,寒气薄之,液凝为皶,即粉刺也。若郁而稍大,乃成小疖,是名曰痤。"

【分析】

本段论述了阳气功能失常所致的病证,强调了阳气的重要性。

阳亢阴竭导致煎厥。平素过度烦劳,阳气亢盛,虚火上炎,煎灼阴精,复加夏季暑热,暑热相合,则阴愈亏而阳愈亢,阳亢无制,气逆而突发昏厥。此病发病迅速,来势凶猛,临床表现除昏厥外,伴有耳闭、目盲等,类似于暑厥。张介宾曰:"煎厥者,即热厥之类,其因烦劳而病积于夏,小今云暑风之属也。"(《景岳全书·杂证谟·厥逆》)

阳气上逆导致薄厥。大怒则阳气上逆,脏腑经络之气阻绝不通,血随气涌,突然昏厥,发为薄厥。其临床表现除昏厥外,可见筋脉弛纵、肢体不能随意运动。这是中医对脑中风证的最早记载。

阳气偏阻易致偏枯。阳气运行不畅,不能温养全身,偏阻一侧,见半身有汗、半身无汗者,可导致偏枯,即半身不遂。汗出偏沮常是中风病的先兆,其与偏瘫后出现两侧肢体汗出有所不同。

阳气阻遏易致痤、痱、皶。汗出而阳气宣泄之时,骤遇风寒冷湿之气,凝滞阻遏阳气,汗孔闭合,汗泄不畅,结于肌腠,易生疖子、痱子、粉刺等。

阳热蓄积易致疔疮。膏粱厚味,易助湿生痰生热,生热则阳热蓄积,痰湿则易阻遏阳气,热毒逆于肉里,从而易发疔疮之类的病变。

(四)

【原文】

陽氣者,精則養神,柔則養筋[1]。開闔不得[2],寒氣從之,乃生大僂[3]。陷脈爲瘻[4],留連肉腠[5]。俞氣化薄[6],傳爲善畏,及爲驚駭[7]。營氣不從,逆於肉理,乃生癰腫[8]。魄汗未盡[9],形弱而氣爍[10],穴俞以閉,發爲風瘧[11]。

故風者,百病之始也。清靜[12]則肉腠閉拒,雖有大風苛毒[13],弗之能害,此因時之序[14]也。故病久則傳化[15],上下不并[16],良醫弗爲。故陽畜積病死,而陽氣當隔,隔者當寫,不亟正治,粗乃敗之[17]。

故陽氣者,一日而主外,平旦人氣[18]生,日中而陽氣隆,日西而陽氣已虛,氣門[19]乃閉。是故暮而收拒[20],無擾筋骨,無見霧露,反此三時[21],形乃困薄[22]。

【注释】

[1] 精则养神,柔则养筋:当作"养神则精,养筋则柔"解。意为阳气具有温养作用,养神则精神爽慧,养筋则筋脉柔和,活动自如。张介宾注:"神之灵通变化,阳气之精明也;筋之运动便利,阳气之柔和也。"

[2] 开阖不得:指卫阳之气司开阖的功能失常。王冰注:"开,谓皮腠发泄;阖,谓玄府闭封。"

[3] 大偻(lǚ):指形态伛偻,难以直立的病证。偻,曲也。

[4] 陷脉为瘘:指邪气内陷经脉肉腠酿生的疮疡溃破日久不愈,形成漏下脓水的瘘道。

[5] 肉腠:即肌肉腠理。

〔6〕俞气化薄：意为邪气从经俞传入而内迫五脏。俞，通"腧"，为经脉气血输注之处。化，传变，有传入意。薄，迫也。

〔7〕传为善畏，及为惊骇：邪气内迫脏腑致使脏不主神，进而发展成为易恐及惊骇之证。吴崑注："盖脏主藏神，今为邪气所薄，故神不安如此，此阳气被伤，不能养神之验。"

〔8〕营气不从，逆于肉理，乃生痈肿：王冰注："营逆则血郁，血郁则热聚为脓，故为痈肿也。"

〔9〕魄汗未尽：王冰注："汗出不止，形弱气消，风寒薄之，穴俞随闭，热藏不出。"

〔10〕形弱而气烁：言形体瘦弱且阳气被邪消烁。烁，消烁。

〔11〕风疟：疟疾的一种，感受风邪所致以寒热往来、恶风汗出为主要表现的病证。张介宾注："以所病在风，故名风疟。"

〔12〕清静：王冰注："夫嗜欲不能劳其目，淫邪不能惑其心。不妄作劳，是为清静。"

〔13〕大风苛毒：泛指致病性较强的外来邪气。苛，暴也。苛毒，即厉害的毒邪。

〔14〕因时之序：即顺应时序变化。因，顺着，顺应。时，指春夏秋冬四时。

〔15〕病久则传化：张志聪注："传者，始伤皮毛，留而不去，则入于肌腠，留而不去，则入于经脉冲俞，留而不去，则入于募原脏腑。化者，或化而为寒，或化而为热，或化而为燥结，或化而为湿泻。"传，病位由表入里、由浅入深的变化；化，病性寒热虚实变化。

〔16〕上下不并：人体上部与下部之气不相交通，即后文之"阳气当隔"。王冰注："并，谓气交通也。"

〔17〕阳畜积病死，而阳气当隔，隔者当写，不亟正治，粗乃败之：意为阳气蓄积不行，可以导致死亡，可于阳气挡隔之时，采用泻法，使蓄积之阳气疏通；若不迅速给予正确治疗，就会因粗工的贻误而转危笃。畜，同"蓄"。"当隔"之"当"，通"挡"。写，同"泻"。亟，急也。粗，此指粗工，即医疗水平低劣的医生。败之，此指病转危笃。

〔18〕人气：此指人之阳气。

〔19〕气门：此指汗孔。王冰注："所以发泄经脉营卫之气，故谓之气门也。"

〔20〕暮而收拒：指日落之时阳气内收，人们要减少活动，以使阳气收藏。暮，日落之时。喻昌曰："收者，收藏神气于内也；拒者，捍拒邪气于外也。"（《医门法律》）

〔21〕三时：指上文之平旦、日中、日西。

〔22〕形乃困薄：困薄，困乏衰弱。姚止庵注："平旦与日中，气行于阳，可动则动；日西气行于阴，当静则静。如动静乖违，则气弱而形坏也。"

【分析】

本段提出了"阳气者，精则养神，柔则养筋"及"风者，百病之始也"的观点；讨论了阳气功能失常所致阳蓄积病的病机、治疗及预后，强调养生防病要遵循自然阳气昼夜消长规律。

阳虚邪恋，诸病丛生。阳气不足，开阖失司，外邪入侵，久留不去，易致多种病证。如阳虚寒邪痹阻，筋脉失于温养，可致大偻；如阳虚邪陷经脉肉腠，气血凝滞，久则经脉溃漏，则发为瘘；邪气经由腧穴内传，内迫五脏，神气失守，则见善畏、惊骇等；若寒邪凝滞，营卫失调，凝阻肌肉，则发痈肿；若阳虚不固，汗漏不止，形体虚弱，阳气消灼，风邪乘虚而入，不能外达，则发为风疟。

人体阳气蓄积所致病证。人体阳气蓄积，日久不愈而传变。若阳气蓄积，上下阻隔，不相交通，则病情危重，预后不良。此当急施疏泻之法，消散邪气，疏通上下，使阳气恢复正常功能。

人体阳气与昼夜阳气消长同步。文中指出"一日而主外，平旦人气生，日中而阳气隆，日西而阳气已虚,气门乃闭",认为人之阳气具有随昼夜阳气同步消长的规律。因此养生防病必须遵循昼夜阳气盛衰消长规律,以保持体内阳气的充沛和功能的发挥,在傍晚阳气收敛、腠理闭拒之时,减少活动,无犯雾露之邪,以免影响阳气闭藏。如果违反阳气昼夜盛衰规律,就会导致疾病的发生。

（五）

【原文】

岐伯曰:陰者,藏精而起亟[1]也;陽者,衛外而為固[2]也。陰不勝其陽,則脈流薄疾[3],并乃狂[4];陽不勝其陰,則五藏氣爭[5],九竅不通。是以聖人陳陰陽[6],筋脈和同[7],骨髓堅固,氣血皆從。如是則內外調和,邪不能害,耳目聰明,氣立如故[8]。

風客淫氣,精乃亡[9],邪傷肝[10]也。因而飽食,筋脈橫解[11],腸澼為痔[12]。因而大飲,則氣逆。因而強力[13],腎氣乃傷,高骨[14]乃壞。

【注释】

[1]起亟:指阴精在内,不断地给予阳气之所需,说明阴为阳之基。"亟",频数,屡次之意。汪机注:"起者,起而应也。外有所召,则内数起而应之也。"

[2]为固:阳气为阴精固密于外,说明阳为阴之用。

[3]脉流薄疾:谓脉之往来搏指有力而急速。薄,迫也。吴崑注:"阴阳贵得其平,不宜相胜。若阴不胜其阳,则阳用事,将见脉流薄疾而急数,若重阳相并则为狂,如登高而歌,弃衣而走是也。"

[4]并乃狂:阳邪入于阳分,阳热亢盛,而致神志狂乱。张介宾注:"并者,阳邪入于阳分,谓重阳也。"并,交并、合并,引申指重复、加重。

[5]五脏气争:五脏气机失和,功能失调。郭霭春注:"争,疑系'静'之坏字,传刻误脱偏旁。阳不胜阴,阴胜则静。阳失运行,郁滞为病,故九窍不通。"可参。

[6]陈阴阳:即调和阴阳。陈,陈列,引申为调和。

[7]筋脉和同:即筋脉和谐。和同,即和谐。

[8]气立如故:意为气机的升降出入运行如常。立,犹行也。

[9]风客淫气,精乃亡:高世栻注:"风为阳邪,风客淫气,则阴精消烁,故精乃亡。"张志聪注:"风为阳邪,客于肤表,则淫伤于气也。"

[10]邪伤肝:高世栻注:"风木之邪,内通于肝,故邪伤肝也。"

[11]筋脉横解:即筋脉纵弛不收。横,放纵也。解,音义同"懈",松弛、弛缓也。

[12]肠澼为痔:马莳注:"筋脉横解而不属,其肠日常辟积,渐出肛门而为痔。"肠澼,即肠辟。痔,即痔疮。

[13]强力:力所不及,勉强为之,指劳力过度。《灵枢·邪气脏腑病形》云:"有所用力举重,若入房过度汗出浴水则伤肾。"

[14]高骨:指腰间脊骨。腰为肾府,肾主骨,故肾气伤,则高骨乃坏。

【分析】

本段论述了阴阳互根互制的关系及阴阳失调所导致的疾病。

1. 阴阳互根互用。阴精和阳气的作用分别是"藏精"和"卫外"。阴藏精于内,不断地为阳气的功能活动提供物质基础;阳主卫外,固护并推动阴精的气化,与"阴在内,阳之守也;阳在外,阴之使也"(《素问·阴阳应象大论》)观点一致。阴阳互用才能保持阴阳协调,维持正常生命活动,"无阴则阳无以生,无阳则阴无以化"(《素问·四气调神大论》王冰注)。若阴阳互根互用关系失调,就会出现阴损及阳、阳损及阴的病变,甚者阴阳两虚或离决。

2. 阴阳相互制约。人体阴阳之间的动态协调平衡是阴阳双方相互制约的结果,如果这种相互制约关系失常,则会导致疾病,如"阴不胜其阳",阴虚不能制约阳气,则阳气内盛,"脉流薄疾",甚则心神被扰而发"狂";"阳不胜其阴",阳虚不能制约阴气,则阴寒内盛,"五脏气争,九窍不通"。疾病发生的内在机制是阴阳互制关系失常,文中列举"风客""饮食""大饮""强力"等病因所引发的病证为例加以说明。

(六)

【原文】

凡陰陽之要,陽密乃固[1]。兩者不和,若春無秋,若冬無夏,因而和之,是謂聖度[2]。故陽強[3]不能密,陰氣乃絕;陰平陽秘[4],精神乃治;陰陽離決[5],精氣乃絕。

因於露風[6],乃生寒熱。是以春傷於風,邪氣留連,乃爲洞泄[7];夏傷於暑,秋爲痎瘧[8];秋傷於濕,上逆而欬,發爲痿厥[9];冬傷於寒,春必溫病。四時之氣,更傷五藏[10]。

【注释】

[1]阳密乃固:阳气致密于外,阴精才能固守于内。

[2]圣度:圣人养生的最高法度。吴崑注:"能于阴阳而和之,则圣人陈阴阳之法度也。"

[3]阳强:即阳气偏于亢奋。

[4]阴平阳秘:阴平,即阴精充满;阳秘,即阳气固密。

[5]离决:分离决别。

[6]露风:即感受风邪。一说,从下文"是以"来看,当指六淫。

[7]洞泄:指来势急速,完谷不化,下利无度的重度泄泻。

[8]痎(jiē)疟:疟疾的总称。一说指寒多热少的虚寒性疟疾,可参。

[9]痿厥:偏义复词,即"痿"义,即肢体痿废不用的病证。王肯堂说:"足痿软不收为痿厥。"(《证治准绳·杂病·痿厥》)

[10]四时之气,更伤五脏:此言四时邪气更替地伤害五脏。

【分析】

本段强调了人体阳气在阴阳协调中的主导作用,以及阴平阳秘的重要性,提出了"四时之气,更伤五脏"的发病观。

1. 人体阳气在阴阳平衡中的重要性。原文指出"凡阴阳之要,阳密乃固"。认为在阴阳的协调平衡关系中,阳气发挥着主导作用,只有阳气致密于外,阴精才能固守于内,从而保持阴阳的平衡协调。若"阳强不能密,阴气乃绝",阳气不能致密于外,阴精将会耗竭于内,阴阳协调关系就会遭到破坏。

2. 人体健康的关键在于阴阳平衡。原文指出"阴平阳秘,精神乃治",认为保证健康的关键在于阴平阳秘。正如李中梓解释说:"阴能养精,阳能养神,精足神全,命之曰治"(《内经知要·阴阳》)。"两者不和,若春无秋,若冬无夏。"阴阳任何一方偏盛偏衰,阴阳不相协调,就会导致疾病发生。原文以四时变化为喻,形象地说明了疾病的基本病机是阴阳失调。阴阳失调若发展到"阴阳离决"的程度,就会导致"精气乃绝"的后果。本段原文所论述的"因而和之"是养生疗病的最高境界与法度。

3. 四时之气,更伤五脏。四时阴阳失调则为邪气,感则伤及五脏。由于感邪种类和时间不同,以及个体之间的差异,有感而即发、伏而后发的不同发病情况,前文"因于寒""因于暑""因于湿""因于气(风)"所致病变均属感而即发。本段讨论的是邪气伏而后发,损伤五脏。"春伤于风……乃为洞泄""夏伤于暑,秋为痎疟""秋伤于湿……发为痿厥""冬伤于寒,春必温病"是《内经》关于伏邪发病的重要观点,为后世温病"伏邪学说"的创立奠定了基础。

(七)

【原文】

陰之所生,本在五味[1];陰之五宮[2],傷在五味。是故味過於酸,肝氣以津,脾氣乃絕[3]。味過於鹹,大骨氣勞,短肌,心氣抑[4]。味過於甘,心氣喘滿,色黑,腎氣不衡[5]。味過於苦,脾氣不濡,胃氣乃厚[6]。味過於辛,筋脈沮弛,精神乃央[7]。是故謹和五味[8],骨正筋柔,氣血以流,腠理以密,如是則骨氣以精[9]。謹道如法[10],長有天命[11]。

【注释】

[1]阴之所生,本在五味:五脏阴精的产生,本源于饮食五味。阴,即五脏阴精。五味,此处泛指各种饮食物。

[2]阴之五宫:指藏阴精的五脏。五宫,即五脏。

[3]味过于酸,肝气以津,脾气乃绝:酸味具有滋养肝的作用,但过食酸味,则导致肝气偏亢,肝木乘脾,进而致脾气衰竭。以,犹乃也。津,聚也、溢也,有过盛之意。绝,衰竭。

[4]味过于咸,大骨气劳,短肌,心气抑:张志聪注:"大骨,腰高之骨,肾之府也。过食咸则伤肾,故骨气劳伤;水邪盛则侮土,故肌肉短缩;水上凌心,故心气抑郁也。"大骨,腰间脊骨,此代指肾脏;气劳,指肾气劳伤;短肌,指肌肉短缩。

[5]味过于甘,心气喘满,色黑,肾气不衡:苦入心,味过于苦则伤心,心气受伤则心跳急促而心中烦闷。黑为水色,火不足则水气乘之,故反见黑色。心火虚衰而肾水偏盛,故言"肾气不衡"。甘,《太素》作"苦"。喘,此指心跳急促。满,即懑,烦闷也。衡,平也。

[6]味过于苦,脾气不濡,胃气乃厚:苦,《太素》作"甘",且无"不"字。濡,湿也。厚,张介宾注:"胀满之谓。"甘入脾,味过于甘则伤脾,脾伤不运则湿盛。湿邪阻胃则胀满。

[7]味过于辛,筋脉沮弛,精神乃央:张介宾注:"辛入肺,过于辛则肺气乘肝,肝主筋,故筋脉沮弛;辛散气,则精神耗伤,故曰乃央。"沮,败坏。央,通"殃"。

[8]谨和五味:谨慎地调和五味。杨上善注:"调和五味各得其所者,则咸能资骨,故骨正也;酸能资筋,故筋柔也;辛能资气,故气流也;苦能资血,故血流也;甘能资肉,故腠理密也。"

[9]骨气以精:言骨、筋、气、血、腠理均得到五味的滋养而正常不衰。骨气,泛指上文之骨、筋、气、血、腠理。精,作"正常"解。

[10]谨道如法:意为严格按照"谨和五味"的养生法去做。

[11]天命:天赋的寿命。

【分析】

本段论述了饮食五味对五脏的影响。

1. 阴之所生,本在五味;阴之五宫,伤在五味。五宫,指贮藏阴精的五脏。饮食五味是化生阴精以养五脏的物质基础,是五脏精气之源;但若饮食偏嗜,则又可使人体五脏阴阳失调,使五脏受损而发病。提示五味对五脏具有养和伤的双重作用。

2. 过嗜五味,先伤本脏,波及他脏。文中指出饮食所伤除直接损伤肠胃外,还可引起相应脏腑的功能失调,并进一步波及其他脏腑。例如:过食酸则肝气偏盛,肝旺乘脾,脾气虚弱;过食咸则肾气受损,不能生髓充骨而致骨病,侮土则短肌,凌心则心气抑;过食苦则心气受损,鼓动无力,则心胸喘满;心气不足,则肾水乘之,克伐心火,致使寒凝血脉,则面黑无泽;过食甘则损伤脾气,致脾失健运,胃气壅滞,脘腹胀满;过食辛则肺气受损,津液不布,筋脉失充,神气失养,故见"筋脉沮弛,精神乃央"。提示谨慎调和饮食五味,机体阴阳才能协调。

3. 谨道如法,长有天命。本句指出了遵循养生方法的意义在于"长有天命"。谨慎地顺应自然、饮食有节、劳逸适度、五味和调等,才能保证阴阳平和而达到天赋的寿数。张志聪对此有精辟的阐述,指出:"知阴阳外内之道,无烦劳以伤其阳,节五味以养其阴,谨能调养如法,则阴阳和平而长有天命矣。"

网上更多……

👤 语译　　　📝 习题与答案　　　⚥ 医案举隅

素問·金匱眞言論篇第四

【篇解】

金匱,用黃金制成的匣子,表示珍貴。此處指古代帝王收藏珍貴文獻和书籍之所。真言,即重要的理论。本篇从天人一体的角度,论述人与天地阴阳四时的收受关系,其理论对于指导临床实践至关重要,故名曰"金匱真言"。吴崑注:"金匱,帝王藏书者也,范金为之。真言,至真之言,见道之论也。"本篇是阐发"四时五藏阴阳"理论的重点篇章,人之五脏、五体、五声、五志与天地之季节、五方、五位、五谷、五音、五色、五味相通应的理论,对防治疾病具有重要指导价值。

(一)

【原文】

黃帝問曰:天有八風[1],經有五風[2],何謂?岐伯對曰:八風發邪,以為經風,觸五藏,邪氣發病[3]。所謂得四時之勝[4]者,春勝長夏,長夏勝冬,冬勝夏,夏勝秋,秋勝春,所謂四時之勝也。

東風生於春,病在肝,俞在頸項[5];南風生於夏,病在心,俞在胸脅;西風生於秋,病在肺,俞在肩背;北風生於冬,病在腎,俞在腰股;中央為土,病在脾,俞在脊。故春氣者病在頭,夏氣者病在藏,秋氣者病在肩背,冬氣者病在四支。故春善病鼽衄[6],仲夏[7]善病胸脅,長夏善病洞泄寒中[8],秋善病風瘧,冬善病痹厥。故冬不按蹻[9],春不鼽衄,春不病頸項,仲夏不病胸脅,長夏不病洞泄寒中,秋不病風瘧,冬不病痹厥、飧泄,而汗出也。夫精者,身之本也。故藏於精者,春不病溫。夏暑汗不出者,秋成風瘧。此平人脈法也。

【注釋】

[1] 天有八风:指自然界有八方不正之邪气。八风,指东、南、西、北、东南、西北、东北、西南八方之风。

[2] 经有五风:指人体五脏经脉均可因寒暑燥湿风外邪侵入而发生疾病。经,指经脉,连属于五脏。

[3] 邪气发病:指八方不正邪气循经入侵五脏而引发疾病。

[4] 四时之胜:指四时之常气各随其不胜而发病,如春季见到燥胜、长夏见到风胜之类。胜,制克之意。

[5] 俞在颈项:春主升发,其俞应在颈项。俞,通"腧",为经脉气血输注之处。

[6] 鼽(qiú)衄:鼻出血。鼽,此处指鼻而言;一说,指流清涕。

[7] 仲夏:指夏季的第二个月。仲,位次居中者。

[8] 寒中:指脾胃虚寒,寒从内生的病证。

[9] 按蹻:即按摩术、导引术等养生保健方法。

【分析】

本段指出了四时不正之气是损伤五脏的外因,以及不同时令邪气所致脏腑疾病及发病部位,提出了"夫精者,身之本也"的观点,强调了保养肾气预防疾病的意义。

1. 自然界四时不正之气是伤害五脏的外因。文中提出"天有八风,经有五风",提出自然界四时不正之气,可以影响人体经脉循行进而伤害五脏,成为伤害五脏的外在致病因素。该理论体现了五脏合应五时气候变化的天人相应整体观思想。

2. "得四时之胜"为致病因素。文中指出八风能否成为致病因素,取决于四时之气的所胜和所不胜。如果四季的四时气候正常,则本气当旺之时,五脏气盛能够适应气候变化而不病;如果某一季节见到克制它的季节气候,即春季见到燥金气候、长夏见到风木气候、秋季见到火热气候、冬季见到土湿气候、夏季见到寒水气候,则为四时邪气克罚所胜之五脏而发生疾病。强调四时不正之气,通常是指克制当令时气的胜气。

3. 五时的五脏发病规律。文中论述了季节时令之气所致五脏病变的一般规律。人与天地季节时令之气相通应,不同时令所致脏腑疾病及发病部位具有一定的规律性。具体而言,春病在肝,见颈项部不适、头痛、鼻衄等头面部疾患;夏病在心,见心悸、胸闷、胸胁不适、胸胁胀满等;长夏病在脾,见泄泻、饮食不消化等脾胃虚寒病证;秋病在肺,见咳、喘、风疟等;冬病在肾,见关节疼痛的痹证、四肢厥逆等。不同时令致病邪气损伤不同部位的理论,对临床防治疾病具有重要价值。

4. "夫精者,身之本也"对四时养生的重要意义。文中强调保养肾中精气对于预防四时发病有重要意义。一是强调冬藏精气,提出"冬不按蹻"的主张,以避免扰动经脉气血,影响精气伏藏。只有顺应冬养藏气的法则,才能使肾精充盛,达到"阴者藏精而起亟也,阳者卫外而为固也"的"阴平阳秘"之健康状态,实现"故藏于精者,春不病温"的预防目的。二是强调夏暑出汗,指出在夏季要顺应"养长"的法则,使人体感受到天之阳热之气,正常出汗以散热,同时还要注意补水生津,顾护阴精,如此才能预防"夏暑汗不出,秋成风疟"的疾病发生。

(二)

【原文】

故曰:阴中有阴,阳中有阳。平旦[1]至日中,天之阳,阳中之阳也;日中至黄昏[2],天之阳,阳中之阴也;合夜[3]至鸡鸣[4],天之阴,阴中之阴也;鸡鸣至平旦,天之阴,阴中之阳也。故人亦应之。夫言人之阴阳,则外为阳,内为阴。言人身之阴阳,则背为阳,腹为阴。言人身之藏府中阴阳,则藏者为阴,府者为阳。肝心脾肺肾五藏皆为阴,胆胃大肠小肠膀胱三焦六府皆为阳。所以欲知阴中之阴阳中之阳者何也?为冬病在阴,夏病在阳,春病在阴,秋病在阳,皆视其所在,为施针石也。故背为阳,阳中之阳,心也;背为阳,阳中之阴,肺也;腹为阴,阴中之阴,肾也;腹为阴,阴中之阳,肝也;腹为阴,阴中之至阴,脾也。此皆阴阳表裹内外雌雄[5]相输应[6]也,故以应天之阴阳也。

【注释】

[1] 平旦:指日出之时。

[2] 黄昏:指日落之时。

[3] 合夜:指日暮而夜黑之时。丹波元简:"合夜犹暮夜,言日暮而合于夜也。"

[4] 鸡鸣:此指半夜子时。

[5] 雌雄:此指脏腑阴阳属性,脏属阴,为雌;腑属阳,为雄。

[6] 相输应:指相互通应。吴崑注:"转输传送而相应也。"

【分析】

本段阐述了自然界昼夜阴阳消长规律,指出了阴阳的相对性及可分性,认为人体阴阳"以应天之阴阳",也存在脏腑上下表里内外阴阳的相对可分性。

1. 自然界昼夜阴阳之气的消长运动规律。原文论述了自然界有昼夜阴阳消长运动的变化规律,指出阴阳之中又可分阴阳,阴阳双方是相对的,而不是绝对的。阐明自然界阴阳消长变化对人体的影响,指出了人体脏腑阴阳与自然昼夜阴阳相应的对应关系。

2. 人体阴阳相对可分性。原文指出人体阴阳与自然阴阳相应。"故以应天之阴阳也",分析了人体组织结构,上下内外部位及内脏与外在环境的关系,以及人体阴阳的划分,说明人体阴阳与天之阴阳相通应。这是阴阳学说应用于人体的重要内容。对于研究五脏功能、病因病机及临床辨证治疗均有重要指导意义。

3. 脾属至阴的道理。脾属至阴,理由有二:一从文字解,按宋本《玉篇》"至,达也",即到达之意;二则从医理解,《内经》中有将长夏称为至阴的记载,如《素问·痹论》云:"以至阴遇此者为肌痹"。而按五脏应五时,脾应长夏,长夏是时令之气由春夏之阳转为秋冬之阴的季节,即由阳达阴之时,位于阴阳之间。清代李滢《身经通考·身经答问》云:"以阴阳之常论之:肾为坎水,阳少阴多,宜曰太阴。心为离火,阴少阳多,宜曰太阳。肝为震木,阴多阳少,宜曰少阳。肺为兑金,阳多阴少,宜曰少阴。脾居戊己土之冲气,宜曰阴阳之中……脾为中州,明为阴阳之中。"

(三)

【原文】

帝曰:五藏應四時,各有收受[1]乎?岐伯曰:有。東方青色,入通於肝,開竅於目,藏精於肝,其病發驚駭,其味酸,其類草木,其畜雞,其穀麥,其應四時,上為歲星[2],是以春氣在頭也,其音角,其數八[3],是以知病之在筋也,其臭臊。南方赤色,入通於心,開竅於耳,藏精於心,故病在五藏,其味苦,其類火,其畜羊,其穀黍[4],其應四時,上為熒惑星,是以知病之在脈也,其音徵,其數七,其臭焦。中央黃色,入通於脾,開竅于口,藏精於脾,故病在舌本,其味甘,其類土,其畜牛,其穀稷,其應四時,上為鎮星,是以知病之在肉也,其音宮,其數五,其臭香。西方白色,入通於肺,開竅于鼻,藏精於肺,故病在背,其味辛,其類金,其畜馬,其穀稻,其應四時,上為太白星,是以知病之在皮毛也,其音商,其數九,其臭腥。北方黑色,入通於腎,開竅于二陰,藏精於腎,故病在谿[5],其味鹹,其類水,其畜彘[6],其穀豆。其應四時,上為辰星,是以知病之在骨也,其音羽,其數六,其臭腐。故善為脈[7]者,謹察五藏六府,一逆一從,陰陽、表裏、雌雄之紀,藏之心意,合心於精。非其人勿教,非其眞勿授,是謂得道。

【注释】

[1] 收受:通应之意。张介宾注:"收受者,言同气相求,各有所归。"

[2] 岁星:即木星。岁星与下文的荧惑星、镇星、太白星、辰星分别指木、火、土、金、水五星。

[3] 其数八:指木的五行成数为八。木的生数为三,《尚书·洪范》云:"三曰木",生数加五则为成数。下余仿此。

[4] 黍:五谷之一。去壳后即后世所谓的黏黄米。

[5] 溪:指肘、腋、膝、髋等处的大关节。

[6] 彘(zhì):猪。王冰:"彘,豕也。"

[7] 善为脉:精通脉诊。

【分析】

本段提出了"五藏应四时,各有收受"的天人相应整体观,将人与天地五行之气的相应关系一一列举并归类,全面系统地阐明了天人相应的道理。

1. 五藏应四时,各有收受。本段原文以"天人相应"整体观为指导思想,运用阴阳五行理论,全面阐述了人体五脏与自然五方、五时、五味等自然万物的收受关系,说明自然万物之间存在着普遍联系,以及生克制化关系。对于研究人体生命活动及发病规律具有重要意义。

2. 人与天地阴阳五行相应。本篇指出了天地、星宿、季节、气候、方位、五谷、五音、五色、五味、五臭与人之五脏、五体、五声、五志、病变、病位的相应关系。根据本篇及《素问·阴阳应象大论》《素问·五运行大论》原文,将人与天地五行之气相应关系,归纳如表1所示。

表1 人与天地阴阳五行之气相应系统结构表

	五行	五行所代表的万物				
	五行名称	木	火	土	金	水
天	方位	东	南	中	西	北
	季节	春	夏	长夏	秋	冬
	气候	风	热	湿	燥	寒
	星宿	岁星	荧惑星	镇星	太白星	辰星
	生数	三	二	五	四	一
	成数	八	七	十	九	六
地	五类	草木类	火类	土类	金类	水类
	五畜	鸡	羊	牛	马	彘
	五谷	麦	黍	稷	稻	豆
	五音	角	徵	宫	商	羽
	五色	青	赤	黄	白	黑
	五味	酸	苦	甘	辛	咸
	五臭	臊	焦	香	腥	腐
人	五脏	肝	心	脾	肺	肾
	九窍	目(二)	耳(二)	口	鼻(二)	前后二阴
	五体	筋	脉	肉	皮	骨
	五声	呼	笑	歌	哭	呻
	五志	怒	喜	思	悲(忧)	恐
	病变	握	忧	哕	咳	慄
	病位	颈项	胸胁	脊	肩背	腰股

3. 关于五星对应五脏。原文论述了五脏外应四时五行，内系五腑、五体、五官等五脏系统，每一系统各上应一个行星，木应岁星、火应荧惑星、土应镇星、金应太白星、水应辰星，合为五星，将五大行星与五行五脏系统联系起来。《内经》中有多篇论及于此，尤以"七篇大论"中的《素问·气交变大论》为详。五星等天体的运行规律，影响四时气候的变化，而气候变化的德化令政与胜复郁发灾变又直接关系到人体的健康和疾病的发生与流行，《内经》将五星与五行五脏系统相联系来分析疾病发生发展变化的机制的整体认识方法，是"人与天地相参"整体医学思想的具体体现。篇中内容涉及医学气象学，以及天文、物候等多学科领域，是十分珍贵的史料记载，值得进一步研究和借鉴。

4. 关于"心开窍于耳"。原文有"南方赤色，入通于心，开窍于耳，藏精于心"的论述，王冰注："舌为心之官，当言于舌，舌用非窍，故云耳也。《缪刺论》曰：手少阴之络，会于耳中。义取此也。"《素问注证发微·卷一》注："《阴阳应象大论》曰：心在窍为舌，肾在窍为耳，而此又以耳为心之窍，可见心之为窍，不但在舌，而又在耳也。《缪刺论》曰，手少阴太阴足阳明之络皆会于耳中，上络左角，则耳信为心之窍也。"《类经·藏象类·四》注："《阴阳应象大论》曰，心在窍为舌，肾在窍为耳。可见舌本属心，耳则兼乎心肾也。"

综上所述，心开窍于耳，原理有二：一是舌本非窍，而手少阴之络会于耳，故耳又为心窍。二是耳兼心肾，《内经》中有一窍为二脏所主，即耳兼心肾两窍；也有一脏主二窍者，为心兼舌耳，肾兼耳、二阴。之所以如此，是因为经络相互交通相互联系的缘故。

网上更多……

语译   习题与答案   医案举隅

素問·陰陽應象大論篇第五

【篇解】

阴阳,是对自然界相互关联的某些事物和现象对立双方属性的概括。应象,指自然万物之象与人体生命之象相通应。本篇重点论述了阴阳的基本含义、特性、内容,以及在解释人体生命活动及疾病诊治等方面的应用,并将人体与自然界相联系的事物进行五行归类,故名曰"阴阳应象"。本篇构建了以五脏为中心的内外相应的整体系统结构,建立了中医学理论基本框架,为后世中医学发展奠定了坚实的理论基础。

(一)

【原文】

黄帝曰:陰陽者,天地之道[1]也,萬物之綱紀[2],變化之父母[3],生殺之本始[4],神明之府[5]也。治病必求於本[6]。

故積陽爲天,積陰爲地[7]。陰靜陽躁[8],陽生陰長,陽殺陰藏[9]。陽化氣,陰成形[10]。寒極生熱,熱極生寒[11]。寒氣生濁,熱氣生清[12]。清氣在下,則生飧泄[13];濁氣在上,則生䐜脹[14]。此陰陽反作,病之逆從[15]也。

故清陽爲天,濁陰爲地。地氣上爲雲,天氣下爲雨;雨出地氣,雲出天氣。故清陽出上竅,濁陰出下竅[16];清陽發腠理,濁陰走五藏[17];清陽實四支,濁陰歸六府[18]。

【注释】

[1] 天地之道:天地,泛指自然界。道,本原,法则,规律。张介宾注:"道者,阴阳之理也;阴阳者,一分为二也。太极动而生阳,静而生阴。天生于动,地生于静,故阴阳为天地之道。"

[2] 纲纪:即纲领。徐灏《说文解字注笺》云:"总持为纲,分系为纪。如网罟(gǔ),大绳其纲也,网目其纪也。"

[3] 父母:指本源、根本。

[4] 生杀之本始:谓事物产生与消亡的本源。本始,义同"父母"。李中梓注:"阴阳交则物生,阴阳格则物死,阳来则物生,阴至则物死。万物之生杀,莫不以阴阳为本始也。"

[5] 神明之府:神明,指自然万物运动变化的内在动力。《淮南子·泰族训》云:"其生物也,莫见其所养而物长;其杀物也,莫见其所丧而物亡。此之谓神明。"张介宾注:"神,变化不测也。明,三光著象也。"意为神为冥冥之变化,明为变化之象显明。府,居舍。吴崑注:"众物所聚谓之府。"

[6] 本:此指阴阳。吴崑注:"天地万物变化生杀而神明者,皆本乎阴阳,则阴阳为病之本可知。故治病必求其本,或本于阴,或本于阳,必求其故而施治也。"

[7] 故积阳为天,积阴为地:阳气轻清上升,故积阳为天;阴气重浊下降,故积阴为地。马莳注:"故天位乎上,乃阳气之所积也;地位乎下,乃阴气之所积也。"

〔8〕阴静阳躁:指阴主安静,阳主躁动的特性。张介宾注:"阴性柔,阳性刚也。"

〔9〕阳生阴长,阳杀阴藏:指自然万物的生长收藏规律都是阴阳二气相互作用的结果。此阴、阳为互文。杀,肃杀。

〔10〕阳化气,阴成形:指阳主气化,阴主成形的作用。张介宾注:"阳动而散,故化气;阴静而凝,故成形。"

〔11〕寒极生热,热极生寒:指阴阳发展变化到一定程度就会互相转化。张介宾注:"阴寒阳热,乃阴阳之正气。寒极生热,阴变为阳也;热极生寒,阳变为阴也。邵子曰:'动之始则阳生,动之极则阴生;静之始则柔生,静之极则刚生,此《周易》老变少不变之义'。如人伤于寒则病为热,本寒而变热也;内热已极,而反寒栗,本热而变寒也。故阴阳之理,极则必变。"

〔12〕寒气生浊,热气生清:寒气的凝固作用能生成浊阴,热气的升腾作用能产生清阳。马莳注:"寒气主阴,阴主下凝而不散,故浊气生焉;热气主阳,阳主上升而不凝,故清气生焉。"

〔13〕飧泄:指大便清稀夹有未消化的食物残渣。

〔14〕䐜胀:指胸膈胀满。

〔15〕逆从:偏义复词,逆之意。吴崑注:"逆从,不顺也。"

〔16〕清阳出上窍,浊阴出下窍:人体吸入的自然之气与水谷化生的精气升散上行,奉养头面官窍,饮食化生的糟粕沉降下行,经下窍二阴排出体外。

〔17〕清阳发腠理,浊阴走五脏:指清阳之气发散于腠理,精血津液归藏于五脏。

〔18〕清阳实四支,浊阴归六府:指水谷精气充养四肢,饮食代谢之糟粕传入六腑。支,同"肢"。府,同"腑"。张志聪注:"四肢为诸阳之本,六腑者传化物而不藏。此言饮食所生之清阳,充实于四肢,而浑浊者归于六腑也。"

【分析】

本段论述了阴阳的基本概念、阴阳的基本内容、人体清阳浊阴之气的升降规律,以及人体阴阳升降失常所致䐜胀、飧泄的机制。

1. 阴阳的基本概念。原文指出阴阳是自然界万事万物变化的规律,自然界一切事物发生发展、运动变化、新生和消亡的根源。人也是自然界生物之一,秉承阴阳之气而生长,人体生命活动与自然阴阳变化相通应。因此,阴阳理论能用以说明人体生命活动规律及疾病变化,也必然能够指导临床运用,而成为中医学的重要理论。

2. 阴阳的基本内容。本段原文以自然界天地、静躁、寒热、云雨等自然现象说明了阴阳的互根互用关系及其在一定条件下的转化关系。

3. 人体清阳、浊阴之气的升降规律。人体清阳之气向上、向外、走体表、主升发,浊阴之气向下、向内、入脏腑、主沉降。此观点对后世运用阴阳升降理论指导临床治疗具有重要影响。例如:张仲景用温阳之四逆汤治疗手足厥逆,李东垣用补气升提之益气聪明汤治疗耳目失聪等,均是这一思想的具体运用。

4. 治病必求于本。原文提出了"治病必求于本"的治疗原则。本,指阴阳而言,"治病必求于本"意为诊治疾病必须要推求阴阳的盛衰。其道理是:① 人有脏腑经络气血,又分表里上下内外,这些皆统属于阴阳范畴而有阴阳之分。② 在病因上,外感六淫、内伤七情,也有阴阳之别,即使是六淫,由于四时之不同,也有阴阳之异。③ 在诊断上,中医的四诊八纲首先辨别阴阳。④ 从病机上,人体疾病的形成不外乎阴阳的偏盛偏衰。⑤ 从治疗上看,药物的升降气味,用针的补泻、左右等,皆不出阴阳之理。由此可见,阴阳可以概括疾病的两种性质,疾病发生的实质就是人体阴阳失去了相对协调的关系,因此在治疗上也必须从阴阳入手,针对阴阳的盛衰不同而进行治疗。

"治病必求于本"说明了疾病发生的本质,指出了调治阴阳是治病的根本大法,此句是中医临床诊治的基本原则,具有深刻的指导意义。

(二)

【原文】

水爲陰,火爲陽。陽爲氣,陰爲味[1]。

味歸形,形歸氣[2],氣歸精,精歸化[3],精食氣,形食味[4],化生精,氣生形[5]。味傷形,氣傷精[6],精化爲氣,氣傷於味[7]。陰味出下竅,陽氣出上竅。味厚者爲陰,薄爲陰之陽;氣厚者爲陽,薄爲陽之陰。味厚則泄,薄則通[8];氣薄則發泄,厚則發熱[9]。壯火之氣衰,少火之氣壯[10];壯火食氣,氣食少火[11];壯火散氣,少火生氣。

氣味辛甘發散爲陽,酸苦涌泄[12]爲陰。陰勝則陽病,陽勝則陰病[13]。陽勝則熱,陰勝則寒。重寒則熱,重熱則寒[14]。

【注释】

[1]阳为气,阴为味:药食之气为阳,药食之味为阴。张介宾注:"气无形而升,故为阳;味有质而降,故为阴,此以药食气味言也。"

[2]味归形,形归气:药食五味滋养人的形体,而形体的长养又依赖人身之气的气化作用。归,前者通"馈",给予,滋养之义;后者为归依,依赖。形,指形体,包括脏腑精血等有形物质。气,即指人体之气,气与"化"为互文,指气化,化生。

[3]气归精,精归化:药食之气化生人体的阴精,而人体的阴精的产生又依赖气化功能活动。气,指药食之气。化,与"气"为互文,指气化,化生。

[4]精食气,形食味:补充说明"气归精""味归形"。食,音义同"饲",仰赖之义。

[5]化生精,气生形:补充说明"精归化""形归气"。马莳注:"其曰化生精者,明上文精归化也。其曰气生形者,明上文形归气也。"

[6]味伤形,气伤精:此言太过则自伤。即药食五味或气味太过,可损伤人体形体或精气。

[7]精化为气,气伤于味:互文修辞。归纳上文。即精形的化生赖药食气味,而药食气味太过可耗伤人体之气,进而影响形体长养和精气化生。

[8]味厚则泄,薄则通:味属阴,味厚为阴中之阴,有泻下作用,如大黄之属;味薄为阴中之阳,有通利作用,如木通、泽泻之属。

[9]气薄则发泄,厚则发热:气属阳,气薄为阳中之阴,有发汗散表作用,如麻黄、桂枝之属;气厚为阳中之阳,有助阳发热作用,如附子、干姜之属。

[10]壮火之气衰,少火之气壮:药食气味纯阳者,可使人体之气虚衰;药食气味温和者,会使人体之气充盛。之,作使、令解。气,指人体正气。药食气味纯阳者为壮火,药食气味温和者为少火。后世对《内经》这一含义有所发挥,将壮火、少火引申为人体病理之火和生理之火。

[11]壮火食气,气食少火:药食气味纯阳者,能消蚀耗散人体正气;人体正气则仰赖药物饮食气味温和者以资助。食,前者指消蚀、消耗,后者指养饲。

〔12〕涌泄:泛指涌吐泄泻。森立之注:"苦寒涌吐,谓卤咸瓜蒂之类。酸平滑泄,谓山茱萸、酸枣之属也。"

〔13〕阴胜则阳病,阳胜则阴病:指过用酸苦涌泄之品,则损伤人体阳气;过用辛甘发散之品,则耗损人体阴精。

〔14〕重寒则热,重热则寒:重,重复、重叠。此言物极必反、阴阳转化之义。张志聪注:"苦化火,酸化木,久服酸苦之味,则反有木火之热化矣。辛化金,甘化土,久服辛甘之味,则反有阴湿之寒化矣。"

【分析】

本段论述了药食气味的阴阳属性及味形气精的相互转化关系,药食气味厚薄的性能,指出了药食气味阴阳太过对人体的危害。

1. 药食气味分阴阳。原文以"水为阴,火为阳"阴阳属性为例,指出了药食气味的阴阳属性,即"阳为气,阴为味",药食中偏于气的,属阳;偏于味的属阴。用阴阳理论对药食气味进行了阴阳属性划分和归类。

原文中指出药食气味又有厚薄之别,又可以进一步用阴阳分类,即阴阳之中再为阴阳。药食气味阴阳厚薄不同,阴阳属性各异,药性不同,故进入人体后的走向及作用各不相同。原文指出气为阳,气厚者为阳中之阳,作用于人体有助阳增热的作用,如附子、干姜等;气薄者为阳中之阴,作用于人体有发散解表的作用,如麻黄、桂枝等;味为阴,味厚者为阴中之阴,作用于人体有泻下的作用,如大黄、芒硝等;味薄者为阴中之阳,作用于人体有淡渗通利的作用,如茯苓、泽泻等。

原文中还指出了酸苦甘辛咸五味均有阴阳属性,辛甘之味,性主发散故为阳;酸苦之味,性主收敛、降下,故为阴。本段药性理论是中药气味性能归类的基本理论之一,对后世药物的临床应用有重要指导意义。

2. 味形气精的相互转化关系。药食气味进入人体后,与人体形精之间能够相互转化。药食之气与味进入人体,在人体气化功能的作用下,转化为人体的骨肉之形及无形之精,以维系生命活动。药食气味与人体形精气化的互根互用、相互转化关系对临床治疗用药具有指导意义,对后世精气互根理论和阴中求阳、阳中求阴治疗原则的形成产生了重要影响。其转化关系见图1。

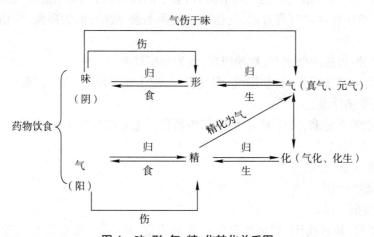

图 1 味、形、气、精、化转化关系图

3. 壮火、少火对人体的影响。原文中的"壮火""少火",本指药食气味的阴阳性能而言,药食气味纯阳者为壮火,药食气味温和者为少火,意为:药食气味纯厚而作用纯阳,服之则耗散人体的正气;药物饮食气味温和而作用平和,食之则能使人体正气充盛。"壮火之气衰,少火之气壮",其本义不仅阐述药物气味的峻烈和温和对人体正气的不同作用,而且表明了人体"火"与"气"之间的关系,即亢盛的阳气消耗人体的正气,而温和的阳气助益人体的正气。这一观点对后世医家认识火热证的病机及治疗有很大影响。马莳注:"气味太厚者,火之壮也。用壮火之品,则吾人之气不能当之而反衰矣,如用乌、附之类,而吾人之气不能胜之,故发热。气味之温者,火之少也。用少火之品,则吾人之气渐尔生旺,而益壮矣,如用参、归之类,而气血渐旺者是也。"后世医家拓展了壮火、少火的含义,将少火引申为生理之火,即人体正常的阳气,将壮火引申为病理之火,即亢盛的阳气。如张介宾注云:"火,天地之阳气也。天非此火,不能生物;人非此火,不能有生。故万物之生,皆由阳气。但阳和之火则生物,亢烈之火反害物,故火太过则气反衰,火和平则气乃壮。壮火散气,故云食气,犹言火食此气也;少火生气,故云食火,犹言气食此火也。此虽承气味而言,然造化之道,少则壮,壮则衰,自是如此,不特专言气味者。"李东垣所言"相火元气之贼"之"相火",朱丹溪的"气有余便是火"之火,均指壮火而言。

（三）

【原文】

寒伤形,热伤气[1];气伤痛,形伤肿[2]。故先痛而后肿者,气伤形也;先肿而后痛者,形伤气也。风胜则动,热胜则肿[3],燥胜则干,寒胜则浮[4],湿胜则濡泻[5]。

天有四时五行,以生长收藏,以生寒暑燥湿风。人有五藏化五气[6],以生喜怒悲忧恐。故喜怒[7]伤气,寒暑[8]伤形。暴怒伤阴,暴喜伤阳[9]。厥气上行,满脉去形[10]。喜怒不节,寒暑过度,生乃不固。故重阴必阳,重阳必阴。故曰:冬伤于寒,春必温病[11];春伤于风,夏生飧泄;夏伤于暑,秋必痎疟[12];秋伤于湿,冬生咳嗽。

【注释】

[1] 寒伤形,热伤气:指寒邪伤人形质,热邪伤人气,此言邪气伤人以类相从,同气相求。

[2] 气伤痛,形伤肿:指气伤则气机郁滞,营血壅阻而为痛;形伤则血瘀气滞水停而为肿胀,多指肌肤浮肿。李中梓注:"气喜宣通,气伤则壅闭而不通,故痛;形为质象,形伤则稽留而不化,故肿。"

[3] 热胜则肿:火热内郁,营气壅滞肉理,发为痈疡红肿。

[4] 寒胜则浮:寒为阴邪,易伤阳气,阳气不行,聚水成为浮肿。浮,浮肿。张介宾注:"寒胜者,阳气不行,为胀满浮虚之病。"

[5] 濡泻:指泻下稀溏,又称湿泻,湿邪伤脾所致。王冰在《素问·六元正纪大论》"湿胜则濡泻"中注:"濡泻,水利也。"

[6] 五气:指五脏之气。

[7] 喜怒:概指七情。

[8] 寒暑:概指六淫。

[9] 暴怒伤阴,暴喜伤阳:暴怒则肝气横逆而血乱,故伤阴;暴喜则心气弛缓而神逸,故伤阳。阴,指肝;阳,指心。

［10］厥气上行,满脉去形:逆乱之气上行,满于经脉,神气耗散,游离形骸。厥气,逆乱之气。满脉,邪气亢盛,充斥脉体。去形,神气浮越,去离形骸。

［11］温病:元刻本、道藏本、《太素》卷三均作"病温"。

［12］痎(jiē)疟:疟疾的总称。

【分析】

本段指出了寒热邪气损伤形与气所致的症状特点,外感五气致病特点,提出了伏邪致病理论。

1. 外感寒热邪气损伤形与气。文中指出:"寒伤形,热伤气,气伤痛,形伤肿。"寒为阴邪,先伤人之形体而见肿胀;热为阳邪,先伤人之气分而见疼痛;即阳邪伤阳分,阴邪伤阴分。这一同气相求认识疾病的方法对诊治外感疾病具有指导意义。在养生防病中也具有重要指导作用。

2. 外感邪气的致病特点。文中指出"风胜则动,热胜则肿,燥胜则干,寒胜则浮,湿盛则濡泻",此句高度概括了风、热、燥、寒、湿五胜为病的特点,丰富了中医病因学内容,突出了病因辨证要点。对后世研究病邪致病特点有重要意义。后世医家据此多有发挥与应用,如"湿盛则濡泻",不仅提示湿邪致病易出现腹泻,而且亦提示泄泻多由湿邪为患。张子和的《儒门事亲》认为各种泄泻皆离不开湿,指出:"故湿之气……相乘而为五变,其化在天为雨,在地为泥,在人为脾,甚则为泄。"朱丹溪在《脉因证治·泄》中亦指出:"五泄虽不同,其湿一也,有化寒化热之异故也。"治疗也以祛湿为主,如利水祛湿、温阳化湿、健脾利湿治疗泄泻等。

3. 情志内伤的致病特点。文中指出"暴怒伤阴,暴喜伤阳""喜怒伤气,寒暑伤形""厥气上行,满脉去形",认为情志太过,内伤五脏气机,致使五脏气机失调。强调了内调情志在疾病防治中的作用。

4. 伏邪致病的特点。文中论述了感受四时邪气伏而后发的病证及特点。即四时邪气侵犯人体,即时不病,邪气内伏,至下一时令感受当令邪气,新感引动伏邪而发病。后世将此称为伏邪为病。其具体发病机制为冬伤于寒,邪气内伏,郁而化热,至春阳气升发之时,又感春令风邪,风为阳邪,新感引动伏邪,两阳相合,发为温病。春伤于风,风属木,木气通于肝,当时不病,邪气伏藏,至长夏脾土当令之时,木郁乘土,发为飧泄。夏季伤于暑邪,暑气留连,郁而化热,至秋感受当令之邪,寒热交争,发为痎疟。夏秋伤于湿邪,邪气内伏化热,至冬外感寒邪引动伏邪,相搏乘肺,发为咳嗽。《内经》伏邪理论,为后世"伏气温病"学说奠定了基础。

（四）

【原文】

帝曰:余聞上古聖人,論理人形[1],列別[2]藏府,端絡經脈[3],會通[4]六合[5],各從其經,氣穴[6]所發,各有處名,谿谷屬骨[7],皆有所起,分部逆從[8],各有條理,四時陰陽,盡有經紀[9],外內之應,皆有表裏,其信然[10]乎?

岐伯對曰:東方生風[11],風生木[12],木生酸[13],酸生肝[14],肝生筋,筋生心[15],肝主目。其在天為玄,在人為道,在地為化。化生五味,道生智,玄生神[16]。神在天為風,在地為木,在體為筋,在藏為肝,在色為蒼,在音為角[17],在聲為呼[18],在變動為握[19],在竅為目,在味為酸,在志為怒。怒傷肝,悲勝怒;風傷筋,燥勝風;酸傷筋,辛勝酸。

南方生熱,熱生火,火生苦,苦生心,心生血,血生脾,心主舌。其在天為熱,在地為火,在體為脈,在藏為心,在色為赤,在音為徵,在聲為笑,在變動為憂[20],在竅為舌，在味爲苦，在志爲喜。喜傷心，恐勝喜；熱傷氣[21]，寒勝熱，苦傷氣，鹹勝苦。

中央生濕，濕生土，土生甘，甘生脾，脾生肉，肉生肺，脾主口。其在天爲濕，在地爲土，在體爲肉，在藏爲脾，在色爲黃，在音爲宮，在聲爲歌，在變動爲噦，在竅爲口，在味爲甘，在志爲思。思傷脾，怒勝思；濕傷肉，風勝濕；甘傷肉，酸勝甘。

西方生燥，燥生金，金生辛，辛生肺，肺生皮毛，皮毛在腎，肺主鼻。其在天爲燥，在地爲金，在體爲皮毛，在藏爲肺，在色爲白，在音爲商，在聲爲哭，在變動爲欬，在竅爲鼻，在味爲辛，在志爲憂。憂傷肺，喜勝憂；熱傷皮毛，寒勝熱[22]；辛傷皮毛，苦勝辛。

北方生寒，寒生水，水生鹹，鹹生腎，腎生骨髓，髓生肝，腎主耳。其在天爲寒，在地爲水，在體爲骨，在藏爲腎，在色爲黑，在音爲羽，在聲爲呻，在變動爲慄，在竅爲耳，在味爲鹹，在志爲恐。恐傷腎，思勝恐；寒傷血，燥勝寒[23]；鹹傷血[24]，甘勝鹹。

【注释】

[1] 论理人形：研究人体形态结构。论理，讨论、研究。

[2] 列别：此指分类阐述。

[3] 端络经脉：审察经脉的终始、循行及其相互关系。

[4] 会通：融会贯通。

[5] 六合：一对阴阳表里两经相配称为一合，十二经脉共有六合。

[6] 气穴：指经气输注于体表的穴位，即经穴。

[7] 溪谷属骨：指大小分肉与其连接的骨节。溪谷，指人体肌肉间隙或凹陷部位，泛指肌肉。《素问·气穴论》云："肉之大会为谷，肉之小会为溪。"

[8] 分部逆从：张志聪注："分部者，皮之分部也。皮部中之浮络，分三阴三阳，有顺有逆，各有条理也。"

[9] 经纪：纲常，法度，规律。指四时阴阳变化规律。

[10] 信然：确实，果真。

[11] 东方生风：与下文"南方生热""中央生湿""西方生燥""北方生寒"等分别指五方气候特点，即东方和春季气温、南方和夏季炎热、中央和长夏潮湿、西方和秋季干燥、北方和冬季寒冷。

[12] 风生木：与下文"热生火""湿生土""燥生金""寒生水"分别指风热湿燥寒在天之五气，能化生木火土金水在地之五行。张志聪注："在天为气，在地成形，以气而生形也。"即风动则木荣，热极则生火，湿润则土气旺而万物生，燥则刚劲为金气所生，寒气阴凝其化为水。

[13] 木生酸：与下文"火生苦""土生甘""金生辛""水生咸"等言五味与五行的归属关系。《尚书·洪范》孔颖达疏："木生子实，其味多酸，五果之味虽殊，其为酸一也。"

[14] 酸生肝：指酸味入肝以养肝。与下文"苦生心""甘生脾""辛生肺""咸生肾"等言五味与五脏的对应关系。

[15] 筋生心：即肝生心。筋，代表肝。与下文"血生脾""肉生肺""皮毛生肾""髓生肝"等言五脏之间的相生关系。筋、血、肉、皮毛、髓，分别代指肝、心、脾、肺、肾。

[16] 其在天为玄，在人为道……玄生神：此六句，东方独有，他方皆无。张介宾注："盖东方为生物之始，而元贯四德，春贯四时，言东方之化，则四气尽乎其中矣。此盖通举五行六气之大法，非独指东方为言也。观《天元纪大论》有此数句，亦总贯五行而言，其义可见。"其，指阴阳变化。玄，幽远微妙。

〔17〕角：与下文的徵、宫、商、羽为五音，分别应于五脏。

〔18〕呼：与下文的笑、歌、哭、呻为五声，分别应于五脏。

〔19〕在变动为握：指在病变上表现为手足抽搐拘挛。变动，指病变。握，与下文忧、哕、咳、栗为五脏病变的表现特征。

〔20〕忧：通"嚘"，语言反复不定。《说文·口部》："嚘，语未定貌。"

〔21〕热伤气：据上下文体例，似当作"热伤脉"。

〔22〕热伤皮毛，寒胜热：《太素》作"燥伤皮毛，热胜燥"。

〔23〕寒伤血，燥胜寒：《太素》作"寒伤骨，湿胜寒"。

〔24〕咸伤血：《太素》作"咸伤骨"。

【分析】

本段指出了人体五脏之气与自然五行五气相通的对应关系，以及自然万物五行及人体五行的生克制化规律，提出了外内相应的五脏功能整体观。

1. 四时五脏阴阳应象。本段经文提出了外内相应的五脏功能系统。本段原文基于阴阳化五行的基本观点，进一步以五行生克制化的关系，揭示了人体与自然阴阳四时五行的整体联系性。以取象比类的方法，按照功能、行为、性质相应或存在联系的法则，将天地人及相应事物进行五行归类，从而建立了以五脏为主体，外应五时五气，内合五腑（六腑）五官等五大功能系统，建立了《内经》"四时五藏阴阳"的整体结构，形成了《内经》"天人相应"整体医学系统的基本框架，本篇是《内经》理论体系重要内容之一。

"四时五脏阴阳"的系统结构是藏象学说的核心内容。它体现了人体五脏之间相生相制的关系及其与自然阴阳五行的密切关系。四时五脏阴阳整体观是中医学科学研究的重要命题之一。

2. 五行生克规律。本段在论述四时五脏阴阳所应之象的过程中，通过五方、五气、五色、五味、五脏、五体、五官、五志等之间的关系，阐述了五行的生克规律，体现了人体五脏之间互生互制关系，以及与自然环境的密切联系，说明宇宙万物只有保持五行之间既相互滋生、又相互制约的整体关系，方能生生不息。

（1）相生关系：本段所涉及的相生关系，既有五行母子之间的相生，如筋生心、血生脾、肉生肺、皮毛生肾、髓生肝等。更有五行同行事物之间的滋生、衍生关系，如东方生风，风生木，木生酸；南方生热，热生火，火生苦；中央生湿，湿生土，土生甘；西方生燥，燥生金，金生辛；北方生寒，寒生水，水生咸；酸生肝，肝生筋；苦生心，心生血；甘生脾，脾生肉；辛生肺，肺生皮毛；咸生肾，肾生骨髓等。

（2）相克关系：本段以五志、五味、五气为例，阐述了五行之间的相互制约关系。既有五行之间的制约，如悲胜怒、恐胜喜、怒胜思、喜胜忧、思胜恐、风胜湿、辛胜酸、咸胜苦、酸胜甘、苦胜辛、甘胜咸等，五志相胜、五味相胜的理论观点是中医临床的重要思路之一，对临床诊察疾病，指导药物的组方配伍具有应用价值。

（五）

【原文】

故曰：天地者，萬物之上下也；陰陽者，血氣之男女也[1]；左右者，陰陽之道路[2]也；水火者，陰陽之徵兆也；陰陽者，萬物之能始[3]也。故曰：陰在內，陽之守也；陽在外，陰之使也[4]。

【注释】

[1] 阴阳者，血气之男女也：王冰注："阴主血，阳主气。阴生女，阳生男。"

[2] 左右者，阴阳之道路：古代浑天说认为天体自东向西旋转，人观测天体旋转时面南而立，则左东右西。太阳东升西落，即左升右降，故言左右为阴阳之道路。

[3] 能始：元始、本始。能，通"胎"。孙诒让《札迻》云："能者，胎之借字。"《尔雅·释诂》云："胎，始也。"

[4] 阴在内，阳之守也；阳在外，阴之使也：阴气居于内为阳气之守，阳气居于外为阴气之使。言阴阳之间的互根互用关系。守，镇守。使，役使。

【分析】

本段进一步阐述了阴阳的基本概念，指出了阴阳的广泛性及其互根互用关系，提出了"阴在内，阳之守也；阳在外，阴之使也"的观点。

1. 阴阳的广泛性及其互根互用关系。阴阳的广泛性，本段原文认为自然界千变万化的事物和现象，大到天和地，小到人体性别男女及体内的气血，从抽象的方位之上下、左右、内外，到具体事物的水火、药物的四性五味等，都是阴阳的展开和体现，所以阴阳广泛地用以说明自然界事物的发展和普遍联系。

2. 阴在内，阳之守也；阳在外，阴之使也。守，镇守于内；使，役使于外。本句阐明了阴阳双方相互为用，相辅相成的关系。人体阴精是阳气的物质基础，阳气是阴精的功能表现。阴精不断地化气以充实体表的阳气，成为阳气的物质基础；而体表的阳气，有固密阴精的作用，使阴精内守而不妄泄。此观点是对人体生命活动规律的高度概括，对分析病机指导临床具有重要意义。赵献可《医贯·阴阳论》指出："阴阳又各互为其根，阳根于阴，阴根于阳，无阳则阴无以生，无阴则阳无以化。"阴阳互用关系的失常，表现在人体疾病过程中，就会"阳损及阴"或"阴损及阳"，最终导致阴阳两虚甚至离决。

（六）

【原文】

帝曰：法[1]陰陽奈何？岐伯曰：陽勝則身熱，腠理閉，喘麤爲之俛仰[2]，汗不出而熱，齒乾以煩冤[3]，腹滿死，能[4]冬不能夏；陰勝則身寒，汗出，身常清[5]，數慄而寒，寒則厥[6]，厥則腹滿死，能夏不能冬。此陰陽更勝[7]之變，病之形能[8]也。

帝曰：調此二者[9]奈何？岐伯曰：能知七損八益[10]，則二者可調，不知用此，則早衰之節也。年四十，而陰氣自半也，起居衰矣；年五十，體重，耳目不聰明矣；年六十，陰痿[11]，氣大衰，九竅不利，下虛上實，涕泣俱出矣。故曰：知之則強，不知則老，故同出而名異[12]耳。智者察同，愚者察異[13]。愚者不足，智者有餘，有餘而耳目聰明，身體輕強，老者復壯，壯者益治。是以聖人爲無爲[14]之事，樂恬憺之能[15]，從欲快志於虛無之守[16]，故壽命無窮，與天地終，此聖人之治身也。

【注释】

[1] 法：取法、仿效。

[2] 喘麤为之俛仰：呼吸困难喘急气粗，身体前俯后仰。麤，同"粗"。俛，同"俯"。

[3]烦冤:心烦胸闷。冤,悗、闷,古字通用。

[4]能:通"耐",耐受。

[5]清:同"凊",寒冷。

[6]厥:四肢厥冷。此为阳虚阴盛之候。

[7]更胜:更迭胜负,交替盛衰。

[8]病之形能:指疾病的表现。形,形态。能,通"态"。

[9]二者:指阴阳。

[10]七损八益:指自然界阴阳盛衰之道。按洛书方位,七为西方之数,八为东北方之数。七(西方)是阳气衰损之位;八(东北方)为阳气生益之位。按《素问识》,女子五七至七七有三损,男子五八至八八有四损,合为七损;女子七岁至四七有四益,男子八岁至四八有四益,合为八益。一说,指古代房中养生术,即七种有损精气和八种有益精气的养生方法。

[11]阴痿:阳事不举,即阳痿。

[12]同出而名异:指人体同生于阴阳之精气,但结果却有强壮与早衰的不同。于鬯注:"出当训生……是并生于世,而有强老之异名。"

[13]智者察同,愚者察异:高世栻注:"察同者,于同年未衰之时而省察之,智者之事也。察异者,于强老各异之日而省察之,愚者之事也。"

[14]无为:道家语,即顺应自然而为。张介宾注:"自然而然者,即恬淡无为之道也。"

[15]能:通"态"。

[16]虚无之守:指恬淡空静、无欲无求的境地。胡澍注:"守,当作宇……宇,居也。"

【分析】

本段指出了人体阴阳偏盛的临床表现,与寒热季节的关系及其预后,强调了顺应四时七损八益阴阳盛衰规律养生的重要性。

1. 阳胜阴胜之病的临床表现及预后。阳盛则热,阴盛则寒。文中指出阳胜之病的临床表现均为实热盛的征象,如"身热,腠理闭,喘麤为之俛仰,汗不出而热,齿干以烦冤";而阴胜之病则均为阴寒盛的征象,如"身寒汗出,身常清,数慄而寒,寒则厥"。阳胜病证的主要病机为阳胜伤阴,阴精竭绝;阴胜病证的主要病机为阴盛阳衰,阳气败绝。

2. 阳胜阴胜之病的预后与寒热季节相关。阳盛阴盛均有腹满,但病机完全不同。文中指出,阳胜则"能冬不能夏"、阴胜则"能夏不能冬"的观点,是人与天地阴阳之气相通应在疾病转归上的体现。阳胜之人的病人,阳盛阴虚,难以耐受夏季炎热,故夏季病情加重。阴胜之人的病人,阴盛阳虚,难以耐受冬季严寒,故冬季病情加重。疾病随自然寒暑变化而有轻重变化的规律,对于临床分析病证的阴阳性质具有重要意义。

3. 七损八益养生方法的重要性。原文提出了顺应自然阴阳七损八益的变化规律来养生的重要性,以及违背七损八益规律养生导致人体早衰的表现,对于顺应四时阴阳养生保健、预防疾病具有重要意义。

(七)

【原文】

天不足西北,故西北方陰也,而人右耳目不如左明也。地不滿東南,故東南方陽

也,而人左手足不如右强也。帝曰:何以然?岐伯曰:東方陽也,陽者其精并[1]於上,并於上則上明[2]而下虛,故使耳目聰明而手足不便也。西方陰也,陰者其精并於下,并於下則下盛而上虛,故其耳目不聰明而手足便也。故俱感於邪,其在上則右甚,在下則左甚,此天地陰陽所不能全[3]也,故邪居之。

故天有精,地有形[4],天有八紀[5],地有五里[6],故能爲萬物之父母。清陽上天,濁陰歸地。是故天地之動靜,神明[7]爲之綱紀,故能以生長收藏,終而復始。惟賢人[8]上配天以養頭,下象地以養足,中傍[9]人事以養五藏。天氣通於肺,地氣通於嗌[10],風氣通於肝,雷氣[11]通於心,穀氣[12]通於脾,雨氣通於腎。六經爲川,腸胃爲海,九竅爲水注之氣[13]。以天地爲之陰陽,陽[14]之汗,以天地之雨名之;陽[14]之氣,以天地之疾風[15]名之。暴氣象雷[16],逆氣象陽[17]。故治不法天之紀,不用地之理,則災害至矣。

【注释】

[1] 并:会聚,聚集。

[2] 明:盛之义。

[3] 天地阴阳所不能全:言自然界的阴阳不可能绝对平衡。

[4] 天有精,地有形:精,精气;形,形体。古人认为日为阳精之宗,月为阴精之宗。在天之精气作用于地使万物有形。王冰注:"阳为天,降精气以施化;阴为地,布和气以成形。"

[5] 八纪:指立春、立夏、立秋、立冬、春分、秋分、冬至、夏至八个节气。

[6] 五里:即东、南、中、西、北五方五行化育之理。俞樾云:"里当为理,纪与理同义。天言纪,地言理,其实一也。"

[7] 神明:指阴阳。因上文言阴阳为神明之府。张介宾注:"神明者,阴阳之情状也。天地动静,阴阳往来,即神明之纲纪也。"

[8] 贤人:指懂得顺应阴阳变化以养生的人。

[9] 傍:与上文"配""象"互文对举,均为比照、取法之义。

[10] 天气通于肺,地气通于嗌:谓天之清气从喉入肺,地之饮食水谷之气从咽入胃。嗌,咽也。

[11] 雷气:指火气。

[12] 谷气:指土气。谷,山谷。

[13] 九窍为水注之气:张介宾注:"水注之气,言水气之注也,如目之泪,鼻之涕,口之津,二阴之尿秽皆是也。虽耳若无水,而耳中津气湿而成垢,是即水气所致。气至水必至,水至气必至,故言水注之气。"

[14] 阳:郭霭春《黄帝内经素问校注》注:"阳,当作'人'。"

[15] 天地之疾风:《太素》卷三无"疾"字。"天地之风"与上文"天地之雨"为对文。

[16] 暴气象雷:喻人之暴躁怒气犹如天之雷霆。

[17] 逆气象阳:喻人体上逆之气犹如自然气候之久晴不降雨。"阳",通"旸",久晴不下雨。

【分析】

本段以天地阴阳类比人体阴阳,阐述人体阴阳与天地阴阳相通应,并以此解释人体生命现象。

1. 法阴阳阐释人体左右手足耳目功能的差异。本段原文基于天人相应之理,以天地、东南西北方位阴阳之气盛衰不同,阐释了人体左右手足耳目功能的差异。认为西北方应秋冬,阴气渐盛,气寒属阴,东南方应春夏,阳气渐盛,气热属阳,人体阴阳与自然界阴阳相应,每一部位阴阳之气的多少也有别,也处于相对平衡状态。所谓"此天地阴阳所不能全也",故"俱感于邪,其在上则右甚,在下则左甚",邪气总是侵犯人体阴阳相对不足的部位,提示临床辨证论治必须注意地理方位、季节气候,以及人体不同部位功能的差异。

2. 人体阴阳与天地阴阳相应。本段原文以自然界物象比拟人体脏腑功能及疾病变化,进一步说明人体阴阳与自然天地阴阳相应,强调人与自然的统一性。由于天地之阴阳是自然万物化生的根源,人为万物之一,也由天地之气演化而成,并生活于天地之气交会之所,故有"天气通于肺,地气通于嗌,风气通于肝,雷气通于心,谷气通于脾,雨气通于肾","六经为川,肠胃为海","暴气象雷,逆气象阳"等天人相通的不同现象。因此提出"上配天以养头,下象地以养足,中傍人事以养五藏"的防治观,指出"治不法天之纪,不用地之理,则灾害至矣"。强调防治疾病必须结合天地阴阳的变化。

（八）

【原文】

故邪风[1]之至,疾如风雨,故善治者治皮毛[2],其次治肌肤[3],其次治筋脉[4],其次治六府[5],其次治五藏。治五藏者,半死半生也[6]。故天之邪气[7],感则害人五藏;水榖之寒热,感则害於六府;地之濕气,感则害皮肉筋脉。

【注释】

[1] 邪风:泛指六淫之邪。

[2] 善治者治皮毛:王冰注:"止于萌也。"

[3] 其次治肌肤:王冰注:"救其已生。"

[4] 其次治筋脉:王冰注:"攻其已病。"

[5] 其次治六府:王冰注:"治其已甚。"

[6] 治五藏者,半死半生也:张志聪注:"邪在五脏经气之间,尚可救治而生,如干脏则死矣,故曰半死半生也……腑为阳,脏为阴;邪在阳分为易治;邪在阴分为难治。以上论为治之道,当取法乎阴阳也。"

[7] 天之邪气:指外感六淫邪气。

【分析】

本段基于阴阳理论,论述了外感邪气致病特点及传变规律,指出了不同邪气损伤人体的部位也不同。

1. 外感邪气发病特点及传变规律。本段以外邪致病为例,说明外邪侵犯人体具有发病迅速的特点,其传变具有由表入里、由浅入深的传变规律,提示了早期诊治的重要性。正如下文所言:"见微得过,用之不殆。"这种未病先防、既病防变的治未病思想,受到历代医家的重视,成为中医防治疾病的基本原则之一。

2. 不同邪气伤害不同部位。外感邪气侵犯人体,因其病邪阴阳属性不同,故侵害的部位各异,邪气侵犯的部位往往呈现出一定的规律性,本段原文云:"天之邪气,感则害人五藏;水谷之寒热,感则害于六府;地之湿气,感则害皮肉筋脉。"可见,外邪伤人有阳邪伤阳分、阴邪伤阴分及同气相求的致病规律。

（九）

【原文】

故善用鍼者，從陰引陽，從陽引陰[1]，以右治左，以左治右[2]，以我知彼[3]，以表知裏，以觀過與不及之理，見微得過[4]，用之不殆[5]。

善診者，察色按脈，先別陰陽；審清濁[6]，而知部分[7]；視喘息，聽音聲，而知所苦[8]；觀權衡規矩[9]，而知病所主；按尺寸[10]，觀浮沉滑濇，而知病所生。以治無過，以診則不失矣。

【注释】

[1] 从阴引阳，从阳引阴：针刺阴分，以引导阳分的经气；或针刺阳分，以引导阴分的经气。引，即引导经络之气以调节虚实。张志聪注："阴阳气血，外内左右，交相贯通，故善用针者，从阴而引阳分之邪，从阳而引阴分之气。"

[2] 以右治左，以左治右：针刺右侧经脉的俞穴治疗左侧病变，针刺左侧经脉的俞穴治疗右侧病变。这是因为三阴三阳经脉气血是上下、左右、内外交相贯通的缘故。

[3] 以我知彼：以医者的正常来测度病人的异常。我，指医生；彼，指病人。杨上善注："谓医不病，能知病人。"

[4] 见微得过：通过观察疾病初起之轻微状态，就能判断其发展变化的严重后果。微，指病之初起状态。过，指病之发展变化。

[5] 殆：危险。

[6] 清浊：指色泽的明润与晦暗。

[7] 部分：指面部五色的分布部位。

[8] 苦：指病苦。

[9] 权衡规矩：指四时正常脉象，即春脉弦如规，夏脉洪如矩，秋脉浮如衡，冬脉沉如权。

[10] 尺寸：指尺肤与寸口部位。丹波元简注："谓按尺肤而观滑涩，按寸口而观浮沉也。"

【分析】

本段基于阴阳理论，论述了针刺的原则及诊法要领，强调了四诊合参的重要性。

1. 从阴引阳，从阳引阴的针刺原则。原文指出了"善用针者，从阴引阳，从阳引阴；以右治左，以左治右"的针刺原则。阴阳失调是疾病的基本病机，调理阴阳，使之保持或恢复相对平衡，达到"阴平阳秘"状态。由于人体阴阳、气血、内外、上下交相贯通，针刺一方可以调节相对应一方的虚实盛衰，故临床治疗时阴经病变可针刺其相表里的阳经，阳经病变可针刺其相表里的阴经；五脏病变可取其相应的背腧穴，六腑病变可取其胸腹部相应的募穴；可上病下取，下病上取，也可左病右取，右病左取等，对后世临床法阴阳调治疾病产生了深远影响。

2. 善诊者，察色按脉，先别阴阳。本段原文指出"善诊者，察色按脉，先别阴阳"，以阴阳作为临床诊治疾病之纲领，因此，在诊察疾病时，通过察色、按脉、问所苦、视喘息、听音声等，对病变的总体属性作出判断。以阴阳为纲诊断疾病，既可执简驭繁地把握病情，又抓住了疾病的本质。这种以阴阳为纲的四诊合参的诊察方法对中医临床辨证产生了深远影响，后世据此将阴阳作为八纲辨证的总纲，对各种错综复杂的疾病表现用阴阳加以归纳。

（十）

【原文】

故曰：病之始起也，可刺而已；其盛，可待衰而已[1]。故因其輕而揚之[2]，因其重而減之[3]，因其衰而彰之[4]。形不足者，溫之以氣；精不足者，補之以味[5]。其高者，因而越之[6]；其下者，引而竭之[7]；中滿者，瀉之於內[8]；其有邪者，漬形以為汗[9]；其在皮者，汗而發之[10]；其慓悍者，按而收之[11]；其實者，散而瀉之[12]。審其陰陽，以別柔剛[13]，陽病治陰，陰病治陽[14]，定其血氣，各守其鄉[15]，血實宜決之[16]，氣虛宜掣引之[17]。

【注釋】

[1] 其盛，可待衰而已：邪气正盛之时，不宜针刺直接攻邪，应待其病势稍衰后针刺治之。

[2] 因其轻而扬之：指病邪轻浅，可采用轻扬宣散之法驱邪外出。张介宾注："轻者浮于表，故宜扬之。扬者，散也。"

[3] 因其重而减之：指病邪重着，难以速去，宜逐步攻泻邪气。张介宾注："重者实于内，故宜减之。减者泻也。"

[4] 因其衰而彰之：指阴阳气血虚衰的病证，宜用补益之法。彰，显扬之意，指补益法。张介宾注："衰者气血虚，故宜彰之。彰者，补之益之，而使气血复彰也。"

[5] 形不足者，温之以气；精不足者，补之以味：指形体衰弱者，宜用气厚之品温补阳气。阴精虚损者，宜用厚味之品滋补阴精。张介宾注："以形精言，则形为阳，精为阴；以气味言，则气为阳，味为阴。阳者卫外而为固也，阴者藏精而起亟也。故形不足者，阳之衰也，非气不足以达表而温。精不足者，阴之衰也，非味不足以实中而补之。阳性缓，故曰温。阴性静，故曰补。"

[6] 其高者，因而越之：指病邪在上焦，宜用涌吐之法使邪从上出。高者，谓病邪在上焦。越之，此指涌吐法。

[7] 其下者，引而竭之：指病邪在下焦，宜用疏导泻利之法使邪从下出。下者，谓病邪在下焦。引而竭之，或利其小便，或通其大便，使邪尽出而不留。吴崑注："下，脐之下也。或利其小便，或通其大便，皆是引而竭之。竭，尽也。"

[8] 中满者，泻之于内：指中焦痞满，宜用消导之法，以祛除积滞。中满，谓中焦痞满。泻之于内，从内部消散病邪，指消导之法。吴崑注："此不在高，不在下，故不可越，亦不可竭，但当泻之于内，消其坚满是也。"

[9] 其有邪者，渍形以为汗：指邪在表者，可用药液或熏蒸之法浸浴身体以发汗散邪。渍形，指浸浴身体。张志聪注："渍，浸也。古者用汤液浸渍取汗，以去其邪，此言邪之在表也。"

[10] 其在皮者，汗而发之：指邪在皮毛，当取汗而发散之。

[11] 其慓悍者，按而收之：指病势急猛的病证，应审清病情，及时遏制病势之发展。慓悍，指病势急猛；按，审察；收，收敛，制伏。张介宾注："慓，急也。悍，猛利也。按，察也，此兼表里而言。凡邪气之急利者，按得其状，则可收而制之矣。"

[12] 其实者，散而泻之：指实证有表里之分，表实宜散，里实宜泻。吴崑注："表实则散，里实则泻。"

[13] 柔刚：代指阴阳。柔为阴，刚为阳。张介宾注："形证有柔刚，脉色有柔刚，气味尤有柔刚。柔者属阴，刚者属阳，知柔刚之化者，知阴阳之妙用矣，故必审而知之。"

　　〔14〕阳病治阴,阴病治阳:张介宾注:"阳胜者阴必病,阴胜者阳必病。如《至真要大论》曰:诸寒之而热者取之阴,热之而寒者取之阳。启玄子曰:壮水之主,以制阳光;益火之源,以消阴翳。皆阳病治阴,阴病治阳之道也。"

　　〔15〕定其血气,各守其乡:安定气血,各守其位。乡,指部位。

　　〔16〕血实宜决之:指血分瘀滞之实证,用活血化瘀或针刺放血之法治疗。决之,逐瘀放血之法。

　　〔17〕气虚宜掣引之:指气虚下陷之证,用升提益气之法。掣(chè),《太素》卷三、《甲乙经》卷六均作"掣"。掣引,此指升提补气之法。张介宾注:"上气虚者,升而举之;下气虚者,纳而归之;中气虚者,温而补之,是皆掣引之意。"

【分析】

　　本段因势利导的治则包括三个方面:其一,根据病位之势顺势治疗:例如其高者,因而越之;其下者,引而竭之;中满者,泻之于内;其有邪者,渍形以为汗;其在皮者,汗而发之。其二,根据病变之势择时治疗:如其盛,可待衰而已,指对于疟疾等某些周期性发作的疾病,在其未发病之前邪气较弱的时候进行治疗。其三,根据虚实之势扶正祛邪:如因其轻而扬之,因其重而减之,因其衰而彰之;形不足者,温之以气;精不足者,补之以味;其实者,散而泻之;血实宜决之;气虚宜掣引之。本段基于"因势利导"的治疗思路,提出了补虚、泻实等治疗原则,以及发汗、涌吐、攻下、逐瘀、消导等相应治法,内容丰富。为后世汗、吐、下、和、温、清、消、补八法的形成奠定了基础,对后世中医治则治法的发展和临床实践产生了重要影响。其具体内容按虚实两纲归纳见图2(✪视频2-5)。

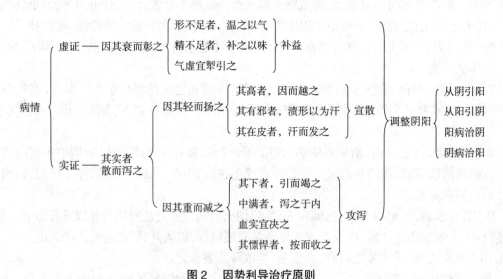

图2　因势利导治疗原则

网上更多……

語译　　　　习题与答案　　　　医案举隅

素問·陰陽離合論篇第六（节选）

【篇解】

离,指事物可以一分为二,分为阴阳;合,指阴阳合则为一,相辅相成。阴阳离合是阴阳的基本属性,也是研究自然规律的基本方法。本篇阐述了阴阳离合变化的道理,故名曰"阴阳离合"。

【原文】

岐伯對曰:陰陽者,數之可十,推之可百,數之可千,推之可萬,萬之大不可勝數,然其要一[1]也。天覆地載,萬物方生,未出地者,命曰陰處[2],名曰陰中之陰;則出地者,命曰陰中之陽。陽予之正,陰爲之主[3]。故生因春,長因夏,收因秋,藏因冬,失常則天地四塞[4]。陰陽之變,其在人者,亦數之可數。

【注释】

[1] 一:指阴阳变化之理。吴崑注:"言阴阳之道始于一,推之则十百千万不可胜数,然其要则本于一阴一阳也。"张介宾注:"谓阴阳之道,合之则一,散之则十百千万,亦无非阴阳之变化。故显微大小,象体无穷,无不有理存焉。然变化虽多,其要则一。一,即理而已。"

[2] 阴处:万物处于地表以下,因地为阴,故曰阴处。

[3] 阳予之正,阴为之主:万物的生成是阴阳二气相互作用的结果,阳气主发生,阴气主成形。正,主的意思,与下主字为互词。

[4] 天地四塞:天地间生长收藏的变化停止。塞,止的意思。

【分析】

本段阐发了阴阳的统一性及可分性。文中指出自然界任何事物都具有相互协调统一的阴阳两方,而任何一方可以再分阴阳。即自然阴阳虽变化万千,"万之大不可胜数",但其根源在于一阴一阳。文中认为,"阴阳之变,其在人者,亦数之可数。"人体阴阳与自然阴阳通应,也符合阴阳离合之理。

提出了"阳予之正,阴为之主"的重要论点,指出了自然万物的生成是阴阳二气相互作用的结果。

网上更多……

👤三 语译　　　✏习题与答案　　　⚤ 医案举隅

素問·靈蘭秘典論篇第八

【篇解】

灵兰,灵台兰室的简称,相传为黄帝藏书之所。秘典,即秘藏的典籍。因本篇内容至关重要,应将其藏于灵兰之室以完好流传,故名曰"灵兰秘典"。本篇主要论述了十二脏腑的功能及其相互关系,突出了人体生命活动的整体性,强调了心在十二脏腑中的主导地位,体现了中医理论体系的基本特点。本篇是《内经》脏腑理论的重要篇章,篇中理论是中医藏象学说的重要内容。

（一）

【原文】

黄帝問曰:願聞十二藏之相使[1],貴賤[2]何如?岐伯對曰:悉乎哉問也,請遂言之。心者,君主之官也,神明[3]出焉。肺者,相傅之官[4],治節[5]出焉。肝者,將軍之官,謀慮[6]出焉。膽者,中正[7]之官,決斷出焉。膻中[8]者,臣使之官,喜樂出焉。脾胃者,倉廩之官[9],五味出焉。大腸者,傳道之官,變化出焉。小腸者,受盛之官,化物[10]出焉。腎者,作強之官,伎巧出焉[11]。三焦者,決瀆[12]之官,水道出焉。膀胱者,州都[13]之官,津液藏焉,氣化則能出矣。凡此十二官者,不得相失[14]也。故主明則下安,以此養生則壽,歿世不殆,以爲天下則大昌。主不明則十二官危,使道[15]閉塞而不通,形乃大傷,以此養生則殃,以爲天下者,其宗[16]大危,戒之戒之!

【注释】

[1] 相使:指官职而言。张介宾注:"相使者,辅相臣使之谓。"

[2] 贵贱:职位的高低,此指十二脏腑功能的主次。张介宾注:"贵贱者,君臣上下之分。"

[3] 神明:人的精神意识思维活动。张介宾注:"心为一身之君主,禀虚灵而含造化,具一理以应万几,藏府百骸,惟所是命,聪明智慧,莫不由之,故曰神明出焉。"

[4] 相傅之官:指肺的作用如同辅佐君王治理国家的宰相。相傅,古代官名,相当于宰相之职。张介宾注:"肺与心皆居膈上,位高近君,犹之宰辅,故称相傅之官。"

[5] 治节:治理调节。比喻肺协助心调节气血、运行营卫、治理诸脏的功能。张介宾注:"肺主气,气调则营卫藏府无所不治,故曰治节出焉。"

[6] 谋虑:指筹划与思考。王冰注:"勇而能断,故曰将军。潜发未萌,故谋虑出焉。"

[7] 中正:不偏不倚,正直无私。王冰注:"刚正果决,故官为中正,直而不疑,故决断出焉。"

[8] 膻中:此指心包。张介宾注:"按十二经表里,有心包络而无膻中,心包之位,正居膈上,为心之护卫。《胀论》云:膻中者,心主之宫城也。"

[9] 仓廩之官:仓廩,贮藏粮食的仓库。脾主运化,胃主受纳,通主水谷,故称仓廩之官。《礼记·月令》:"谷藏曰仓,米藏曰廩。"

[10] 化物:指小肠泌别清浊的功能。

〔11〕作强之官,伎巧出焉:指肾精充足,体力强劲,精巧多能。伎,同"技",多能;巧,精巧。

〔12〕决渎:通利水道。张介宾注:"决,通也;渎,水道也。上焦不治,则水泛高原;中焦不治,则水留中脘;下焦不治,则水乱二便。三焦气治,则脉络通而水道利,故曰决渎之官。"

〔13〕州都:水中陆地。此指水液聚集之处。张介宾注:"膀胱位居最下,三焦水液所归,是同都会之地,故曰州都之官,津液藏焉。"

〔14〕相失:失去相互协调的关系。马蒔注:"凡此十二官者,上下相使,彼此相济,不得相失也。"

〔15〕使道:相使之道。此指十二脏腑相互联系的道路。王冰注:"神气,相使之道。"张介宾注:"心不明则神无所主,而藏府相使之道闭塞不通,故自君主而下,无不失职,所以十二藏皆危,而不免于殃也。"

〔16〕宗:指宗庙、社稷。为古代政权的象征。

【分析】

本段论述了十二脏腑的功能及其协调互用的关系,认为心为五脏六腑之主宰,强调了心在生命活动中的重要作用。

1. 十二脏腑的功能及其协调互用的关系。本段原文以古代官职作比,形象地论述了十二脏腑的功能及其相互协调关系。十二脏腑功能虽然不同,但彼此之间存在着既分工又合作的相互协调关系,以维持人体正常生命活动,即"凡此十二官者,不得相失也"。这是《内经》藏象理论的基本内容。

2. 心为生命活动的主宰。文中认为心通过神明来协调各脏腑的功能,故被喻为"君主之官"。心又主血脉,心气推动血液在脉中运行,使形神得养,故曰:"主明则下安。"若心的功能失常,则十二脏不能正常发挥作用,必然损伤形体,甚则危及生命,即"主不明则十二官危,使道闭塞而不通,形乃大伤。"这一思想在《内经》其他篇章亦有体现,如《素问·六节藏象论》指出:"心者,生之本,神之变也。"《灵枢·口问》也云:"心者,五藏六府之大主也……悲哀忧愁则心动,心动则五藏六府皆摇。"《灵枢·邪客》指出:"心者,五藏六府之大主也,精神之所舍也,其藏坚固,邪弗能容也,容之则心伤,心伤则神去,神去则死矣。"均强调了心在生命活动中的重要性。

(二)

【原文】

至道在微,变化无穷,孰知其原!窘[1]乎哉,消者瞿瞿,孰知其要!闵闵之当[2],孰者为良!恍惚之数[3],生于毫氂[4],毫氂之数,起于度量,千之万之,可以益大,推之大之,其形乃制[5]。黄帝曰:善哉,余闻精光[6]之道,大圣之业,而宣明大道,非斋戒[7]择吉日,不敢受也。黄帝乃择吉日良兆,而藏灵兰之室,以传保焉。

【注释】

〔1〕窘(jiǒng):困难。

〔2〕闵闵之当:理论深玄,昏暗难明,如有物之遮蔽。闵,昏暗。当,此作"蔽"解。

〔3〕恍惚之数:难于确切说明的似有若无的数量。

〔4〕毫氂:极其微小精细。氂,同"氂"。

〔5〕其形乃制:万物成形。形,万物之体貌。

[6] 精光:精纯而又明彻。

[7] 斋戒:静心修省,排除杂念,即专心至诚的意思。张介宾注:"洗心曰斋,远欲曰戒。"

【分析】

本段指出了中医学理论的重要性。认为中医学理论高深莫测,必须珍藏并使之流传。

人体的生命活动复杂多变,学习时,必须由浅入深,积少成多,善于类比推理,才能窥其全貌。这也是圣人建立各项事业的基础。

网上更多……

　语译　　　　　　习题与答案　　　　　医案举隅

素問·六節藏象論篇第九（节选）

【篇解】

节，度也。古人以甲子纪天度，甲子一周之数为六十，是谓一节；六六三百六十日成一岁，故称天度为"六节"。本篇先论天度，继论藏象，故名曰"六节藏象"。本篇先讨论了天体运动规律和气、候、时、岁等天度的建立及其与气候变化的关系，并阐释了天度、气数对人体生命活动的影响；继而论述藏象理论、脏腑的功能及阴阳属性、脏腑功能活动与自然环境的密切联系等。"藏象"一词，首见于本篇，藏象理论是中医理论体系的核心内容，也是临床各科辨证论治的理论基础。

（一）

【原文】

天食人以五氣，地食人以五味[1]。五氣入鼻，藏於心肺，上使五色脩明[2]，音聲能彰。五味入口，藏於腸胃，味有所藏，以養五氣[3]，氣和而生，津液相成，神乃自生。

【注释】

[1] 天食人以五气，地食人以五味：食，同"饲"，供给、饲养之意。五气，指天之气，因其随时令的变化而表现为寒、暑、燥、湿、风，故称五气。五味，指酸、苦、甘、辛、咸，此泛指饮食物，亦即供人体摄入的饮食水谷。

[2] 五色脩明：张介宾注："五气入鼻，由喉而藏于心肺，以达五脏，心气充则五色修明，肺气充则声音彰著。盖心主血，其华在面；肺主气，故发于声。"脩，通"修"，修饰也。明，明亮润泽。

[3] 五气：指五脏之气。

【分析】

本段指出了天之五气、地之五味是人体维持生命活动的重要基础和条件。五气，指自然气候、阳光雨露等；五味，泛指各种饮食物。天之精气从鼻入心肺，地之精气从咽入肠胃，天地之精气共养五脏，使五脏之气调和，则气血津液充盈，人体生命活动正常。

（二）

【原文】

帝曰：藏象[1]何如？岐伯曰：心者，生之本[2]，神之變[3]也，其華[4]在面，其充[5]在血脈，爲陽中之太陽[6]，通於夏氣。肺者，氣之本，魄[7]之處也，其華在毛，其充在皮，爲陽中之太陰[8]，通於秋氣。腎者，主蟄[9]，封藏之本[10]，精之處也，其華在髮，其充在骨，爲陰中之少陰[11]，通於冬氣。肝者，罷極之本[12]，魂[13]之居也，其華在爪，其充在筋，以生血氣，其味酸，其色蒼[14]，此爲陽中之少陽[15]，通於春氣。脾、胃、大腸、小腸、三焦、膀胱者，倉廩之本，營之居[16]也，名曰器[17]，能化糟粕，轉味而入出者也，其華在唇四白[18]，其充在肌，其味甘，其色黄，此至陰[19]之類，通於土氣[20]。凡十一藏

取决於膽[21]**也。**

【注释】

[1] 藏象:藏,脏腑。象,现象、征象。张介宾注:"象,形象也。藏居于内,形见于外,故曰藏象。"

[2] 生之本:生命的根本。高世栻注:"心者,身之主,故为生之本。"

[3] 神之变:《新校正》云:"全元起本并《太素》均作'神之处'。"律以下文"魄之处""精之处""魂之居""营之居",则作"处"为是。处,居处。

[4] 华:荣华,光华,为表现于外的精华之象。

[5] 充:指充养。

[6] 阳中之太阳:心位居上焦阳位,其性属火,与夏热之气相通应,故为阳中之太阳。前"阳"字,指部位;后"阳"字,指功能特性。

[7] 魄:指神的活动之一。《左传昭公七年》孔颖达疏:"谓初生之时,耳目心识,手足运动,啼呼为声,此魄之灵也。"张介宾注:"魄之为用,能动能作,痛痒由之而觉也。"

[8] 太阴:《甲乙经》《太素》均作"少阴"。

[9] 蛰:动物冬眠伏藏谓蛰。此指肾藏精的功能,有蛰藏生机之意。

[10] 封藏之本:比喻肾主藏精,宜闭藏而不宜妄泄的作用。

[11] 少阴:《甲乙经》《太素》均作"太阴"。

[12] 罢(pí)极之本:即肝是耐受疲劳的根本。罢,音义同"疲"。《说文》:"燕人谓劳曰极。"肝主筋,筋主运动,筋脉运动强健有力,赖于肝血和肝气的濡养,所以称肝为罢极之本。

[13] 魂:指神的活动之一,包括人的谋虑、梦幻等思维意识,以及怒惊恐等情感。张介宾注:"魂之为言,如梦寐恍惚,变幻游行之境皆是也。"

[14] 其味酸,其色苍:据北宋林亿等的《新校正》,此六字与下文的"其味甘、其色黄"六字,应为衍文。

[15] 阳中之少阳:《甲乙经》《太素》均作"阴中之少阳"。

[16] 营之居:王冰注:"营起于中焦,中焦为脾胃之位,故云营之居也。"

[17] 器:器皿。比喻胃、肠、三焦、膀胱等受纳腐熟水谷,转输五味,排泄糟粕之作用。吴崑注:"盛贮水谷,犹夫器物,故名曰器。"

[18] 唇四白:指口唇四周的白肉。

[19] 至阴:至,到达。脾居中焦,在上焦阳位与下焦阴位之间。又,至阴通于长夏,而长夏是春夏阳时到秋冬阴时之交接时节,故称长夏为至阴。

[20] 通于土气:脾主长夏,春、夏、秋、冬配合肝、心、肺、肾四脏。长夏指农历六月,居中属土;长夏多雨湿,故与脾土相应。

[21] 凡十一脏取决于胆:李杲曰:"胆者少阳春升之气,春气升则万化安,故胆气春升,则余脏从之。"

【分析】

本段提出了藏象的概念,指出了脏腑的作用及其与体表、自然时令的通应关系。提出了"凡十一藏取决于胆"的理论观点。

1. 藏象的概念。藏,指藏于人体内的脏腑组织器官,包括五脏六腑;象,指内脏功能活动反映于外的征象及脏腑的实质形象。藏象,两者的关系是藏决定象,即藏虽在内,但在体表有其特定相应的象,即藏在内,有其象表现于外。因此,在临床中可以"从象测藏",即通过对内脏功能活动而现于外的征象来探知内里脏腑气血盛衰变化,以指导诊断和治疗。

2. 藏象学说的基本内容。藏象学说,是研究脏腑经脉形体官窍的形态结构、生理活动规律及其相互关系的理论。本段原文从五脏功能及其与精神活动、体表组织、阴阳四时的关系方面,明确了藏象学说的基本内容。首先,强调人体以五脏为本,即心为"生之本"、肺为"气之本"、肝为"罢极之本"、肾为"封藏之本"、脾胃为"仓廪之本",高度概括了五脏各自的生理功能特点,说明人体是以五脏为中心的统一体。其次,五脏与人体体表组织器官、精神活动及自然物象密切相关,并由此形成心、肺、肾、肝、脾五个功能系统。这五个系统与天地四时相通应,彼此之间也紧密联系,从而形成了人体五大功能活动系统,并与自然界内外相联系成一个整体,形成以五脏为中心的藏象学说。

本篇阐述的藏象理论是中医临床诊治疾病的主要依据。临床上可以根据人体内在脏腑在体表相应部位反映的状况推知脏腑的病变情况,并确定病位。藏象理论也就成为了中医理论体系的核心内容和临床各科辨证论治的理论基础。如肾"其华在发""其充在骨"的理论,说明肾与发、骨骼在生理上密切相关,小儿生长发育过程中出现五迟、鸡胸、解颅等症,皆可从肾精不足论治。

3. 关于"凡十一脏取决于胆"。历代医家阐述各有侧重,主要观点有:① 王冰认为:"胆者,中正刚断无私偏,故十一脏取决于胆也。"由于胆为中正之官,不偏不倚,主决断,十一脏的功能正常与否,取决于胆。② 李杲认为:"胆者少阳春升之气,春气升则万化安,故胆气春升,则余脏从之。"胆属少阳春生之气,春气生发,夏长、秋收、冬藏才能正常变迁。人体胆气升发,则十一脏功能才能协调旺盛。③ 张介宾认为:"足少阳为半表半里之经,亦曰中正之官,又曰奇恒之腑,所以能通达阴阳,而十一脏皆取决乎此也。"胆属少阳,居半表半里之处,故能通达阴阳,有协调十一脏的功能。可见,"凡十一脏取决于胆"旨在强调胆在脏腑功能活动中的重要性。

网上更多……

语译　　　习题与答案　　　医案举隅

素問·五藏生成篇第十（节选）

【篇解】

生，相生；成，相成。因本篇主要论述了五脏、五体、五味、五色、五脉之间的相生相克、相因相成关系，故名曰"五藏生成"。本篇主要论述了五脏与人体内外环境及人体内各组织的相应关系和内在联系，反映了五脏功能活动系统之间的生克制化规律，是人体生命活动整体观的又一体现。

（一）

【原文】

心之合[1]脈也，其榮[2]色也，其主[3]肾也。肺之合皮也，其榮毛也，其主心也。肝之合筋也，其榮爪也，其主肺也。脾之合肉也，其榮唇也，其主肝也。肾之合骨也，其榮髮也，其主脾也。

是故多[4]食鹹，则脈凝泣[5]而變色；多食苦，则皮槁而毛拔[6]；多食辛，则筋急而爪枯[7]；多食酸，则肉胝皺而唇揭[8]；多食甘，则骨痛而髮落[9]，此五味之所傷也。故心欲苦，肺欲辛，肝欲酸，脾欲甘，肾欲鹹，此五味之所合也。

【注释】

[1] 合：相应相合之意。

[2] 荣：荣华。此指五脏精华在外的表现。

[3] 主：制约之意。指制约其所不胜之脏。张介宾注："心属火，受水之制，故以肾为主。"张志聪注："五脏合五行，各有相生相制，制则生化。心主火而受制于肾水，是肾乃心脏生化之主，故其主肾也。"下文"其主心""其主肝""其主肺""其主脾"，同义。

[4] 多：有"过"之意。

[5] 脉凝泣：指血脉凝塞不畅。泣，音义同"涩"。张介宾注："泣，涩同。"

[6] 皮槁而毛拔：苦味属火入心，肺属金主皮毛。过食苦味致心伤，血运不畅，皮毛失养，故皮枯毛拔。

[7] 筋急而爪枯：指筋脉拘急，爪甲枯槁。肺金气胜，制约肝木所致。

[8] 肉胝皺而唇揭：谓皮肉厚而皱缩，唇高而外翻。胝，皮肉厚；皺，"皱"之异体；揭，掀起、翻起。

[9] 骨痛而发落：肾主骨，其荣在发。脾土克肾水，过食甘味，可致脾气过盛而伤肾。

【分析】

本段论述了人体五脏与五体、五华、五味、五色之间的内在联系，以及五脏之间的相互制约关系，本段也是"四时五脏阴阳"理论的重要组成部分。

1. 五脏外合五体，五脏相互制约。文中指出了五脏与五体的内在相应关系，提示通过诊察五体可以判断内部脏腑状况。本段的"其主"体现了五脏之间的生克制化关系。五脏之间相互制约的关系失调,可致使相应五脏功能活动受到影响。有制约太过和不及两种情况:若制约太过,一则可损伤己制之脏,二则可反侮制己之脏。若制约不及,一则被制己之脏所乘,二则被己制之脏反侮。

2. 过食五味损伤本脏及所胜之脏。五脏与五味有相应关系。即心喜苦,肺喜辛,肝喜酸,脾喜甘,肾喜咸。若食之不当,用之无节则损伤相应之脏。五味太过,损伤五脏具有一定规律,首先损伤本脏,之后损伤本脏所制之脏,并通过所合与所荣表现于外。

（二）

【原文】

諸脈者皆屬於目[1],諸髓者皆屬於腦,諸筋者皆屬於節[2],諸血者皆屬於心,諸氣者皆屬於肺,此四支八谿之朝夕[3]也。故人臥血歸於肝[4],肝受血而能視[5],足受血而能步,掌受血而能握,指受血而能攝[6]。

【注释】

[1]诸脉者皆属于目:指五脏六腑之精气,通过十二经脉上注于目。属,连属,统属。

[2]诸筋者皆属于节:指筋附于骨节,联络骨骼,具有束骨骼而利关节的作用。王冰注:"筋气之坚结者,皆络于骨节之间也。"

[3]此四支八谿之朝夕:指人身脏腑之气血流注四肢关节、血脉、骨髓、筋膜之间,如同潮汐般濡养周身。支,同"肢";谿,同"溪";朝夕,即潮汐。

[4]人卧血归于肝:当人静卧时,行于诸经的血,就会回流到肝。说明肝有贮藏血液和调节血量的生理功能。

[5]肝受血而能视:即目得肝血的濡养而能视。《甲乙经》云:"目受血而能视。"人之视觉功能与肝血的盈虚密切相关。

[6]指受血而能摄:指人之四肢筋脉得到肝血濡养,则屈伸自如。摄,抓取之意。

【分析】

本段论述了脉、髓、筋、血、气与脏腑组织的连属关系,强调了血在人体的重要作用。

首先指出五脏六腑之精气经由十二经脉上注于目,目才能有视觉功能。继而论述了脑、髓、筋、血、气的作用,肾藏精,主骨生髓而精气上注于脑,使脑具有主持肢体运动和思维的功能;肝主筋,筋膜连属骨节,使肢体运动自如;心主血脉,血在心气的推动下循行于经脉;肺主气,主司呼吸和气机调节;人的四肢运动,依赖筋脉,筋脉得到肝血的濡养才能屈伸自如。最后强调了血在人体的重要作用。人体脏腑组织依赖血的供养和调节才能发挥其作用,文中目之能视,足之能步,手之能摄,均系举例而已。"人卧血归于肝"以及后世的"动则血行于诸经"的论述,充分说明了肝有贮藏血液和调节血量的生理功能,是肝藏血功能的理论依据。正如王冰所言:"肝藏血,心行之,人动则血运于诸经,人静则血归于肝脏。"

网上更多……

👤 语译　　📝 习题与答案　　⚥ 医案举隅

素問·五藏別論篇第十一

【篇解】

别，区别。因本篇所论脏腑理论，有别于《素问·六节藏象论》《素问·五脏生成》等有关讨论藏象的篇章，故名曰"五藏别论"。本篇从"藏"、"泻"的角度，论述了五脏、六腑、奇恒之腑、传化之腑的概念、功能特点及其区别，是《内经》论述藏象理论的重要篇章之一，对临床诊治脏腑病证具有重要意义。马莳注："此乃五脏之另是一论，故名篇。"

（一）

【原文】

黄帝問曰：余聞方士[1]，或以腦髓爲藏[2]，或以腸胃[3]爲藏，或以爲府，敢問更相反，皆自謂是[4]，不知其道，願聞其說。岐伯對曰：腦、髓、骨、脈、膽、女子胞[5]，此六者，地氣之所生也，皆藏於陰而象於地[6]，故藏而不瀉[7]，名曰奇恒之府[8]。夫胃、大腸、小腸、三焦、膀胱，此五者，天氣之所生也，其氣象天，故瀉而不藏[9]，此受五藏濁氣[10]，名曰傳化之府[11]，此不能久留，輸瀉者也[12]。魄門亦爲五藏使[13]，水穀不得久藏。

所謂五藏者，藏精氣而不瀉也[14]，故滿而不能實[15]；六府者，傳化物而不藏，故實而不能滿也。所以然者，水穀入口，則胃實而腸虛；食下，則腸實而胃虛。故曰：實而不滿，滿而不實也。

【注释】

[1] 方士：知晓方术之人。

[2] 为藏：其下《太素》有"或以为腑"四字，可参。

[3] 肠胃：是下文"胃、大肠、小肠、三焦、膀胱"的省称。

[4] 敢问更相反，皆自谓是：意即当我冒昧地提出疑问时，方士彼此相互驳斥，皆自以为是。敢，谦词，自言冒昧之意。

[5] 女子胞：指子宫，又名胞宫，位于少腹，主月事、孕育胎儿，为奇恒之腑之一。

[6] 藏于阴而象于地：指奇恒之腑如大地包藏万物一样，具有贮藏阴精的作用。象，象征；阴，阴精。

[7] 藏而不泻：指奇恒之腑主贮藏精气，而不主传化水谷和排泄糟粕。

[8] 奇恒之府：奇，异也；恒，常也。指异于通常所说的腑，包括脑、髓、骨、脉、胆、女子胞。因其功能似脏，形态似腑，似脏非脏，似腑非腑，故称"奇恒之府"。

[9] 泻而不藏：指传传之府传化水谷、排泄糟粕，而不能贮藏精气。

[10] 五藏浊气：指五脏代谢所产生的浊物。

[11] 传化之府：指胃、大肠、小肠、三焦、膀胱。此五者具有传化水谷的作用，不贮藏精气。王冰注："言水谷入已，糟粕变化而泄出，不能久久留住于中，但当化已输泻令去而已，传泻诸化，

故曰传化之腑。"

〔12〕此不能久留,输泻者也:指五脏浊气及水谷糟粕不可久藏于传化之腑,宜及时转输和排泄。

〔13〕魄门亦为五藏使:指魄门的启闭受五脏的支配。魄,通"粕";魄门,排泄糟粕之门。张介宾注:"魄门,肛门也。大肠与肺为表里,肺藏魄而主气,肛门失守则气陷而神去,故曰魄门。"使,役使,支配。

〔14〕藏精气而不泻也:指五脏主藏精气而不主传化水谷。

〔15〕满而不能实:满,指精气盈满,此指五脏的功能特点。实,指水谷充实。五脏主藏精气,不主传化水谷。王冰注:"精气为满,水谷为实,但藏精气,故满而不能实。"张介宾注:"精气质清,藏而不写,故但有充满而无所积实。"

【分析】

本段讨论了奇恒之腑、传化之腑、五脏及六腑的功能特点及区别。

1. 奇恒之腑。奇恒之腑有异于通常所说的腑。在功能上似脏,主藏阴精,属阴;其形态上似腑,中空有腔,没有表里配属关系,似脏非脏,似腑非腑,故名"奇恒之府"。奇恒之府的功能特点为贮藏精气而不传化水谷。实际上,奇恒之府的功能,除胆为六腑之一外,已包含在五脏功能之中,脑为心肾所主,髓骨为肾所主,脉为心所主,女子胞为肾肝所主。

2. 传化之腑。文中指出胃、大肠、小肠、三焦、膀胱五者为传化之腑。传化之腑,因其性像天体运转不息一样,动而不静,故具有变化饮食物、传输水谷、排泄糟粕的作用。

3. 脏腑的功能特点。五脏主藏精气,而不传化水谷;宜精气盈满而没有水谷充实,故其功能为"藏精气而不泻",特点为"满而不能实"。六腑主传化水谷,而不主贮藏精气;宜水谷充实而没有精气盈满,故其功能为"传化物而不藏",特点为"实而不能满"。

4. 魄门亦为五脏使,水谷不得久藏。本句原文揭示了魄门与五脏之间的密切关系。魄门的启闭要依赖于心神的主宰,肝气的条达,脾气的升提,肺气的宣降,肾气的固摄,方能不失其常度。而魄门功能正常又能协调内脏的升降之机。在临床上,大便秘结或泄泻,要分别从肺、胃、脾、肝、肾等脏腑辨证施治;反之,相关脏腑病变也可通过调治魄门启闭而收到疗效。

5. 脏腑藏泻理论的运用。文中脏腑"藏""泻"理论为临床辨治脏腑疾病提供了依据,脏病多精气不足的虚证,腑病多传导迟滞的实证。脏病多用补法,腑病多用泻法。后世治则中"六腑以通为用"的论点即导源于此。临床上采用通里攻下法治疗急腹症,也是六腑"泻而不藏""传化物而不藏""以通为用""以降为顺"理论的具体运用。

6. 脏腑的"藏"与"泻"相辅相成。脏腑"藏"与"泻"不是绝对的,五脏藏中也有泻,包括精气满溢而泻和脏中浊气泻出;六腑泻中有藏,包括吸收精气输入五脏和泻不可滑脱;脏腑"藏"与"泻"相辅相成,相互为用。"藏""泻"理论在临床应用时,应当根据脏腑"藏""泻"特点灵活掌握,不可拘泥。

(二)

【原文】

帝曰:气口何以独为五藏主[1]?岐伯曰:胃者,水谷之海,六府之大源也。五味入口,藏于胃,以养五藏气,气口亦太阴也。是以五藏六府之气味,皆出于胃,变见于气口[2]。故五氣[3]入鼻,藏於心肺。心肺有病而鼻爲之不利也。

凡治病,必察其下[4],適其脈,觀其志意,與其病也。拘於鬼神者[5],不可與言至德[6];惡於鍼石者,不可與言至巧[7];病不許治者,病必不治,治之無功矣。

【注释】

[1]气口何以独为五脏主:气口,又称脉口、寸口。两手腕部桡骨头内侧桡动脉处。中医脉诊部位之一,属手太阴肺经。

[2]变见于气口:人体内在变化外现于寸口。见,音"现"。杨上善注:"胃为水谷之海,六腑之长,出五味以养五脏。血气卫气行手少阴脉至于气口,五脏六腑善恶,皆是胃气所将而来,会于手太阴,见于气口,故曰变见也。"

[3]五气:此指自然界的清气。

[4]察其下:下,《太素》作"上下"。杨上善注:"疗病之要,必须上察人迎,下诊寸口,适于脉候,又观意志有无,无意志者,不可为至。"意指全面诊察。

[5]拘于鬼神者:指执著迷信鬼神而怀疑医学的人。拘,固执,迷信,不变通。

[6]至德:指精深的医学理论。至,极也;德,道也。

[7]至巧:指娴熟巧妙的针刺技术。巧,技巧。

【分析】

本段指出了诊寸口以知脏腑疾病的道理,强调了诊察疾病时要全面诊察、四诊合参。

1. 诊寸口以知五脏。原文阐述了诊寸口知五脏的道理,主要有三:首先,气口属于手太阴肺经,肺主气而朝百脉,故通过气口可以了解全身脏腑经脉气血盛衰的情况。其次,手太阴肺经起于中焦,而脾胃为气血生化之源。"五脏六腑之气味皆出于胃",故胃气变化表现于气口,通过气口可观察到脏腑经脉气血的盛衰和胃气的盛衰,以了解脏腑功能、疾病变化及预后善恶情况。再者,虽然《内经》提出了三部九候等诊法,但脏腑病变应寸口最明显,加之诊脉部位较为方便,故至今仍为医生所普遍喜用。

2. 察其上下,四诊合参。文中指出诊察疾病要望闻问切四诊合参,察其上下,观其志意,全面诊察病情,综合分析,才能准确判断病情。

3. 心肺有病而鼻为之不利。文中提出了"心肺有病而鼻为之不利"的观点,指出了察鼻窍以诊心肺病变的方法。道理有三:其一,心脉系于肺。《灵枢·经脉》云:"心手少阴之脉……其直者,复从心系却上肺。"故心有病者可通过经脉的联系表现于鼻窍。其二,心肺共同摄藏自然清气,进而化生气血,布达周身。故心有病也可影响清气的纳藏,进而见鼻窍失灵。其三,鼻窍与心主神志的功能相关。心主感觉思维活动,鼻之嗅觉为人的感觉之一,故心病可见鼻息不利、呼吸困难、嗅觉失灵或幻嗅等。

网上更多……

🔲 语译　　　📝 习题与答案　　　⚥ 医案举隅

素問·異法方宜論篇第十二

【篇解】

异法,不同的治疗方法;方宜,指地域环境各有所宜。本篇论述了东西南北中五方的不同地理环境、自然气候条件下,人们的生活习惯、易发疾病亦有所不同,治宜砭石、毒药、灸焫、微针、导引按摩等不同的方法,故名曰"异法方宜"。该篇体现了中医学因地制宜,因人制宜的整体医学观,对于指导临床治疗及养生保健具有重要意义。

【原文】

黄帝問曰:醫之治病也,一病而治各不同,皆愈,何也? 岐伯對曰:地勢使然也。

故東方之域,天地之所始生也[1]。魚鹽之地,海濱傍水,其民食魚而嗜鹹,皆安其處,美其食,魚者使人熱中[2],鹽者勝血[3]。故其民皆黑色[4]疎理[5],其病皆爲癰瘍[6],其治宜砭石[7]。故砭石者,亦從東方來。

西方者,金玉之域,沙石之處,天地之所收引[8]也。其民陵居[9]而多風,水土剛強,其民不衣而褐薦[10],其民華食而脂肥[11],故邪不能傷其形體,其病生於內,其治宜毒藥[12]。故毒藥者,亦從西方來。

北方者,天地所閉藏之域[13]也,其地高陵居,風寒冰冽[14]。其民樂野處[15]而乳食,藏寒生滿病[16],其治宜灸焫[17]。故灸焫者,亦從北方來。

南方者,天地所長養,陽之所盛處也,其地下,水土弱,霧露之所聚也。其民嗜酸而食胕[18],故其民皆緻理[19]而赤色,其病攣痹[20],其治宜微鍼。故九鍼[21]者,亦從南方來。

中央者,其地平以濕,天地所以生萬物也衆。其民食雜而不勞[22],故其病多痿厥寒熱[23],其治宜導引按蹻[24]。故導引按蹻者,亦從中央出也。

故聖人雜合以治[25],各得其所宜,故治所以異而病皆愈者,得病之情[26],知治之大體也。

【注释】

[1] 东方之域,天地之所始生也:自然界生发之气始于东方。张介宾注:"天地之气,自东而升,为阳生之始,故发生之气,始于东方,而在时则为春。"

[2] 热中:热积于体内。多食鱼则使热滞于中而外发痈疡。

[3] 盐者胜血:过食盐则伤血。盐味咸,咸入血,少则养,过则害。胜,伤也。

[4] 皆黑色:指面色发黑。黑色主肾,过食盐则伤肾,故面色黑。

[5] 疎理:指皮肤腠理疏松。疎,通"疏"。

[6] 痈疡:泛指各种痈肿疮疡之类的疾患。

[7] 砭石:此指用石料制成的医疗工具,即石针。砭石,中国最古的医疗器具,后被金属针具所取代。全元起注:"砭石者,是古代外治之法。有三名:一针石,二砭石,三镵石。其实一也。"

在此泛指刮痧疗法。

[8] 收引:同义词合用,即收敛。此指秋季肃杀之气。

[9] 陵居:依丘陵而居,形容居住地势较高。

[10] 褐荐:褐,粗布或粗麻;荐,细草编成的席子。

[11] 华食而脂肥:指经常食用鲜美酥酪肥甘之品而致形体肥胖。华食,鲜美酥酪肥肉之类的食品;脂肥,指形体肥胖。

[12] 毒药:泛指药物,或指峻猛之性的药物。张介宾注:"毒药者,总括药饵而言,凡能除病者,皆可称为毒药。"

[13] 天地所闭藏之域:自然界冬藏之气始于北方。闭藏,指北方冬季气候寒冷、万物闭藏之象。

[14] 冰冽:《太素》作冻冽。

[15] 乐野处:指习惯于游牧生活。

[16] 藏寒生满病:此指脏寒失于温运而气机阻滞,故生胀满之病。张介宾注:"地气寒,乳性亦寒,故令人藏寒,藏寒多滞,故生胀满等病。"

[17] 灸焫(ruò):用艾柱灸治。焫,烧灼。王冰注:"火艾烧灼,谓之灸焫。"

[18] 食胕:胕,通"腐",指发酵后的一类食物。张介宾注:"物之腐者,如豉、鲊、曲、酱之属是也。"

[19] 致理:指肌肤腠理致密。

[20] 挛痹:泛指筋脉拘急,疼痛麻木及关节活动不利的一类病证。

[21] 九针:泛指各种针具。九针,即《灵枢·九针十二原》所载之镵针、员针、鍉针、锋针、铍针、员利针、毫针、长针、大针,共九种针具。

[22] 食杂而不劳:指食物种类繁多,又不过分劳累。王冰注:"四方辐辏而万物交归,故人食纷杂而不劳也。"

[23] 痿厥寒热:杨上善注:"人之食杂则寒温非理,故多寒热之病,不劳则血气不通,故多得痿厥之病。"

[24] 导引按跷:指气功、按摩之类用于强身健体、防治疾病的方法。吴崑注:"按,手按也;跷,足踹也。"张介宾注:"按,捏按也;跷,即阳跷、阴跷之义。"王冰注:"按,谓抑按皮肉,跷,谓捷举手足。"

[25] 杂合以治:指综合五方各种治疗手段及方法予以治疗。杂,参也。杂合,综合。

[26] 得病之情:指了解病情。

【分析】

本文论述了自然地域气候不同,所生疾病亦异,治法也各有所宜的道理。

1. 地域气候特点与发病。中国地域辽阔,各地气候差异很大。地域有东南中西北之分,地势有高低之别,气候有寒温之异,故其发病也各不相同。文中指出北方"地高陵居,风寒冰冽",而"病生于内";南方则"其地下,水土弱,雾露之所聚",而"其病挛痹"等,提示诊治疾病必须根据地域气候特点。

2. 地域及生活习惯与发病。文中指出地域饮食及生活习惯不同,所致疾病亦各异。指出东方之域"其民食鱼而嗜咸",其病以"痈疡"居多;北方之域"乐野处而乳食",其病以"藏寒生满病"

为主等。不同的生活及饮食习惯,易形成某些特殊的体质与疾病。生活习惯的形成与自然气候地域相关,也与人体自身的饮食起居好恶相关。目前,生活习惯与疾病的关系日益引起关注,本篇理论当受到重视。

3. 地域所致疾病不同,治法各异。文中针对不同地域气候引起的疾病,提出了砭石、毒药、灸焫、微针、导引、按跷等不同治疗方法。以"地势使然"回答了"一病而治各不同"的道理。提示医生临床诊治必须结合自然环境、地域及体质差异等,灵活运用因地制宜、因人制宜的原则。

网上更多……

👤 语译　　📝 习题与答案　　⚥ 医案举隅

素問·移精變氣論篇第十三（节选）

【篇解】

移,指转移;精,指精神;变气,调整气的运行。因本篇首先论述了转移精神的祝由疗法,故名曰"移精变气"。吴崑注曰:"移易精神,变化脏气,如悲胜怒,恐胜喜,怒胜思,喜胜悲,思胜恐,导引营卫,皆其事也。"本篇论述了移精变气的祝由疗法,阐述了诊病要"无失色脉""数问其情"的道理,强调了察色、切脉、问诊合参的重要性,以及"神"的得失对判断预后善恶的重要性,是《内经》论诊法的重要篇章。

【原文】

黄帝問曰:余聞古之治病,惟其移精變氣,可祝由[1]而已。今世治病,毒藥治其內,鍼石治其外,或愈或不愈,何也? 岐伯對曰:往古人居禽獸之閒,動作以避寒,陰居以避暑,內無眷慕之累[2],外無伸宦之形[3],此恬憺之世,邪不能深入也。故毒藥不能治其內,鍼石不能治其外,故可移精祝由而已。當今之世不然,憂患緣其內,苦形傷其外,又失四時之從,逆寒暑之宜,賊風數至,虛邪朝夕,內至五藏骨髓,外傷空竅肌膚,所以小病必甚,大病必死,故祝由不能已也。

【注释】

[1] 祝由:以祝祷治疗疾病的方法。

[2] 内无眷慕之累:内心无仰慕名利的精神负担。眷,《广雅》:"向也。"向往、追求。

[3] 外无伸宦之形:在外不因追逐名利劳碌其形体。张介宾注:"伸,屈伸之情。宦,利名之累。"

【分析】

本段论述了移精变气之法,指出了祝由治病的道理,强调了语言开导、转移精神等心理疗法的重要性。

1. 移精变气之法。移精变气之法,又称祝由疗法,主要通过祝说病由,或辅以符咒、祈祷等措施,解除或减轻病人的心理压力,转移病人对疾病的注意力,达到调畅气机,治疗疾病的目的,属于《内经》的精神疗法。

2. 祝由治病的道理。丹波元简引吴鞠通曰:"祝,告也;由,病之所从出也。近时以巫家为祝由科,并列于十三科之中。《内经》谓信巫不信医不治,巫岂可列之医科中哉? 吾谓凡治内伤者,必先祝由,详告以病之所由来,使病人知之,而不敢再犯;又必细体变风变雅,曲察劳人思妇之隐情,婉言以开导之,庄言以震惊之,危言以悚惧之,必使之心悦诚服,而后可以奏效如神。"认为对于病人病因的了解,并告知疾病的危害,而给予相关开导,是祝由疗病的原理。诚如《灵枢·贼风》所说"知百病之胜,先知其病之所从生",不仅是巫者对某些疾病"可祝由而已"的依据,这也是医生临证治疗疾病的关键之所在,即对于精神情志因素相关疾病,除针刺、药物治疗之外,可通过精神疗法治疗,如除了本篇所谓"移精变气法",其他还有"劝慰开导法""暗示疗法”等。

　　本篇关于“祝由”“移精变气”的记载，对于后世应用“五志相胜”等心理疗法，确实有重要启示。心理疗法得当，常能收到一定疗效，但必须要以适应病情为原则。巫术与祝由不可同日而语，祝由，宜吸取其合理内涵；巫术，则宜予坚决反对、打击。

网上更多……

　　👤 语译　　📝 习题与答案　　⚥ 医案举隅

素問·湯液醪醴論篇第十四

【篇解】

汤液和醪醴,均为五谷煎煮而成;其中,清稀淡薄者为汤液,稠浊者为醪,甘甜者为醴。张介宾注云:"汤液醪醴,皆酒之属。"本篇先论汤液醪醴的制作方法及应用,后论水肿病的病因病机及治疗,因从汤液醪醴论起,故名曰"汤液醪醴"。本篇内容有三:一是介绍了汤液醪醴的制作及应用;二是强调了病人神机对治疗的作用,提出了"病为本,工为标,标本不得,邪气不服"的观点;三是阐述了水肿的病因病机、症状及治疗。本篇对后世中药制剂的研究及水肿病诊治产生了深远影响。

(一)

【原文】

黄帝問曰:爲五穀湯液及醪醴奈何？岐伯對曰:必以稻米,炊之稻薪,稻米者完,稻薪者堅[1]。帝曰:何以然？岐伯曰:此得天地之和,高下之宜,故能至完;伐取得時,故能至堅也。

帝曰:上古聖人作湯液醪醴,爲而不用,何也？岐伯曰:自古聖人之作湯液醪醴者,以爲備耳。夫上古作湯液,故爲而弗服[2]也。中古之世,道德[3]稍衰,邪氣時至,服之萬全。帝曰:今之世不必已,何也？岐伯曰:當今之世,必齊毒藥攻其中,鑱石鍼艾治其外也。

【注释】

[1] 稻米者完,稻薪者坚:稻米的气味完备,稻薪的性质坚实。张志聪注:"具天地阴阳之和者也,为中央之土谷,得五方高下之宜,故能至完,以养五脏;天地之政令,春生秋杀,稻薪至秋而刈,故伐取得时,金曰坚成,故能至坚也。"

[2] 为而弗服:张介宾注:"圣人之作汤液者,先事预防,所以备不虞耳。盖上古之世,道全德盛,性不嗜酒,邪亦弗能害,故但为而弗服也。"

[3] 道德:本指万物发生发展的规律。此指维护健康的生活态度和养生方法。

【分析】

本段论述了汤液醪醴的制作方法及应用,指出了上古之人为而不用、中古之世服之万全、当今之世针药并用才能奏效的道理。

1. 汤液醪醴的制作。本段原文论述了汤液、醪醴的制作和应用。五谷均可制作汤液、醪醴,但以稻米为首选。因稻米禀受四时阴阳平和之气,性质坚固而火力温和。

2. 汤液醪醴的运用。上古之人制作汤液、醪醴的初衷并非为医疗所设,而是日常佐餐之用,后来逐渐发展为强身愈病之汤药及药酒。由于上古之人思想淳朴,私欲和杂念较少,故对汤液、醪醴反应灵敏、疗效显著。中古之时因私欲无度而病情变得错综复杂,单纯应用汤液、醪醴已疗效不佳,必须配合毒药、镵石针艾等方法方能奏效。强调了加强道德修养可以提高健康水平的重要性。

（二）

【原文】

帝曰:形弊血盡而功不立者何? 岐伯曰:神不使[1]也。帝曰:何謂神不使? 岐伯曰:鍼石,道也。精神不進,志意不治,故病不可愈[2]。今精壞神去,榮衛不可復收。何者? 嗜欲無窮,而憂患不止,精氣弛壞,榮泣衛除,故神去之而病不愈也。

帝曰:夫病之始生也,極微極精,必先入結於皮膚。今良工皆稱曰:病成名曰逆,則鍼石不能治,良藥不能及也。今良工皆得其法,守其數,親戚兄弟遠近音聲日聞於耳,五色日見於目,而病不愈者,亦何暇不早乎? 岐伯曰:病爲本,工爲標[3],標本不得,邪氣不服,此之謂也。

【注释】

[1] 神不使:神机丧失,针药难以发挥作用。张介宾注:"凡治病之道,攻邪在乎针药,行药在乎神气。故治施于外,则神应于中,使之升则升,使之降则降,是其神之可使也。若以药剂治其内而脏气不应,针艾治其外而经气不应,此其神气已去而无可使矣。虽竭力治之,终成虚废已尔,是所谓不使也。"

[2] 精神不进,志意不治,故病不可愈:《甲乙经》无三个"不"字。《新校正》云:"按全元起本云:'精神进,志意定,故病可愈。'《太素》云:'精神越,志意散,故病不可愈。'"可互参。

[3] 病为本,工为标:病人和疾病为本,医生及治疗措施为标。

【分析】

本段指出了形弊血尽之人疗效不明显的原因,强调了病人神气在治疗中的作用,提出了"病为本,工为标,标本不得,邪气不服"的观点。

1. 神气在治疗中的重要作用。文中认为形弊血尽之人疗效不明显的原因是神气丧失,即"神不使",不能对治疗作出反应,无法使针药发挥作用。神,包括精神意识在内的人体神机。倘若病人机体衰竭,神机衰败,则对治疗不能作出反应,即所谓"神不使",提示治疗当以神为本,神机是治疗能否取效的关键。正如《灵枢·本神》所云:"凡刺之法,先必本于神。"

关于神气丧失的原因,本段经文指出"嗜欲无穷,而忧患不止",以致"精气弛坏,荣泣卫除","故病不可愈"。在一定条件下,精神心理因素也对治疗发挥着重要的作用,故《素问·五藏别论》提出"病不许治者,病必不治,治之无功",认为任何治疗手段和方法,只有在病人的积极配合下才能发挥作用。正如张介宾注云:"凡治病之道,攻邪在乎针药,行药在乎神气。故治施于外,则神应于中……若以药剂治其内而脏气不应,针艾治其外而经气不应,此其神气已去而无可使矣。"

2. 病为本,工为标。文中认为病人及疾病为本,医生及其治疗手段为标。指出医生及其治疗方法,必须符合病人的病情,才能取得疗效;如果两者不符,则疾病难以治愈。这一观点充分体现了《内经》对于医患关系的深刻认识,提示医患之间应该相互配合。医生在诊治中必须做到"言必有征,行必有验",这是临床取得疗效的根本保证及重要条件。

（三）

【原文】

帝曰:其有不從毫毛而生[1],五藏陽以竭[2]也。津液充郭[3],其魄獨居[4],孤精於內,氣耗於外[5],形不可與衣相保[6],此四極急而動中[7],是氣拒於內,而形施於外[8],治之奈何? 岐伯曰:平治於權衡[9],去宛陳莝[10],微動四極[11],溫衣[12],繆刺[13]其處,以復其形。開鬼門,潔淨府[14],精以時服[15],五陽已布,疎滌五藏[16],故精自生,形自盛,骨肉相保,巨氣乃平[17]。帝曰:善。

【注释】

[1] 其有不从毫毛而生:此水肿病非外感所得,乃内伤五脏所致。其,代指水肿病。

[2] 五脏阳以竭:五脏阳气被阻遏。以,同“已”;竭,阻遏之意。王冰注:“不从毫毛,言生于内也。阴气内盛,阳气竭绝,不得入于腹中,故言五脏阳以竭也。”

[3] 津液充郭:指水液充斥于形体胸腹。张介宾注:“津液,水也;郭,形体胸腹也。”

[4] 其魄独居:水邪独盛体内。魄,指属阴的水液。居,留也,此有“盛”之义。张介宾注:“魄者阴之属,形虽充而气则去,故其魄独居也。”

[5] 孤精于内,气耗于外:水液独盛于内,阳气耗散于外。精,停聚的水液;与上文“魄”同。张介宾注:“精中无气,则孤精于内;阴内无阳,则气耗于外。”

[6] 形不可与衣相保:形容水肿严重、衣服难以穿上。高世栻注:“形不可与衣相保者,形体浮肿,不可与衣相为保和也。”

[7] 四极急而动中:指四肢肿急,兼有喘咳的症状。张介宾注:“四肢者,诸阳之本。阳气不行,故四极多阴而胀急也。胀由阴滞,以胃中阳气不能制水,而肺肾俱病,喘咳继之,故动中也。”

[8] 气拒于内,而形施于外:水气内停致使形体肿胀。施,同“易”,改变。拒,格拒。王冰注:“水气格拒于腹膜之内,浮肿施张于身形之外。”

[9] 平治于权衡:平调阴阳的偏盛偏衰。吴崑注:“平治之法,当如权衡,阴阳各得其平,勿令有轻重低昂也。”

[10] 去宛陈莝:祛除郁积陈久的水邪。宛,通“郁”,郁积也。陈,陈腐,《辞源》谓“陈”为“腐臭”、“积甚”。莝,《辞源》谓“莝”为“切碎的草”,有杂乱堆积之意。

[11] 微动四极:四极,即四肢。张介宾注:“微动之,欲其流动而气易行也。”

[12] 温衣:张介宾注:“温衣,欲助其肌表之阳而阴凝易散也。”

[13] 缪刺:病在左而刺右、病在右而刺左的刺络法。张介宾注:“然后缪刺之,以左取右,以右取左,而去其大络之留滞也。”

[14] 开鬼门,洁净府:此指发汗、利小便。张介宾注:“鬼门,汗空也。肺主皮毛,其藏魄,阴之属也,故曰鬼门。净府,膀胱也。上无入孔而下有出窍,滓秽所不能入,故曰净府。邪在表者散之,在里者化之,故曰开鬼门、洁净府也。”

[15] 精以时服:王冰注:“脉和,则五精之气以时宾服于肾脏也。”

[16] 五阳已布,疏涤五脏:五脏阳气得以布散宣达,涤除五脏水湿邪气。张介宾注:“阴邪除则五阳布。”

[17] 巨气乃平:正气恢复正常。巨气,人体正气。平,正常。

【分析】

本段论述了水肿的病因病机、症状及治则治法。

1. 水肿的病因病机。文中指出水肿的病因非外感所得,乃内伤使五脏阳气被阻遏所致,即"五脏阳以竭"。五脏阳气阻竭,不能温化阴津,津液无气以化,"孤精于内,气耗于外",水邪充斥形体肌肤。如王冰注云:"不从毫毛,言生于内也。阴气内盛,阳气竭绝,不得入于腹中,故言五脏阳以竭也。"

2. 水肿的症状。文中指出此"五脏阳以竭"所致的水肿表现比较严重,四肢形体胸腹皆水肿,甚至连衣服都难以穿上,严重时还可见水邪上犯于肺的喘咳。

3. 水肿的治则治法。原文论述了水肿的治则治法,提出水肿病总的治则是"平治于权衡""去宛陈莝",即平调阴阳,祛除水邪,体现了扶正祛邪的治疗原则。水肿的具体治法有四:一为"开鬼门,洁净府",即发汗、利小便之法,以祛除水邪。二为"缪刺其处",即用针刺之法使经络疏通以祛除水邪。三为"微动四极",即轻微活动四肢,以疏通气血,振奋阳气。四为"温衣",即添衣保暖,以保护阳气,有利于消散水饮之邪。四种方法也体现了扶正祛邪的思想,综合并用,使水邪得以消散。

本篇"开鬼门,洁净府"治疗水肿的方法对后世影响深远。张仲景在《金匮要略》提出"诸有水者,腰以下肿,当利小便;腰以上肿,当发汗乃愈"即渊源于此。《医宗金鉴》之"治水之病,当知表里上下分消之法。腰以上肿者,水在外,当发其汗乃愈,越婢、青龙汤证也。腰以下肿者,水在下,当利小便乃愈,五苓、猪苓等汤证也。"也是《内经》理论的具体运用。

网上更多……

👤≡ 语译　　📝 习题与答案　　⚥ 医案举隅

素問·脈要精微論篇第十七（节选）

【篇解】

脉，脉诊；要，要领；精微，精深微妙之意。本篇论述了望、闻、问、切四种诊察方法及其要领，其中，重点阐述了脉诊的精深原理和微妙诊法，其道理至精至微，故名曰"脉要精微"。本篇是《内经》论诊法的重要篇章之一，其四诊合参的诊法及观点一直被后世所遵循，并为中医诊断学的发展奠定了坚实基础。

（一）

【原文】

黄帝問曰：診法[1]何如？岐伯對曰：診法常以平旦[2]，陰氣未動，陽氣未散[3]，飲食未進，經脈未盛，絡脈調勻，氣血未亂，故乃可診有過之脈[4]。

切脈動靜，而視精明[5]，察五色，觀五藏有餘不足，六府強弱，形之盛衰，以此參伍[6]，決死生之分。

【注释】

[1] 诊法：此指脉诊。张介宾注："诊，视也，察也，候脉也。凡切脉望色，审问病因，皆可言诊，而此节以诊脉为言。"

[2] 平旦：太阳初升之时。

[3] 阴气未动，阳气未散：平旦之时，人刚醒寤，尚未进食，也未劳作，人体内阴气未被扰动，阳气尚未耗散。滑寿注："平旦未劳于事，是以阴气未扰动，阳气未耗散。"

[4] 有过之脉：指病脉。过，过失、异常。马莳注："人之有病，如事之有过误，故曰有过之脉。"

[5] 视精明：观察眼睛的神态及其色泽等变化。张介宾注："视目之精明，诊神气也。"

[6] 参伍：相互比照，相互印证。张介宾注："参伍之义，以三相较谓之参，以五相类谓之伍。盖彼此反观，异同互证，而必欲搜其隐微之谓。"

【分析】

本段论述了"诊法常以平旦"的道理，强调了四诊合参的重要性。

1. 诊法常以平旦。文中指出诊病的时间以平旦为宜。因平旦阳气由阴出阳，人刚醒寤，尚未劳作，阴气未扰动，阳气未耗散，人体处于相对稳定状态，未受到疾病以外因素的干扰，此时诊脉能真实地反映脏腑经脉气血盛衰状况。倡导"诊法常以平旦"，其原理告诫医生，诊病时应该排除非疾病因素对病人的影响，以获取准确的病情资料，有利于对疾病做出正确诊断。

2. 四诊合参的重要性。望、闻、问、切四诊合参，能够全面诊察疾病。文中指出，诊察疾病时，通过切按脉象，望双目之神采，观察五色之变，形体之强弱，审察脏腑之盛衰，闻病人所发出的异常声音，问病人二便排泄情况等，从不同的角度，全面收集信息，并且彼此相参互证，方能全面掌握病情，正确判断疾病的预后吉凶。

（二）

【原文】

夫脈者,血之府^[1]也。長則氣治^[2],短則氣病^[3],數則煩心,大則病進^[4],上盛則氣高,下盛則氣脹^[5],代則氣衰^[6],細則氣少^[7],濇則心痛^[8]。渾渾革至如涌泉^[9],病進而色弊^[10];緜緜其去如弦絕,死^[11]。

【注释】

[1] 脉者,血之府:经脉是血气汇集与运行之处。府,物聚之处。李中梓注:"营行脉中,故为血府。然行是血者,是气为之司也。"

[2] 长则气治:长脉代表气血平和无病。长,脉体应指而长,上及于寸,下及于尺。气治,此指气血平和无病,运行有序。治,正常。

[3] 短则气病:短,脉体应指而短,上不及寸,下不及尺。气病,此指气滞、气郁等。马莳注:"脉长则气治,以气足故应手而长。脉短则气病,以气滞故应手而短。"

[4] 大则病进:脉体应指满而大。为邪气有余,病情将进一步发展之象。

[5] 上盛则气高,下盛则气胀:张介宾注:"上盛者,邪壅于上也;气高者,喘满之谓。下盛者,邪滞于下,故腹为胀满。"

[6] 代则气衰:指脉来缓弱而有规则的间歇,主脏气衰弱。

[7] 细则气少:指脉细如丝,主诸虚劳损,气血衰少。

[8] 涩则心痛:指脉象往来艰涩,如轻刀刮竹。主气滞血瘀,故见心痛。

[9] 浑浑革至如涌泉:指脉来滚滚而疾急,犹如泉水急促上涌,盛于指下。主邪气亢盛,病势严重。"浑浑"同"滚滚",水流盛大貌。革,通"亟",急也。

[10] 病进而色弊:《脉经》《千金》中"色"作"危";"弊"下并重"弊"字,弊弊,隐也,与下文"绵绵"义相属,可参。

[11] 绵绵其去如弦绝,死:绵绵,此指脉象细微欲绝。王冰注:"绵绵,言微微似有,而不甚应手也。如弦绝者,言脉卒断,如弦之绝去也。"

【分析】

本段论述了脉与气血的关系及常见病脉与主病。

1. 脉为血之府。脉既是气血汇聚之处,也是气血运行的道路,因此,气血盛衰变化可以通过脉象反映出来。因此分析和识别不同脉象对诊断疾病具有重要意义。

2. 常见病脉与主病。若脉体应指而长,上及于寸,下及于尺,则为气血平和无病,脉之运行有序。脉体应指而短,上不及寸,下不及尺,则为气病,如气虚、气滞、气郁等。脉数为火热内盛,故烦心。脉来满指而大,为邪气有余,邪盛而病进。寸口脉近腕部洪盛,为邪壅于上,病发如喘满等病证。寸口脉远腕部洪盛,则邪滞于下,可见腹部胀满之疾。脉来缓弱而有规则的间歇,主脏气衰弱。脉细如丝,则主气血衰少,诸虚劳损。脉象往来艰涩,如轻刀刮竹,主气滞血瘀,可见心痛一类病证。上述脉象及主病提纲挈领地论述了脉诊的要领和临床意义,对临床诊治疾病具有重要参考价值。

3. 临床诊脉要领。归纳文中诊脉要领有三:一是观察脉体形状。如从脉之长短、粗细、脉体大小等,了解病证虚实,把握病势发展。二是观察脉动之频数与节律,以判断脏气的盛衰。三是对比脉之分部的不同变化,了解病位之所在。

（三）

【原文】

夫精明五色者,氣之華[1]也。赤欲如白裹朱[2],不欲如赭[3];白欲如鵝羽,不欲如鹽;青欲如蒼璧[4]之澤,不欲如藍[5];黄欲如羅裹雄黄,不欲如黄土;黑欲如重漆色,不欲如地蒼[6]。五色精微象見矣,其壽不久[7]也。夫精明者,所以視萬物,別白黑,審短長。以長爲短,以白爲黑,如是則精衰矣。

【注釋】

[1] 精明五色者,气之华:两目和面部,是五脏精华之气外现之处。姚止庵注:"精明以目言,五色以面言,言目之光采精明,面之五色各正,乃元气充足,故精华发见于外也。"

[2] 白(bó)裹朱:面色红润光泽含蓄,犹白色丝绸裹朱砂。白,通"帛",即白色丝织物。朱,朱砂。

[3] 赭:此指代赭石,其色赤而灰暗不泽。

[4] 蒼璧:青色的玉石。张介宾注:"蒼璧之泽,青而明润。"

[5] 蓝:草名,干品呈暗蓝无泽,可加工成靛青,作染料。张介宾注:"蓝色青而沉晦。"

[6] 地蒼:青黑色的土。张介宾注:"地之苍黑,枯暗如尘。"

[7] 五色精微象见矣,其寿不久:五脏脏真之色外露,败象显现。见,同"现"。于鬯《香草续校书》注:"微,盖衰微之义。精微者,精衰也。五色精微象见者,五色精衰象见也。"

【分析】

本段论述了望色察目以诊脏腑气血盛衰的道理,指出了面部五色的善恶色泽,强调了脏真之象外露乃精气衰败之象。

1. 精明五色者,气之华。晴明神气和面部色泽是脏腑气血的外现部位。因此,观察晴明及面部色泽变化可知内部脏腑气血盛衰。姚止庵注:"五色以面言,言目之光彩精明,面之五色各正,乃元气充足,故精华发见于外也。"

2. 面部五色的善恶色泽。本段经文列举多种常见实物,形象比喻面部五色的"欲"与"不欲",以此说明五色的善与恶,并据此判断脏腑精气盛衰,疾病预后转归。一般而言,面色润泽含蓄,欲如"白裹朱""鹅羽""苍璧之泽""罗裹雄黄""重漆色"之善色,提示脏腑精气未衰,疾病预后良好;若晦暗枯槁,或脏真之色外露,如"赭""盐""蓝""黄土""地苍",则预示脏腑精气虚衰,疾病预后凶险。"五色精微象见矣,其寿不久也",五脏脏真之色外露,毫无含蓄明润之泽,则表明脏腑精气衰败,预后不良。

3. 察目可判断脏腑精气盛衰。文中指出,观察目之视觉变化,对色彩的分辨,以及目之神采正常与否能够判断精气盛衰。若两目有神,视物清晰,辨色准确,为精气未衰,预后良好;若两目无神,视物长短不分,黑白不辨,则为精气衰竭。望目是中医望诊的重要内容。

（四）

【原文】

五藏者,中之守[1]也。中盛藏滿,氣勝傷恐者,聲如從室中言,是中氣之濕[2]也;言而微,終日乃復言[3]者,此奪氣也;衣被不斂[4],言語善惡,不避親疎者,此神明之亂也;倉廩不藏者,是門戶不要[5]也;水泉不止者,是膀胱不藏也。得守者生,失守者死。

【注释】

[1]五脏者,中之守:指五脏主藏精气,宜守而不宜失。中,内也;守,职守。张介宾注:"五脏者各有所藏,藏而勿失则精神完固,故为中之守也。"

[2]中盛脏满,气胜伤恐者,声如从室中言,是中气之湿:高世栻注:"邪实则中盛脏满,正虚则气胜伤恐。人之音声,起于肾,出于肺,会于中土……声如从室中言,此中土壅滞,致肺肾不交,故曰是中气之湿也。"又,张琦注:"气胜五字衍文。"可参。

[3]言而微,终日乃复言:语声低微,言不接续,是肺气被劫夺的表现。吴崑注:"言语轻微,难以接续,俟之终日,乃能复言,惟夺于气者如此。"

[4]衣被不敛:吴崑注:"去其衣被,无有羞恶也。"

[5]仓廪不藏者,是门户不要:下利不禁,脾胃功能失守,传导水谷的门户失于约束所致。要,通"约",约束。张介宾注:"幽门、阑门、魄门皆仓廪之门户。门户不能固则肠胃不能藏。"

【分析】

本段指出了判断五脏精气内守的方法,以及五脏失守的临床表现,强调了五脏精气内守的重要性。

1. 五脏者,中之守也。强调五脏所藏精气是人体生命活动基础,故宜守而不宜失。五脏得守,表明五脏之精气充足,神气旺盛,虽然患病,但预后良好;五脏失守,则提示精气虚弱,神气衰败,预后不佳。故文中曰:"得守者生,失守者死。"

2. 五脏精气失守的表现。文中主要从闻其声,观察神志与二便等情况,来判断五脏精气是否失守。若胸满气壅,声音重浊者,是中气被湿邪所困,为脾脏失守之征;声音低微无力,言不接续者,为气被劫夺,肺失守之象;衣被不能敛束,甚或裸露,语言错乱,骂詈不避亲疏,为神明之乱,心神失守之象。下利不禁,为脾脏失守;小便不止,为肾脏失守。诊治时宜综合审察,以正确判断脏腑精气盛衰状况。

(五)

【原文】

夫五藏者,身之强[1]也。头者,精明之府[2],头倾视深,精神将夺[3]矣;背者,胸中之府[4],背曲肩随[5],府将坏矣;腰者,肾之府,转摇不能,肾将惫[6]矣;膝者,筋之府,屈伸不能,行则偻附[7],筋将惫矣;骨者,髓之府,不能久立,行则振掉[8],骨将惫矣。得强则生,失强则死。

【注释】

[1]五脏者,身之强:五脏为身体强健之本。张介宾注:"此下言形气之不守,而内应乎五脏也。脏气充则形体强,故五脏为身之强。"

[2]头者,精明之府:头为藏精气出神明之所。张介宾注:"五脏六腑之精气,皆上升于头,以成七窍之用,故头为精明之府。"

[3]头倾视深,精神将夺:头低垂不举,目深陷无神。此为五脏精气虚竭欲脱之候。张介宾注:"头倾者,低垂不能举也。视深者,目陷无光也。脏气失强,故精神之夺如此。"视,用作名词,指目。

[4]背者,胸中之府:心肺居胸中,其俞在背,故背为胸中之府。张志聪注:"心肺居于胸中,

而俞在肩背,故背为胸之府。"胸,此指心肺二脏。

　　[5]背曲肩随:指背曲不能直,肩垂不能举。此为胸中心肺二脏精微之气失强的表现。随,下垂。

　　[6]惫:音义同"败",衰竭之意。

　　[7]偻(lǔ)附:身体弯曲不能直立,需依附于他物而行。

　　[8]振掉:此指行走时震颤摇摆。

【分析】

　　本段论述了通过望形态诊察五脏精气盛衰的方法,指出了五脏精气衰败的表现,强调了五脏精气充足是形体强健的根本。

　　1. 五脏是身形强健的根本。人体身形依赖五脏精气以滋养,精气充足则身形强壮,虽病预后良好;精气败,则身形衰,疾病预后不良。身形是五脏精气盛衰外现之处,其动态变化,能反映五脏精气的盛衰,故曰"得强则生,失强则死"。

　　2. 观察"五府"可知五脏精气盛衰。头、背、腰、膝、骨为人体身形的五个标志部位,是心、肺、肝、肾等五脏精气聚集之处,被称为"五府"。即头为精明之府,背为胸中之府,腰为肾之府,膝为筋之府,骨为髓之府。通过观察诸府的动态变化,可以了解五脏精气盛衰状况,如头低垂不举,目陷无光,为五脏精气已衰,神气将失;背曲肩垂,为心肺精气衰败,精气不能上营肩背;腰痛转侧困难,为肾气将败;膝关节屈伸不利,需扶物而行,为肝气将败;不耐久立,行则摇摆震颤,为骨不藏髓,肾气衰败。

(六)

【原文】

　　萬物之外,六合之內,天地之變,陰陽之應,彼春之暖,爲夏之暑,彼秋之忿[1],爲冬之怒[2],四變之動,脈與之上下[3],以春應中規,夏應中矩,秋應中衡,冬應中權[4]。是故冬至四十五日,陽氣微上,陰氣微下[5];夏至四十五日,陰氣微上,陽氣微下[6]。陰陽有時,與脈爲期[7],期而相失,知脈所分,分之有期,故知死時。

【注释】

　　[1]忿:言秋季劲急肃杀的气象特征。

　　[2]怒:喻冬季寒气凛冽的气象特征。

　　[3]四变之动,脉与之上下:春夏秋冬四季气候的变动,脉象也随之发生浮沉变化。上下,此指脉象浮沉变化。马莳注:"四时有变,而吾人之脉特随之而上下耳。"

　　[4]以春应中规,夏应中矩,秋应中衡,冬应中权:春季脉圆滑而动,如规之象;夏季脉方正盛大,如矩之象;秋季脉不上不下,平衡于中,如秤杆;冬季脉伏沉至骨,如秤锤之沉。

　　[5]冬至四十五日,阳气微上,阴气微下:冬至一阳生,其后四十五日为立春时节,此后阳气渐长,阴气渐消,气候热象日渐明显。

　　[6]夏至四十五日,阴气微上,阳气微下:夏至一阴生,其后四十五日为立秋时节,此后阴气渐长,阳气渐消,气候寒象日渐明显。

　　[7]与脉为期:吴崑注:"谓春规、夏矩、秋衡、冬权相期而至也。期而相失,谓规矩衡权不合乎春夏秋冬也。"期,合也。

【分析】

本段论述了脉应四时的道理,以及春夏秋冬四时脉象之特征。

1. 脉应四时的道理。自然界阴阳消长盛衰,形成了春、夏、秋、冬四时更迭,因而有春温、夏暑、秋忿、冬怒之自然气候特征。人体生命活动与四时阴阳变化相通应,而人体脉象的变化亦与之相应,即正常脉象亦随季节变化而有浮沉之变化,谓之“四变之动,脉与之上下”。

2. 四时脉象特征。文中指出四时脉象特征为春规、夏矩、秋衡、冬权。人体脉象随四时阴阳之消长而变化,且相期而至,呈现周期性变化的特点。脉应四时反映了人体内外环境的和谐统一,若脉象与四时阴阳消长变化不相符,诊病时可通过其紊乱之脉,察知其病所在的脏腑部位,并可依据五行生克规律推测预后善恶,故诊脉辨病,必须掌握脉应四时之原理。

（七）

【原文】

是知陰盛則夢涉大水恐懼[1],陽盛則夢大火燔灼[2],陰陽俱盛則夢相殺毀傷[3];上盛則夢飛,下盛則夢墮[4];甚飽則夢予,甚饑則夢取;肝氣盛則夢怒,肺氣盛則夢哭;短蟲[5]多則夢聚衆,長蟲[6]多則夢相擊毀傷。

【注释】

[1]阴盛则梦涉大水恐惧:王冰注:“阴为水,故梦涉水而恐惧也。”

[2]阳盛则梦大火燔灼:王冰注:“阳为火,故梦大火而燔灼也。”

[3]阴阳俱盛则梦相杀毁伤:高世栻注:“阴阳俱盛则水火亢害,故梦相杀毁伤。相杀,争战也;毁伤,俱败也。”

[4]上盛则梦飞,下盛则梦堕:高世栻注:“上盛则气并于上,故梦飞。飞者,肝藏魂而上升也。下盛则气并于下,故梦堕。堕者,肺藏魄而下降也。”

[5]短虫:此指蛲虫。

[6]长虫:此指蛔虫。

【分析】

本段论述了从梦境测知人体阴阳盛衰。文中指出梦境与人之阴阳盛衰变化密切相关,亦是人体脏腑经络、气血阴阳盛衰的反映。因而了解不同梦境,有助于推断人体阴阳之盛衰。例如:阴气偏盛可梦渡大水而恐惧,阳气偏盛可梦大火烧灼,阴阳俱盛可梦相互残杀毁伤。而且从患者之梦境变化,还可推测脏腑之气盛衰强弱,与其病变之部位。如肝气盛者,可梦好发怒,肺气盛者,可梦悲哀啼哭等,对于临床诊断有一定参考意义。

（八）

【原文】

是故持脈有道,虛靜爲保[1]。春日浮,如魚之游在波[2];夏日在膚,泛泛乎萬物有餘[3];秋日下膚,蟄蟲將去[4];冬日在骨,蟄蟲周密,君子居室[5]。故曰:知內者按而紀之[6],知外者終而始之[7]。此六者[8],持脈之大法。

【注释】

[1]虚静为保:医生诊脉以清虚宁静至为重要。保,《甲乙经》作“宝”。 丹波元简注:“保、

葆、宝,古通用。"杨上善注:"持脉之道,虚心不念他事,疑神静虑,以为自保,方可得知脉之浮沉,气之内外也。"保,通"宝",引申指重要、关键。

[2] 春日浮,如鱼之游在波:春季脉象浮动而未全出,犹如鱼游在水波之中向上涌动。

[3] 夏日在肤,泛泛乎万物有余:比喻夏季脉象浮于肤表,盈满指下而洪大。泛泛乎,众盛貌。

[4] 秋日下肤,蛰虫将去:比喻秋季脉象由浮趋沉于皮肤之下,犹如蛰虫将伏。蛰虫,此指藏伏土中冬眠的昆虫。去,藏也。

[5] 冬日在骨,蛰虫周密,君子居室:比喻冬季脉象下沉至骨,如同蛰虫潜藏洞穴,人们居室不出。周,《太素》作"固"。可参。

[6] 知内者按而纪之:欲知内脏的病变与否,可通过切脉诊察。内,指内脏;纪,丝缕的头绪。张介宾注:"内言脏气,脏象有位,故可按而纪之。"

[7] 知外者终而始之:欲知经脉的病变与否,可据经脉自始至终的循行部位进行诊察。外,指经脉。张介宾注:"外言经气,经脉有序,故可终而始之。"

[8] 六者:指本节所言春、夏、秋、冬、内、外六种脉法。一说,指上文所述诊法常以平旦、四诊合参、脉应四时、虚静为保、脉合阴阳、知内知外六种诊脉方法。可参。

【分析】

本段论述了诊脉的基本要求及脉应四时的原理。

1. 持脉有道,虚静为保。文中指出了诊脉的基本要求在于虚静。虚静,其意义有三,一是诊脉时要求医生要摒除杂念,全神贯注,才能辨识复杂的脉象。二是诊脉时病人要排除各种干扰因素,如精神紧张、劳累、饱食、饮酒、运动等。三是诊脉时周围环境要肃静。如此,才能诊断出真实的脉象。

2. 脉应四时之原理。自然界阴阳之气的消长盛衰,产生了春、夏、秋、冬四时气候的变化;在季节之变化规律之中,以冬至与夏至为阴阳盛衰两个重要转折点,冬至一阳生,夏至一阴生,阴阳消长,阴阳四时交替变化。人与天地相参,故人体脉象随四时而变化,文中将四时脉象表现形容为:春脉"浮,如鱼之游在波",夏脉"在肤,泛泛乎万物有余",秋脉"下肤,蛰虫将去",冬脉"在骨,蛰虫周密,君子居室"等。关于四时五脏之脉,《素问·平人气象论》亦有"春胃微弦""夏胃微钩""长夏胃微软弱""秋胃微毛""冬胃微石"的记载,两篇经文可以互参。

(九)

【原文】

尺内两傍[1],则季胁[2]也,尺外以候肾,尺裏以候腹[3]。中附上[4],左[5]外以候肝,内以候膈;右[5]外以候胃,内以候脾。上附上[6],右外以候肺,内以候胸中;左外以候心,内以候膻中。前以候前,后以候后[7]。上竟上[8]者,胸喉中事也;下竟下[9]者,少腹腰股膝胫足中事也。

【注释】

[1] 尺内两傍:尺内,即尺肤之内,指前臂内侧自腕横纹至肘横纹间的皮肤。两傍,指两臂尺肤部位的尺侧部分。

[2] 季胁:又名季肋、软肋,相当于侧胸第十一、十二肋软骨部分。

[3]尺外以候肾,尺里以候腹:尺部的前缘为尺外,后缘为尺里,即拇指侧为尺外,小指侧为尺里。

[4]中附上:指尺肤部的中段。将尺肤分为三段,近腕部三分之一为上段,近肘部三分之一为下段,中间三分之一为中段。

[5]左、右:指左手、右手。下同。

[6]上附上:指尺肤部的上段。

[7]前以候前,后以候后:前,指尺肤部的前面,即臂内阴经之分,前部候胸腹部的病变;后,指尺肤部的后面,即臂后阳经之分,后部候背部的病变。

[8]上竟上:尺肤近腕向上直达鱼际部。竟,尽也。

[9]下竟下:尺肤近肘向下直达肘窝处。

【分析】

本段论述了尺肤诊的道理。尺肤诊是古代常用的一种诊法,尺肤诊法主要是通过观察、触按尺肤部皮肉的寒热、滑涩、缓急及坚脆等,以了解疾病的寒热、虚实、表里及脏腑身形的病变,《灵枢·论疾诊尺》指出:"审其尺之缓急、大小、滑涩,肉之坚脆,而病形定矣。"以尺肤诊判定病变部位的方法是将尺肤部位分成内外、左右、中附上、上附上、上竟上、下竟下等部分,分别对应人体的头、咽喉、心、肝、肺、脾、肾、腰、足等,提示尺肤与寸口、舌、鼻、目、耳郭等部位一样,也是人体身形的缩影,这种诊法体现了部分与整体相对应的关系,也是中医学整体观念的反映。见图1。

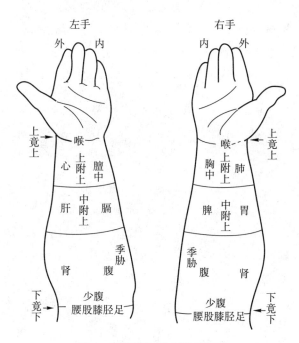

图1 尺肤诊五脏六腑分布图

尺肤诊是中医学独创的诊察方法,除本篇外,还散见于其他篇章,如《灵枢·论疾诊尺》专篇论之。综合相关内容,尺肤诊法的临床意义有三:① 明确病位,如本篇所言。② 判断病证,如《灵枢·论疾诊尺》云:"尺肤滑,其淖泽者,风也;尺肉弱者,解㑊……尺肤滑而泽脂者,风也;尺肤涩者,风痹也;尺肤粗如枯鱼之鳞者,水泆饮也。"③ 尺肤与脉诊互参,全面认识疾病。如《灵枢·论疾诊尺》云:"尺肤热甚,脉盛躁者,病温也,其脉盛而滑者,病(《太素》作'汗')且出也。尺肤寒,其脉小者,泄,少气。"目前,尺肤诊法在临床虽少应用,但对某些病证,尤其是温热病的诊断具有一定的临床价值。

网上更多……

👤≡ 语译　　　　📝 习题与答案　　　　⚥ 医案举隅

素問·平人氣象論篇第十八（节选）

【篇解】

平人，即健康无病之人。气，经脉之气；象，脉象。本篇主要以正常人的脉气与脉象为标准，与病脉、死脉进行对比互参，以分析病情，故名曰"平人气象"。本篇是《内经》论诊法的重要篇章，篇中强调"人以水谷为本"，以脉之胃气盛衰判断疾病预后的医学观点具有重要临床意义。

（一）

【原文】

黄帝問曰：平人[1]何如？岐伯對曰：人一呼脈再動，一吸脈亦再動，呼吸定息[2]，脈五動，閏以太息[3]，命曰平人。平人者，不病也。常以不病調[4]病人，醫不病，故爲病人平息以調之爲法[5]。

人一呼脈一動，一吸脈一動，曰少氣[6]。人一呼脈三動，一吸脈三動而躁，尺熱曰病溫[7]；尺不熱脈滑，曰病風[8]；脈濇曰痹[9]。人一呼脈四動以上曰死，脈絕不至曰死[10]，乍踈乍數曰死[11]。

【注释】

[1]平人：健康无病之人。丹波元简注：《调经论》云：阴阳匀平，以充其形，九候若一，命曰平人。《终始》篇云：形肉血气，必相称也，是谓平人。"

[2]呼吸定息：指一息既尽至换息之时的一段时间。

[3]闰以太息：张介宾注："闰，余也，犹闰月之谓。言平人常息之外，间有一息甚长者，是为闰以太息，而又不止五至也。"

[4]调：测度、计算。

[5]故为病人平息以调之为法：吴崑注："医不病则呼吸调匀，故能为病人平息以调脉。若医者病寒，则呼吸迟，病人脉类于数。医者病热，则呼吸疾，病人之脉类于迟。皆不足以调病人脉也。"

[6]少气：张介宾注："一息二至，减于常人之半矣，以正气衰竭也，故曰少气。"

[7]尺热曰病温：尺肤发热提示外感温病。张介宾注："尺热，言尺中近臂之处有热者，必其通身皆热也。脉数躁而身有热，故知为病温。"

[8]尺不热脉滑，曰病风：张介宾注："数滑而尺不热者，阳邪盛也，故当病风。"

[9]脉涩曰痹：张志聪注："痹者闭也，邪积而不行，故脉涩也。"

[10]脉绝不至曰死：脉气渐绝，五脏精气竭绝，临终之脉也。

[11]乍疏乍数曰死：指脉搏忽快忽慢，是后天化源已绝、五脏精气败露之象，属于预后凶险的真脏脉，故为死脉。高世栻注："人一呼脉四动以上，则太过之极。脉绝不至，则不及之极。乍疏乍过，则错乱之极。故皆曰死。"

【分析】

本段首先提出了"平人"的概念及平人的脉息至数,指出了以平人脉息至数为依据判断平脉、病脉、死脉的平息调脉的方法。

1. 平人及其脉息至数。平人,即健康无病之人,呼吸调匀,一息脉4~5至,脉律均匀。医生不病为平人,故能为病人平息以调脉,测定病人脉息至数是否正常。

2. 脉息至数是辨别平脉、病脉、死脉的重要依据。文中进一步指出了正常人的脉息至数为一息四五至,且脉律规整均匀。若脉息至数不足,一息二三至者为迟脉,是气虚阳弱;迟之甚者,脉绝不至,是气绝阳败。若脉息至数超过平人至数,一息六至者为数脉,是气盛阳亢;数之极者,一息八九至以上者,是阴竭阳极。节律变化主病,如脉律极不规整而"乍疏乍数"者,是阴阳俱衰之象主死。脉诊还可以与尺肤诊互参,观察尺肤热涩等,以助诊治。

以脉息至数判断病情的诊脉方法较易掌握,且迟、数脉又是判断病证寒热虚实的主要脉象,因而历代诊脉大纲均不离迟、数。如陈修园《医学实在易·脉法统论》云:"迟、数二脉,以息之至数辨之,又显而易见也。"

（二）

【原文】

平人之常氣稟於胃,胃者平人之常氣[1]也,人無胃氣曰逆,逆者死[2]。

春胃微弦曰平[3],弦多胃少曰肝病[4],但弦無胃曰死[5],胃而有毛曰秋病[6],毛甚曰今病[7]。藏真[8]散於肝,肝藏筋膜之氣也。夏胃微鈎曰平,鈎多胃少曰心病,但鈎無胃曰死,胃而有石[9]曰冬病,石甚曰今病。藏真通於心,心藏血脈之氣也。長夏胃微耎弱曰平,弱多胃少曰脾病,但代[10]無胃曰死,耎弱有石曰冬病,弱[11]甚曰今病。藏真濡於脾,脾藏肌肉之氣也。秋胃微毛曰平,毛多胃少曰肺病,但毛無胃曰死,毛而有弦曰春病,弦甚曰今病。藏真高於肺,以行榮衛陰陽也。冬胃微石曰平,石多胃少曰腎病,但石無胃曰死,石而有鈎曰夏病,鈎甚曰今病。藏真下於腎,腎藏骨髓之氣也。

【注释】

[1] 胃者平人之常气:胃气是正常人脉气的组成部分。常气,指正常的脉气。据《素问·玉机真藏论》王冰注引,"胃"字下有"气"字。可参。

[2] 人无胃气曰逆,逆者死:张介宾注:"此胃气者,实平人之常气,有不可以一刻无者,无则为逆,逆则死矣。胃气之见于脉者,如《玉机真脏论》曰:脉弱以滑,是有胃气。《终始》篇曰:邪气之来也,紧而疾;谷气来也,徐而和。是皆胃气之谓。"

[3] 春胃微弦曰平:春季的正常脉象是有胃气且略带弦象。下文"夏胃微钩""长夏胃微软弱""秋胃微毛""冬胃微石"仿此。

[4] 弦多胃少曰肝病:脉以弦急为主,缺少柔和从容之胃气之象,此乃肝病的表现。下文"钩多胃少曰心病""弱多胃少曰脾病""毛多胃少曰肺病""石多胃少曰肾病"类推。

[5] 但弦无胃曰死:脉象但弦急且毫无柔和从容之象,为春季胃气已绝,肝之真脏脉现,故预后不良。下文"但钩无胃曰死""但代无胃曰死""但毛无胃曰死""但石无胃曰死"仿此。

[6] 胃而有毛曰秋病:春之肝脉虽有胃气,但同时兼见秋季之毛脉,是春见秋脉,可预测秋

季将发病。下文"胃而有石曰冬病"等义同。毛,较浮的脉象。高世栻注:"轻浮之毛脉也。"

〔7〕毛甚曰今病:春之肝脉兼见秋季毛脉,是木被金伤,即刻发病。下文"石甚曰今病""弱甚曰今病""弦甚曰今病""钩甚曰今病"仿此。

〔8〕脏真:五脏真元之气。

〔9〕石:沉脉。王冰注:"谓如夺索,辟辟如弹石也。"

〔10〕代:脉软弱之极。高世栻注:"代,软弱之极也。软弱之极而无胃气,则曰死脉。"

〔11〕弱:《甲乙经》《千金方》卷十五均作"石"。

【分析】

本段指出了胃气脉是正常脉象的重要组成部分,强调了脉有胃气的重要性,指出了四时五脏平脉、病脉、死脉的脉象特点。

1. 脉以胃气为本。原文指出脉以胃气为本,脉气源于胃气,脉气依赖于胃气的供养。胃气充足则脏腑气血旺盛,在脉象上则反映出有胃气的脉象。反之,胃气衰败,则脏腑气血虚衰甚至竭绝,脉象则显见藏真之气独现的真藏脉。

2. 以胃气多少辨别四时五脏平脉、病脉、死脉。文中指出胃气的多少有无是辨别四时五脏平脉、病脉、死脉的重要依据。四时五脏之脉均应以胃气为本,兼见五脏应时之象。各脏所主时令的平脉,都是胃脉与本脏之脉相兼;如果本脏之气偏盛,而胃脉冲和之象较少则为病脉;若只见本脏之脉,而毫无和缓从容之胃气则为真脏脉,是胃气已竭、五脏精气外泄不藏的危候,为死脉。本段原文对后世脉学的发展有深远影响。如晋代王叔和《脉经》,明代李时珍《濒湖脉诀》,多运用自然事物形象比喻的方法,描述脉象。如涩脉,"如雨沾沙""病蚕食叶""轻刀刮竹"之喻,以及怪脉中的虾游、屋漏、解索、弹石、鱼翔等,对于理解和掌握脉象特点及诊察疾病具有参考价值。

（三）

【原文】

胃之大絡,名曰虛里[1],貫鬲絡肺,出於左乳下,其動應衣,脈宗氣也[2]。盛喘數絕者,則在病中[3];結而橫[4],有積矣;絕不至曰死[5]。乳之下其動應衣,宗氣泄[6]也。

【注释】

〔1〕虚里:位于左乳下,心尖搏动处,为足阳明胃经之络脉,其脉从胃贯穿膈膜,联络于肺。杨上善注:"虚里,城邑居处也。此谓大络,乃是五脏六腑所禀居之处,故曰虚里。其脉出左乳下,常有动以应衣也。"

〔2〕其动应衣,脉宗气也:虚里处的搏动可以用手触诊,以诊察宗气的盛衰。张志聪注:"宗气者,胃腑水谷之所生,积于胸中,上出喉咙以司呼吸,行于十二经隧之中,为脏腑经脉之宗,故曰宗气。胃之大络,贯鬲络肺,出于左乳下,而动应衣者,乃胃腑宗气之所出,此脉以候宗气也。"脉,此指诊察。衣,《甲乙经》作"手",可参。

〔3〕盛喘数绝者,则病在中:虚里处搏动甚盛如气急喘促,并时有歇止,是病在胸中。数绝,频繁歇止。张介宾注:"若虚里动甚而如喘,或数急而兼断绝者,由中气不守而然,故曰病在中。"

〔4〕结而横:结,虚里搏动迟缓且时有歇止。吴崑注:"横,横格于指下也。言虚里之脉结而横,是胃中有积。"

〔5〕绝不至曰死:马莳注:"绝而不至,则胃气已绝,所以谓之曰死。"

[6] 其动应衣,宗气泄:虚里之脉搏动明显,甚至牵动衣服,是宗气外泄的表现。吴崑注:"宗气宜藏不宜泄,乳下虚里之脉,其动应衣,是宗气失藏而外泄也。"

【分析】

本段论述了虚里诊法及其临床意义。

1. 虚里诊法。虚里,是胃之大络,其脉从胃贯膈络肺,出于左乳下即心尖冲动处。虚里乃是人体精气会聚之所。因此,诊虚里搏动可以推知宗气的盛衰与存亡。

2. 诊虚里的临床意义。如虚里搏动急促,时有歇止,为胸中心肺病变;若搏动无常,坚硬横挺,则是腹内积聚的征象;若搏动断绝不续,必宗气衰败,预后不良;若虚里搏动剧烈,甚至震动应衣,是宗气外泄之象,预后亦差。可见,虚里诊法对于判断病位、病性、预后,以及暴厥、大虚大实、脉状不见之证等均有重要临床价值。

(四)

【原文】

脈從陰陽[1],病易已;脈逆陰陽[2],病難已;脈得四時之順,曰病無他[3];脈反四時及不間藏[4],曰難已。

【注释】

[1] 脉从阴阳:脉象之阴阳属性与病之阴阳属性一致。王冰注:"脉病相应谓之从。"

[2] 脉逆阴阳:脉象之阴阳属性与病之阴阳属性相反。王冰注:"脉病相反谓之逆。"

[3] 脉得四时之顺,曰病无他:张介宾注:"春得弦,夏得钩,秋得毛,冬得石,谓之顺四时。虽曰有病,无他虞也。"

[4] 不间脏:即传其所克之脏。张介宾注:"不间脏者,如木必乘土则肝病传脾,土必乘水则脾病传肾之类。"

【分析】

本段论述了脉从阴阳、脉逆阴阳的预后。

文中指出切脉诊病时,要诊察其脉之逆从阴阳。具体有二:其一,审察脉象与四时阴阳的逆从。脉象随天地阴阳消长而有四时的浮沉变化,即春弦、夏钩、秋毛、冬石;反之,则说明疾病之病情复杂,预后不良。其二,审察脉象与证候阴阳的逆从。脉象与证候的病性,如寒、虚、里为阴,热、实、表为阳,脉证一致则为从,其病易治,脉象与证候的病性相反,则为逆,其病难治,如"风热而脉静,泄而脱血脉实"之类,皆多属难治之证。

不间脏,是疾病以相克之序传变的一种方式。若邪气以五脏相生之序相传,邪随生气而来,虽有邪气,亦有正气来复之机,故预后良好;若以相克之序相传,传其所胜,即不间脏,则邪挟克贼之气而来,则受病之脏邪气猖獗,正气大伤,同时又可波及他脏,故预后不良。

(五)

【原文】

頸脈動[1]喘疾欬,曰水;目裹微腫,如臥蠶起之狀,曰水[2]。溺黃赤安臥者,黃疸[3]。已食如饑者,胃疸[4]。面腫曰風[5]。足脛腫曰水[6]。目黃者曰黃疸。婦人手少陰脈[7]動甚者,妊子也。

【注释】

[1] 颈脉动：指人迎脉搏动明显。张介宾注："水气上逆，反侵阳明则颈脉动。水溢于肺，则喘急而疾咳。"

[2] 目裹微肿，如卧蚕起之状，曰水：张介宾注："目裹者，目下之胞也，胃脉之所至，脾气之所主，若见微肿如卧蚕起之状，是水气淫及脾胃也。"

[3] 黄疸：病证名。以目黄、身黄、小便黄为主症，多由湿热或寒湿内阻中焦气机不畅所致。

[4] 已食如饥者，胃疸：病名，即中消。疸，通"瘅"，热也。王冰注："是则胃热也。热则消谷，故食已如饥也。"

[5] 面肿曰风：吴崑注："六阳之气聚于面，风之伤人也，阳先受之，故面肿为风。"

[6] 足胫肿曰水：吴崑注："脾胃主湿，肾与膀胱主水，其脉皆行于足胫，故足胫肿者为水。"

[7] 手少阴脉：此指手少阴心经神门穴处。王冰注："手少阴脉，谓掌后陷者中，当小指动而应手者也。"

【分析】

本段论述了水肿、黄疸、胃疸等病证的诊察要点，以及妊娠脉象特点。

1. 水肿诊察要点。水肿为体内水液不化，郁积泛滥而成，病多在肺脾肾。其诊察要点有三：一察眼睑，若"目裹微肿，如卧蚕起之状"，是水肿病早期诊断的依据之一。二察人迎，若"颈脉动、喘疾咳"，是水气上犯的特征之一。三察部位，作为辨证治疗的依据，"面肿"是风邪上受，治当以疏风利水为主；"足胫肿"为水湿下注，治宜温阳化气利水为主。

2. 黄疸胃疸的诊察要点。黄疸以目黄、身黄、小便黄为诊察要点，病机以湿热或寒湿内阻为主。胃疸即中消，以多食易饥、消瘦为主症，病机为阴虚燥热，胃热炽盛。

3. 妊娠脉象特点。少阴脉动甚为妊娠征兆。妇人妊娠之后，血气聚于胞中以滋胎元，反映于脉则为手少阴神门之脉滑数而有力，此为怀孕的征兆。本篇所述与《灵枢·论疾诊尺》所云："女子手少阴脉动甚者妊子"相同。吴崑注云："手少阴，心脉也，取掌后锐骨之上，神门穴分也。其脉动甚，是胎气薄于心经，妊子之征也。妊，与孕同。"

（六）

【原文】

人以水穀爲本，故人絕水穀則死，脈無胃氣亦死。所謂無胃氣者，但得眞藏脈[1]，不得胃氣也。所謂脈不得胃氣者，肝不弦，腎不石[2]也。

【注释】

[1] 真脏脉：脉无胃气而真脏之气独见的脉象，如但弦无胃、但钩无胃之类。

[2] 肝不弦，肾不石：指脉无胃气，至春肝不微弦，至冬肾不微石。张介宾曰："但弦、但石虽为真脏，若肝无气则不弦，肾无气则不石。亦由五脏不得胃气而然，与真脏无胃气者等。"

【分析】

本段论述了脉以胃气为本的重要性，提出了真藏脉的特点及其在诊断中的重要意义。

1. 脉以胃气为本，脉无胃气则死。五脏皆禀气于胃，五脏六腑之气依赖胃气的滋养，其气盛衰变现于手太阴肺经气口脉。故气口脉以胃气为本，脉无胃气则死。所谓真脏脉，是无胃气而脏腑精气外露的脉象，是元气衰竭，胃气衰败的征象，常出现于疾病的危重阶段。

2. 真藏脉特点。真脏脉的特点是其脉具有无胃、无神、无根之象。其一,无胃之脉:脉象表现为弦硬坚搏,毫无和缓从容之象。其二,无神之脉:主要表现为节律紊乱,时数时迟。其三,无根之脉:主要表现为虚浮外散,浮大虚弱或极度微弱无力。真脏脉的出现,意味着邪气盛极,精气衰竭,胃气败亡。

网上更多……

👤 语译　　　📝 习题与答案　　　⚥ 医案举隅

素問·玉機眞藏論篇第十九（节选）

【篇解】

玉机，即玉衡、璇玑，是古代测量天体坐标的一种天文仪器。真脏，即真脏脉，指脉无胃气而真脏之气独现的脉象。文中认为，以无胃气之真脏脉预测病情，好像以玉机窥测天道一样重要，故名曰"玉机真藏"。本篇讨论了四时五脏的平脉、病脉及真脏脉的脉象，阐述了五脏发病的传变规律，五脏虚实的症状、预后及转机，并说明了五脏之脉必须借助胃气方能到达气口的道理。本篇是《内经》论诊法的重要篇章，文中所述诊察方法是判断疾病预后善恶的重要依据。

（一）

【原文】

黄帝曰：凡治病，察其形氣[1]色澤，脈之盛衰，病之新故，乃治之無後其時。形氣相得[2]，謂之可治；色澤以浮[3]，謂之易已；脈從四時[4]，謂之可治；脈弱以滑[5]，是有胃氣，命曰易治，取之以時[6]。形氣相失[7]，謂之難治；色夭不澤[8]，謂之難已；脈實以堅，謂之益甚；脈逆四時，爲不可治。必察四難[9]，而明告之。

【注释】

[1] 形气：形，指形体之肥瘦刚脆；气，言脏腑气血的功能强弱，即神气之谓。丹波元坚注："气，即气息之气。元气之盛衰，必征之于脉，又征之于气息之静躁，以与形貌之肥瘦刚脆，互相表里，而为诊察之紧要矣。且古书于病之系于呼吸者，多命以气。"

[2] 形气相得：正气旺盛则形体强壮，正气虚衰则形体虚弱，是形气相符。形，指人体形貌之肥瘦刚脆。气，指脏腑气血之功能强弱。马莳注："气盛形盛，气虚形虚，谓之相得，其病可治。"

[3] 色泽以浮：颜色明润。张介宾注："泽，润也；浮，明也。颜色明润者，病必易已。"

[4] 脉从四时：脉象变化与四时相应。王冰注："脉春弦、夏钩、秋浮、冬营，谓顺四时。从，顺也。"

[5] 脉弱以滑：脉象柔和滑利。弱，与下文"实"相对而言，脉象较为柔和"不实"。

[6] 取之以时：根据不同时令采取不同的治法。

[7] 形气相失：形盛而气虚，或形虚而气盛，是形气不相符。马莳注："若形盛气虚，气盛形虚，谓之相失，则难治矣。"

[8] 色夭不泽：指面色晦暗不明，枯槁不荣。王冰注："夭，谓不明而恶；不泽，谓枯燥也。"

[9] 四难：即上文"形气相失""色夭不泽""脉实以坚""脉逆四时"四种难治的情况。滑寿注："形气相失，色夭不泽，脉实以坚，脉逆四时，是谓四难。"

【分析】

本段提出了四难和四易的症状表现，并以此作为判断疾病预后的重要依据。四易，是形气相得、色泽以浮、脉弱以滑、脉从四时；四难，是形气相失，色夭不泽，脉实以坚，脉逆四时。强调诊治疾病应从整体角度出发,全面诊察病人的形体、神气、色泽、脉象的相得与相失,并综合分析疾病复杂的病机变化。四难、四易是判断疾病预后的依据,对临床诊治疾病具有重要指导意义。

(二)

【原文】

黄帝曰:余闻虚实以决死生,愿闻其情。岐伯曰:五實[1]死,五虛[2]死。帝曰:愿聞五實五虛?岐伯曰:脈盛,皮熱,腹脹,前後不通[3],悶瞀[4],此謂五實;脈細,皮寒,氣少,泄利前後[5],飲食不入,此謂五虛。帝曰:其時有生者何也?岐伯曰:漿粥入胃,泄注止,則虛者活;身汗得後利,則實者活。此其候也。

【注释】

[1] 五实:指本文的五实证,即脉盛、皮热、腹胀、前后不通、闷瞀。

[2] 五虚:指本文的五虚证,即脉细、皮寒、气少、泄利前后,饮食不入。

[3] 前后不通:指大小便不通。

[4] 闷瞀:胸中郁闷,眼目昏花。高世栻注:“闷,郁也。瞀,目不明也。”《太素》作“悗瞀”,义同。

[5] 泄利前后:指大小便失禁。

【分析】

本段论述了五实证、五虚证的临床表现、预后及转机。

1. 五实证、五虚证的临床表现。五实证的症状是脉盛、皮热、腹胀、前后不通、闷瞀。其病机为邪气亢盛充斥于五脏,邪气盛于心则脉盛,盛于肺则皮热,盛于脾则腹胀,盛于肾则二便不通,盛于肝则闷瞀。五虚证的症状是脉细、皮寒、气少、泄利前后、饮食不入。其病机是五脏精气损极欲竭,心气虚则脉细,肺气虚则皮寒,肝气虚则气少乏力,肾气虚则二便失禁,脾气虚则不欲饮食。

2. 五实证、五虚证的预后。五实证因邪气盛于五脏不得外泄,五脏气机闭塞,邪无出路,故预后不良;五虚证因五脏精气俱夺,精化无源又不断耗损,有出无入,故也预后不良。

3. 五实证、五虚证的转机。本篇指出“浆粥入胃,泄注止,则虚者活;身汗得后利,则实者活”,说明五实证预后转机之关键,在于邪气是否有出路,若“身汗得后利”,则提示表实已解、里实已除,故病可好转。五虚证预后转机之关键,在于脾胃功能复原,化源充足,外在表现即“浆粥入胃,泄注止”。经文亦提示实证的治疗当以发汗、攻下等方法为主,以驱邪外出;虚证的治疗当以补益五脏精气为主,尤其要重视健脾益胃,培补后天。

网上更多……

📑 语译　　📝 习题与答案　　⚷ 医案举隅

素問·經脈別論篇第二十一（节选）

【篇解】

本篇首先讨论了情志、饮食、劳逸等原因导致经脉失常、五脏功能紊乱而出现喘、汗等病变；继而以饮食入胃后在人体内输布过程为例，阐明经脉的作用及气口"决死生"的道理；最后论述了三阴三阳脉气独至的病变、脉象及治法。因本篇所论内容均与经脉有关，但又不同于他篇，故名曰"经脉别论"。文中关于疾病发生、谷食精气输布、水液代谢，以及诊气口决死生等内容是中医学相关理论的学术导源，反映了《内经》认识人体生命规律的整体医学思想，对临床诊治疾病具有重要价值。

（一）

【原文】

故飲食飽甚，汗出於胃[1]；驚而奪精，汗出於心[2]；持重遠行，汗出於腎[3]；疾走恐懼，汗出於肝[4]；搖體勞苦，汗出於脾[5]。故春秋冬夏，四時陰陽，生病起於過用[6]，此爲常[7]也。

【注释】

[1] 饮食饱甚，汗出于胃：饮食过饱，则胃满气蒸，逼迫津液外泄而为汗。

[2] 惊而夺精，汗出于心：指因惊恐而致心气散乱，心无所倚，神无所归，神气浮越，不能收摄，心液外泄而为汗。王冰注："惊夺心精，神气浮越，阳内薄之，故汗出于心。"

[3] 持重远行，汗出于肾：持重远行，劳伤骨气，肾主骨，故曰汗出于肾。

[4] 疾走恐惧，汗出于肝：张介宾注："肝主筋而藏魂，疾走则伤肝，恐惧则伤魂，故汗出于肝。"

[5] 摇体劳苦，汗出于脾：张介宾注："摇体劳苦，则肌肉四肢皆动，脾所主也，故汗出于脾。"

[6] 生病起于过用：张介宾注："五脏受气，强弱各有常度，若勉强过用，必损其真，则病之所由起也。"过用，使用过度。泛指六淫、七情、劳逸、饮食等太过。

[7] 常：此处作规律解。

【分析】

本段以汗为例，说明七情、劳逸、饮食等因素致使经脉失常、五脏功能紊乱而致出汗的道理，提出了"生病起于过用"的发病学观点。

1. 气机逆乱，经脉失常致喘、汗。人体经脉气血活动会因内外环境的影响发生相应的变化，若因饮食饱甚、摇体劳苦、持重远行、疾走恐惧、惊而夺精等原因，可引起相关之脏气机逆乱，迫津外出而为汗。反映了《内经》以五脏为中心的整体辨证思想，具有临床指导意义。提示认识病机必须要考虑脏腑经络间的相互联系和相互影响。

2. 生病起于过用。文中提出了"生病起于过用"的发病观。认为疾病的发生是因"过用"，即超越了常度。本段用"过用"，虽然针对饮食过量、七情过激、劳作过度致"汗"而言，但概括了疾病发生的普遍规律。概而言之,"生病起于过用",包括四时之气太过、精神情志过用、饮食五味过用、劳逸过用及药物过用等。"生病起于过用"的发病观是对临床发病病因的高度概括,在临床诊治和养生预防中具有普遍的指导意义。

(二)

【原文】

食氣入胃,散精於肝,淫氣於筋[1]。食氣入胃,濁氣[2]歸心,淫精於脈[3]。脈氣流經,經氣歸於肺[4],肺朝百脈[5],輸精於皮毛[6]。毛脈合精[7],行氣於府[8],府精神明,留於四藏[9],氣歸於權衡[10]。權衡以平,氣口成寸,以決死生[11]。

飲入於胃,游溢精氣[12],上輸於脾,脾氣散精,上歸於肺,通調水道,下輸膀胱[13]。水精四布,五經并行[14]。合於四時五藏陰陽[15],揆度以爲常也[16]。

【注释】

[1] 淫气于筋:意为谷食之精气充盈于肝而濡养于筋。淫,浸淫,此指滋养濡润。

[2] 浊气:指水谷精微中稠厚的部分。张介宾注:"浊言食气之厚者也。"

[3] 淫精于脉:指水谷精微中稠厚的部分渗入脉内,化生为营血,沿经脉运行全身。

[4] 脉气流经,经气归于肺:意为经气沿经脉输布运行,首先到肺。因肺经为十二经之始,起于中焦,下络大肠,还循胃口,故经气首先归于肺。"脉气""经气"同义互词。

[5] 肺朝百脉:肺主气,为十二经之首,周身经脉之气血皆朝会于肺,经肺气的宣发肃降又运行于百脉之中。朝,朝向、朝会之意。

[6] 输精于皮毛:肺主皮毛,肺气的宣发肃降作用将精气输送于皮毛。

[7] 毛脉合精:肺主气,外合皮毛,心主血脉,毛脉合精,即气血相合。张志聪注:"夫皮肤主气,经脉主血,毛脉合精者,血气相合也。"

[8] 行气于府:指毛脉所合的精气运行于经脉之中。府,指经脉而言。《素问·脉要精微论》云:"夫脉者,血之府也。"王冰注:"府,聚也,言血之多少,皆聚见于经脉之中也。"

[9] 府精神明,留于四脏:经脉中的精气运行正常而不乱,输布于心、肝、脾、肾四脏。留,通"流"。姚止庵注:"脏本五而此言四者,盖指心肝脾肾言。以肺为诸脏之盖,经气归肺,肺朝百脉,而行气于心肝脾肾,故云留于四脏也。"

[10] 气归于权衡:言精气化为气血入于血脉,其输布保持平衡协调。权衡,即平衡之意。

[11] 气口成寸,以决死生:肺朝百脉,诸脏之气的变化皆显现于气口,故切按气口可以诊察脏腑经脉气血盛衰及其预后吉凶。

[12] 游溢精气:指精气浮游满溢。

[13] 通调水道,下输膀胱:肺主气,肺气的宣发肃降作用,既能将脾升清上输的水液布散于全身,又可将浊液借三焦之通道下输膀胱排出体外。

[14] 水精四布,五经并行:水精四布于周身,通灌于五脏之经脉。水精,指水饮之精微。五经,指五脏之经脉。张志聪注:"水精四布者,气化则水行;故四布于皮毛。五经并行者,通灌于五脏之经脉也"。

[15] 合于四时五脏阴阳:言饮食精微的生成与输布,与四时阴阳及人体五脏阴阳变化相适应。合,应也。

［16］揆度以为常也：谨慎地观察，若水液的运行与四季五脏阴阳相应，则表明是正常的。揆度，揣度，诊察之义；常，指常规。

【分析】

本段讨论了谷食和水饮在人体的转输过程，指出了诊气口决死生的原理，提出了"四时五藏阴阳"整体观，强调了人与自然息息相应的整体性。

1. 谷食的转输过程。文中指出谷食入胃后，其所化生的一部分精微物质输散到肝，滋养全身之筋膜。另一部分浓稠的精微物质，注入于心，流注于经脉，经脉气血在肺的作用下输送到全身血脉和皮毛，汇聚于经脉的气血流注于心、肝、脾、肾四脏。在精气输布过程中，气血要保持平衡协调状态。文中突出了经脉在精气输布过程中的作用和肝、脾、肺的重要作用，尤其肺朝百脉的理论，更突出了肺在水谷精微输布中的重要作用。

2. 水饮的转输过程。水饮入于胃，汲取精微，精气浮游盈溢，上输于脾，再由脾的运化，将精气输布到肺，经肺的宣发肃降，以三焦为通道，布达全身，其清者输布于全身脏腑、四肢百骸、肌肉皮毛；其浊者下达膀胱，如此将水精布散全身，流于五脏六腑。在水液代谢过程中，肺之宣降、脾之运化转输、肾之气化作用是关键。同时，水液代谢还要与四时阴阳变化及五脏功能特性相适应。

3. "四时五藏阴阳"整体观。人与自然息息相应，自然界四时寒暑迁移，人体五脏阴阳会随之发生相应变化。因此，本段原文提出了"合于四时五藏阴阳，揆度以为常也"的整体医学观念，即结合四时五脏阴阳的变化，综合分析水谷精气的生成输布和代谢是诊治水液代谢障碍所致疾病的基本原则。人与自然阴阳相应的整体观成为中医学分析和认识人体生命规律的基本方法。

4. 诊寸口脉的重要性。文中"权衡以平，气口成寸，以决死生"，指出了诊寸口脉的重要性，与《素问·五藏别论》"五味入口，藏于胃，以养五藏气，气口亦太阴也，是以五脏六腑之气味，皆出于胃，变见于气口"的精神相一致，可互参。

网上更多……

👤≡ 语译 　　✏ 习题与答案 　　⚥ 医案举隅

素問·藏氣法時論篇第二十二（节选）

【篇解】

藏气，指五脏之气；法时，指象法于四时。本篇以"天人相应"的整体观为指导思想，论述了五脏之气与时令的关系，五脏之病的传变、转归、预后、治法及药食五味所宜等。篇中认为五脏之气与四时节令规律相通应，故名曰"藏气法时"。正如马莳所说："五脏之气，必应天时，而人之治脏气者，当法天时，故名篇。"本篇五脏之气与自然四时节令规律相通应的整体医学观，为临床法时而治提供了理论基础，对中医时间医学的形成与发展产生了深远影响。

【原文】

病在肝，愈於夏，夏不愈，甚於秋，秋不死，持[1]於冬，起[2]於春，禁當風。肝病者，愈在丙丁，丙丁不愈，加[3]於庚辛，庚辛不死，持於壬癸，起於甲乙[4]。肝病者，平旦慧，下晡甚，夜半靜[5]。肝欲散，急食辛以散之[6]，用辛補之，酸瀉之[7]。

病在心，愈在長夏，長夏不愈，甚於冬，冬不死，持於春，起於夏，禁溫食熱衣。心病者，愈在戊己，戊己不愈，加於壬癸，壬癸不死，持於甲乙，起於丙丁。心病者，日中慧，夜半甚，平旦靜[8]。心欲耍，急食鹹以耍之，用鹹補之，甘瀉之[9]。

病在脾，愈在秋，秋不愈，甚於春，春不死，持於夏，起於長夏，禁溫食飽食濕地濡衣。脾病者，愈在庚辛，庚辛不愈，加於甲乙，甲乙不死，持於丙丁，起於戊己[10]。脾病者，日昳慧，日出甚，下晡靜[11]。脾欲緩，急食甘以緩之，用苦瀉之，甘補之[12]。

病在肺，愈在冬，冬不愈，甚於夏，夏不死，持於長夏，起於秋，禁寒飲食寒衣。肺病者，愈在壬癸，壬癸不愈，加於丙丁，丙丁不死，持於戊己，起於庚辛。肺病者，下晡慧，日中甚，夜半靜。肺欲收，急食酸以收之，用酸補之，辛瀉之[13]。

病在腎，愈在春，春不愈，甚於長夏，長夏不死，持於秋，起於冬，禁犯焠㷀[14]熱食溫炙衣[15]。腎病者，愈在甲乙，甲乙不愈，甚於戊己，戊己不死，持於庚辛，起於壬癸。腎病者，夜半慧，四季甚[16]，下晡靜。腎欲堅，急食苦以堅之，用苦補之，鹹瀉之[17]。

夫邪氣之客於身也，以勝相加[18]，至其所生而愈，至其所不勝而甚，至於所生而持，自得其位而起[19]。必先定五藏之脈，乃可言間甚之時，死生之期[20]也。

【注释】

[1] 持：指病情持续。

[2] 起：指病情好转。

[3] 加：病情加重。

[4] 肝病者，愈在丙丁……起于甲乙：此指肝病在一旬中的变化规律，这一规律与五行相生相制规律是相一致的。本段原文中的甲乙、丙丁、戊己、庚辛、壬癸，指日干。加：指病情加重。

[5] 肝病者，平旦慧，下晡甚，夜半静：此指肝病昼夜变化规律。吴崑注："平旦，寅卯也，时当木王，故爽慧。下晡，申酉也，时当金王，故甚。夜半，子也，时为母王，故静。"

［6］肝欲散，急食辛以散之：吳崑注：“肝木喜条达而恶抑郁，散之则条达，故食辛以散之。”

［7］用辛补之，酸泻之：吳崑注：“顺其性为补，反其性为泻，肝木喜辛散而恶酸收，故辛为补而酸为泻也。”

［8］心病者，日中慧，夜半甚，平旦静：此指心病昼夜变化规律。吳崑注：“日中，午也，时当火王，故爽慧。夜半，子也，时当水王，水能胜火，故甚。平旦，寅卯也，时当木王，木为火之用，故静。”

［9］心欲软，急食咸以软之，用咸补之，甘泻之：吳崑注：“万物生心皆柔软，故心欲软。心病则刚燥矣，宜食咸以软之。盖咸从水化，故能济其刚燥使软也。心火喜软而恶缓，故咸为补，甘为泻也。”

［10］脾病者，愈在庚辛……起于戊己：吳崑注：“上以一岁之五行推之，此推一旬之五行也。”上，指本段原文中“病在脾，愈在秋，秋不愈，甚于春，春不死，持于夏，起于长夏”，此段指脾病在一岁中的变化规律。文中，甲乙、丙丁、戊己，指脾病在一旬中的变化规律。

［11］脾病者，日昳慧，日出甚，下晡静：吳崑注：“昳，音迭。此以一日之五行推也。日昳，戊也，时当土王，故爽慧。日出，寅卯也，当时木王，木能克土，故病甚。下晡，申酉也，时当金王，能平其贼邪，故静。”

［12］脾欲缓，急食甘以缓之，用苦泻之，甘补之：吳崑注：“脾以温厚冲和为德，故欲缓，病则失其缓矣，宜急食甘缓之。脾喜甘而恶苦，故苦为泻而甘为补。”

［13］肺欲收，急食酸以收之，用酸补之，辛泻之：吳崑注：“肺以收敛为德，主秋令者也，故欲收。病则失其政矣。宜食酸以收之。肺金喜酸收而恶辛散，故酸为补而辛为泻也。”

［14］焠（cuì）煐（āi）：指烧、烤的食物。焠，烧也；煐，热甚也。张介宾注：“焠煐，烧爆之物也，肾恶燥烈，故当禁此。”

［15］温炙衣：指烘烤过的衣服。

［16］四季甚：四季，此指辰、戌、丑、未四个时辰，土旺的时间。

［17］肾欲坚，急食苦以坚之，用苦补之，咸泄之：吳崑注：“肾以寒水为象，坚劲为德也，病则失其坚矣，宜急食苦以坚之，盖苦物气寒以滋肾也。苦能坚之，故谓补。咸能软坚，故为泻。”

［18］以胜相加：指邪气常在所胜之时令侵犯五行相克之脏。如春季风气偏胜之时，易致脾病。

［19］自得其位而起：指病气传至本脏气旺的时日，病情减轻向愈。如肝病起于春，起于甲乙日。

［20］必先定五藏之脉，乃可言间甚之时，死生之期：必须掌握五脏病脉与四时五行的生克关系，才可以预测疾病轻重及预后善恶。张介宾注：“欲知时气逆顺，必须先察脏气，欲察脏气，必须先定五脏所病之脉，如肝主弦，心主钩，肺主毛，肾主石，脾主代。脉来独至，全无胃气，则其间甚死生之期，皆可得而知之。”

【分析】

本段根据五脏与时序的通应关系，阐述了五脏病“愈”“甚”“持”“起”的规律及药食五味的调治法则。

1. 五脏与时序的通应关系。本篇以“天人相应”的整体观为指导思想，论述了五脏之气与时序的通应关系，构建了以五脏为核心的“天人相应”整体动态系统。见表1。

表 1　五脏与时序通应归类表

五行	木	火	土	金	水
五脏	肝	心	脾	肺	肾
四季	春	夏	长夏	秋	冬
时日	甲乙	丙丁	戊己	庚辛	壬癸
时段	平旦	日中	日昳	下晡	夜半
	(寅卯)	(巳午)	四季(辰戌丑未)	(申酉)	(亥子)

　　五脏与时序的通应关系,是五行学说的取象比类及生克乘侮规律在中医学之中的应用,反映了《内经》对人体生命节律认识的水平,为时间医学的具体运用提供了理论基础,对中医时间医学的形成与发展产生了深远影响,对认识人体生命活动规律、发病节律以及指导临床法时而治,具有重要意义。

　　2. 五脏病愈、甚、持、起规律。文中指出,根据脏腑及其与时序的五行生克关系,可以判断五脏疾病预后转归的季节、日期和时辰。如"病在肝,愈于夏,夏不愈,甚于秋,秋不死,持于冬,起于春",指肝病在一年四季中的变化规律;"肝病者,愈在丙丁,丙丁不愈,加于庚辛,庚辛不死,持于壬癸,起于甲乙"指肝病在旬日中的变化规律;"肝病者,平旦慧,下晡甚,夜半静",指肝病在一昼夜中的变化规律。文中指出五脏疾病昼夜变化规律各有不同,但是均具有共同的变化趋势,即《灵枢·顺气一日分为四时》篇指出的"夫百病者,多以旦慧、昼安、夕加、夜甚。"

　　文中指出,五脏疾病还具有"以胜相加"的传变规律。以胜相加的传变规律是指邪气常在所胜之时令乘克相应五脏,如春季风气偏胜之时,易乘克于脾等。并具有"至其所生(我所生)而愈,至其所不胜而甚,至于所生(生我者)而持,自得其位而起"的发展变化规律。

　　《内经》五脏病"愈""甚""持""起"的变化规律,对后世五脏病发病规律的研究和临床实践具有深刻影响。张仲景《金匮要略》首篇即论"见肝之病,知肝传脾,当先实脾",揭示了五脏病传变规律。后世医家对于内伤杂病,特别是中风、虚劳、吐血等危重或慢性而复杂的病证,也多灵活运用《内经》这一理论以指导辨证论治、推测病情转归。

　　3. "五脏苦欲补泻"理论。本篇提出了五脏苦欲的药食五味治疗规律。其治疗规律是逆其所苦,使五脏之苦得以解除;从其所欲,以补养其脏气。如肝为将军之官,其志为怒,故"肝苦急",宜食甘味以缓其急;肝主疏泄,其性喜舒展而恶抑郁,故"肝欲散",宜食辛味以散之;辛味可疏散肝气,故肝以辛味为补;酸味主收敛,与"肝欲散"之性相逆,故肝以酸味为泻。提示临床组方用药应考虑药食五味与五脏特性的关系。

网上更多……

　　语译　　　习题与答案　　　医案举隅

素問·太陰陽明論篇第二十九

【篇解】

太阴,指足太阴脾经。阳明,指足阳明胃经。本篇系统论述了足太阴脾经与足阳明胃经的密切关系及发病特点,故名曰"太阴阳明"。马莳曰:"太阴者,足太阴脾也;阳明者,足阳明胃也。详论脾胃病之所以异名异状等义,故名篇。"本篇是《内经》研究脾胃疾病的专篇,篇中"阳道实,阴道虚""脾不主时"等观点,突出了脾胃特点及在人体生命活动的重要作用,对后世产生重要影响,对临床有重要指导价值。

(一)

【原文】

黄帝問曰:太陰陽明爲表裏,脾胃脈也,生病而異者,何也? 岐伯對曰:陰陽異位[1],更虛更實,更逆更從[2],或從內,或從外[3],所從不同,故病異名也。

帝曰:願聞其異狀也。岐伯曰:陽者,天氣也,主外;陰者,地氣也,主內[4]。故陽道實,陰道虛[5]。故犯賊風虛邪[6]者,陽受之;食飲不節,起居不時者,陰受之。陽受之則入六府,陰受之則入五藏[7]。入六府則身熱,不時臥[8],上爲喘呼;入五藏則䐜滿[9]閉塞,下爲飧泄,久爲腸澼[10]。故喉主天氣,咽主地氣[11]。故陽受風氣,陰受濕氣[12]。故陰氣從足上行至頭,而下行循臂至指端;陽氣從手上行至頭,而下行至足。故曰:陽病者,上行極而下;陰病者,下行極而上[13]。故傷於風者,上先受之;傷於濕者,下先受之。

【注释】

[1] 阴阳异位:指足太阴脾经与足阳明胃经循行部位不同。王冰注:"脾藏为阴,胃腑为阳,阳脉下行,阴脉上行。"

[2] 更虚更实,更逆更从:言太阴、阳明与四时的虚实顺逆关系不同。更,更替。杨上善注:"春夏阳明为实,太阴为虚;秋冬太阴为实,阳明为虚,即更虚更实也。春夏太阴为逆,阳明为顺;秋冬阳明为逆,太阴为顺也。"

[3] 或从内,或从外:张志聪注:"或从内者,或因于饮食不节、起居不时而为腹满飧泄之病;或从外者,或因于贼风虚邪而为身热喘呼。"

[4] 阳者,天气也,主外;阴者,地气也,主内:属阳的经脉,犹如自然界的天气,主管人体的外部,起着保护机体的作用;属阴的经脉,犹如地气,主管人体的内部,起着滋养人体的作用。

[5] 阳道实,阴道虚:六腑属阳,阳病的规律是多外感、多实证;五脏属阴,阴病的规律是多内伤、多虚证。道,规律。张介宾注:"阳刚阴柔也。又外邪多有余,故阳道实;内伤多不足,故阴道虚。"

[6] 贼风虚邪:泛指外感邪气。高世栻注:"凡四时不正之气,皆谓之虚邪贼风。"

[7] 阳受之则入六府,阴受之则入五藏:虚邪贼风从阳经(表)传入六腑,饮食劳伤易损阴经(里)传入五脏。言病邪性质不同,侵犯部位及传变途径不同,所致病变亦各异。杨上善注:"六阳受于外邪,传入六府;六阴受于内邪,传入五脏。"

[8] 不时卧:即不以时卧,当眠而不能眠。

[9] 䐜满:胀满。

[10] 肠澼:古病名,即痢疾。

[11] 喉主天气,咽主地气:指喉司呼吸,咽纳水谷的功能。高世栻注:"喉司呼吸,肺气所出,故喉主天气;咽纳水谷,下通于胃,故咽主地气。"

[12] 阳受风气,阴受湿气:人体阳分易感受属阳之风邪,人体阴分易感受属阴之湿邪。即同类相聚,同气相求之理。张介宾注:"风,阳气也,故阳分受之。湿,阴气也,故阴分受之。各从其类也。"

[13] 阳病者,上行极而下;阴病者,下行极而上:阳经从手至头而后至足,邪犯阳经多上受,之后循经气而下行。阴经从足至头而下行至于指端,邪犯阴经多下受,之后循经气而上行。意指病邪侵犯人体后,可随经气的运行而发生传变。张志聪注:"此言邪随气转也。人之阴阳出入,随时升降。是以阳病在上者,久而随气下行;阴病在下者,久而随气上逆。"

【分析】

本段论述了脏腑阴阳的发病特点,提出了"阳道实,阴道虚"的重要观点。

1. 脏腑阴阳的发病特点。文中指出阳经、六腑主外属阳;阴经、五脏主里属阴。其发病特点主要有三个方面:一是贼风虚邪等外感邪气,侵犯人体从外而入,传及六腑,多为阳热之证,主要表现有身热、不得卧、喘呼等;饮食起居之阴邪,多伤及五脏,多为阴证寒证,见䐜胀、飧泄、肠澼等。二是疾病的发展趋向,病随气转,阳经之病,上行日久转趋于下;阴经之病,下行日久转趋于上。三是邪气伤人,同气相求,故风为阳邪而易伤上、伤阳、伤胃;湿为阴邪而易伤下、伤阴、伤脾。

2. 阳道实,阴道虚。"阳道实,阴道虚"是阴阳学说的一个重要观点,以自然界而言,凡事物居于阳者,具有刚悍、充实、向外的特点;凡事物之居于阴者,具有柔弱、不足、向内的特点。以人体阴精阳气而言,则"阴者藏精而起亟也,阳者卫外而为固也"。阳主卫外,阴主内藏。以脏腑阴阳而言,六腑为阳主传导,五脏为阴主藏精。外感邪气伤阳分,传于阳腑,故阳经、阳腑之病,多热多实;内伤七情、饮食劳倦先伤阴分,病发于内,脏气受损,故阴经脏之病,多寒多虚。以脾胃言之,脾为阴脏,其病多虚;胃腑为阳,其病多实。阳明胃经之病,津液易伤,病多从燥化、热化,故以热证、实证为多见;而太阴脾经之病,阳气易伤,病多从湿化、寒化,故以寒证、虚证多见。因此,后世有"实则阳明,虚则太阴"之说。如《伤寒论》邪气入里化热,侵犯阳明之经,证见身大热、大汗出、烦渴引饮、舌苔黄燥、脉洪大等,治宜清热生津,以白虎汤清热为先。邪传阳明胃腑,证见腹满而痛,大便不通,潮热谵语,舌苔黄厚燥裂,脉沉实滑数,治宜清热通腑,以承气汤通降为要。太阴阳虚,寒湿不化,证见腹满时痛、呕吐、自利不渴、舌淡苔白、脉象迟缓等,治宜温阳健脾,以理中汤类温补建中为主。可见"阳道实,阴道虚",概括了自然界事物性质,也概括了脏腑发病特点。

3. 不同性质邪气,损伤人体不同部位。"伤于风者,上先受之;伤于湿者,下先受之",风为阳邪,其性轻扬,风邪伤害人体,往往上部先受到侵袭,如伤风感冒,轻者常见头痛、鼻塞,声重浊,汗出恶风,咳嗽等症,这是表卫受风,风邪伤上的表现,治宜疏风解表,方如川芎茶调散、参苏饮;甚者如太阳中风,症见发热汗出,恶风,鼻鸣,干呕,或颈项强急不利等,当用桂枝汤或桂枝加葛根汤,解肌祛风,调和营卫。湿为阴邪,其性重浊,所以湿邪易先伤害人体下部,常见如下肢酸痛、带下、尿浊、便脓血等。

(二)

【原文】

帝曰:脾病而四支不用[1],何也? 岐伯曰:四支皆稟氣於胃,而不得至經[2],必因於脾,乃得稟也。今脾病不能爲胃行其津液[3],四支不得稟水穀氣,氣日以衰,脈道不利,筋骨肌肉,皆無氣以生,故不用焉。

帝曰:脾不主時[4],何也? 岐伯曰:脾者土也,治中央[5],常以四時長[6]四藏,各十八日寄治,不得獨主於時也[7]。脾藏者,常著胃土之精也[8]。土者,生萬物而法天地,故上下至頭足[9],不得主時也。

帝曰:脾與胃以膜相連耳,而能爲之行其津液,何也? 岐伯曰:足太陰者,三陰也,其脈貫胃屬脾絡嗌[10],故太陰爲之行氣于三陰[11]。陽明者,表也,五藏六府之海也,亦爲之行氣於三陽[12]。藏府各因其經而受氣於陽明[13],故爲胃行其津液。四支不得稟水穀氣,日以益衰,陰道不利,筋骨肌肉無氣以生,故不用焉[14]。

【注释】

[1] 四支不用:四肢痿软不能随意活动。支,同"肢"。

[2] 至经:隋·杨上善《黄帝内经太素》作"径至"。径,径直,直接。张介宾注:"四肢之举动,必须赖胃气以为用,然胃气不能自至于诸经,必因脾气之运行,则胃中水谷之气,化为精微,乃得及于四肢也。"

[3] 津液:此指水谷精气。

[4] 脾不主时:此指脾不单独主一个时令。

[5] 治中央:脾属土,土在五方居于中央,故曰"治中央"。治,主宰,掌管。

[6] 长:通"掌"。马莳注:"长,掌同,主也。"

[7] 各十八日寄治,不得独主于时也:指脾土之气主四季之末的十八日,不单独主一个时令。张志聪注:"春夏秋冬,肝心肺肾之所主也。土位中央,灌溉于四藏,是惟四季月中,各旺十八日。是四时之中皆有土气,而不独主于时也。五藏之气,各主七十二日,以成一岁。"

[8] 脾藏者,常著胃土之精也:高世栻注:"著,昭著也。胃土水谷之精,昭著于外,由脾藏之气运行,故脾藏者,常著胃土之精也。"

[9] 上下至头足:指脾胃经脉上至头面,下至足部,濡养全身。张介宾注:"脾胃为脏腑之本,故上至头,下至足,无处不及,又岂得独主一时而已哉?"

[10] 嗌:咽喉。

[11] 太阴为之行气于三阴:足太阴脾将胃中的水谷精气转输到太阴、少阴、厥阴三阴经。之,指胃。

[12] 亦为之行气于三阳:指阳明经行气于三阳经,也赖脾气运化功能。为之,吴崑注"为脾"。

[13] 藏府各因其经而受气于阳明:指脏腑都是通过脾经运行的胃气而得以滋养。张介宾注:"因其经,因脾经也。脏腑得禀于阳明者,以脾经贯胃,故能为胃行其津液也。"

[14] 四支不得禀水谷气……故不用焉:丹波元简注:"此下二十八字,与上文复,正是衍

文。"可参。

【分析】

本段阐述了脾的功能、脾病而四肢不用的道理，提出了"脾不主时"的观点。

1. 脾为胃行其津液的道理。文中指出脾胃关系密切：脾与胃结构上以膜相连，经脉上互为表里，相互络属，功能上胃主受纳，脾主运化，两者协同互用。由于上述关系，故脾能将胃之水谷精微运于全身脏腑组织，四肢百骸。

2. 脾病而四肢不用。由于脾胃经脉表里，关系密切，故脾胃在病理上相互影响，原文阐述了"脾病而四肢不用"的道理。脾病，指脾的运化功能失常，不能为胃行其津液，不能将通过胃腐熟消化而产生的水谷精气转输至四肢，以致四肢失于充养，日久痿而不用。临床上可用健运脾胃的方法治疗四肢痿废不用的病证。如"治痿独取阳明"（《素问·痿论》）的治则，即是在此基础上阐发的又一重要观点。

3. "脾不主时"的观点。原文提出"脾者土也，治中央，常以四时长四藏，各十八日寄治，不得独主于时也"的观点。可见，"脾不主时"，在此并非言脾与四时无关，而是时时相关，每个季节之末的十八日均由脾所主，只是不单独主某一时。旨在强调，脾脏属土，为万物之母、五脏之本。人体脏腑、经脉、形体、官窍在各时令中，都不能离开脾胃化生的水谷精气的滋养。脾胃精气充盛，则五脏安和；脾胃受损，则五脏不安。因此，临证时应正确处理脾胃与其他脏腑的关系。如张景岳在《景岳全书·杂证谟》中说："脾胃有病，自宜治脾，然脾为土脏，灌溉四旁，是以五脏中皆有脾气，而脾胃中亦有五脏之气，此其互为相使，有可分而不可分者在焉。故善治脾者，能调五脏，即所以治脾胃也。能治脾胃，而使食进胃强即所以安五脏也。"李杲在《内经》重视脾胃理论的基础上，结合临床实践，进一步发挥了《内经》经旨，形成了脾胃学说，对中医学的发展产生了深远的影响。需要指出的是，《内经》中关于脾与时令的关系还有一重要观点，即"脾主长夏"（见于《素问·藏气法时论》《素问·阴阳应象大论》《素问·金匮真言论》等篇）。两种观点的角度不同，但基本精神一致，均在强调脾对维持全身脏腑功能活动以及生命健康的重要性。两个观点同样重要，当相互参见。

网上更多……

👤📃语译　　　📝习题与答案　　　🔬医案举隅

素問·熱論篇第三十一

【篇解】

热,指热病。热病是外感发热性疾病的总称。本篇较系统地讨论了热病的概念、病因病机、传变规律、六经证候特点、热病两感的预后、治疗原则及饮食禁忌等,故名曰"热论"。本篇是《内经》论外感热病的重要篇章,为后世治疗外感热病提供了理论基础和实践依据,对中医学发展产生了深远影响。

(一)

【原文】

黄帝問曰:今夫熱病者,皆傷寒[1]之類也,或愈或死,其死皆以六七日之間,其愈皆以十日以上者,何也? 不知其解,願聞其故。岐伯對曰:巨陽者,諸陽之屬也[2],其脈連於風府[3],故爲諸陽主氣[4]也。人之傷於寒也,則爲病熱,熱雖甚不死;其兩感於寒[5]而病者,必不免於死。

【注释】

[1] 伤寒:指感受四时邪气引起的外感热病的统称。即指广义伤寒。伤寒有广义和狭义之分,《难经》云:"伤寒有五,有中风、有伤寒、有湿温、有热病、有温病。"其中的"有伤寒",为狭义伤寒。

[2] 巨阳者,诸阳之属也:指太阳统率诸阳。巨阳,即太阳。张介宾注:"太阳为六经之长,统摄阳分,故诸阳皆其所属。"

[3] 风府:穴名,位于项后正中入发际一寸处,属督脉,为足太阳经、督脉、阳维脉会合之处。杨上善注:"诸阳者,督脉、阳维脉也。督脉,阳脉之海;阳维,维诸阳脉,总会风府,属于太阳,故足太阳脉为诸阳主气。"

[4] 为诸阳主气:主持诸阳经之气。张介宾注:"太阳经脉覆于巅背之表,故主诸阳之气分。"

[5] 两感于寒:互为表里的阴阳两经同时感邪受病,如太阳与少阴同感,阳明与太阴同感,少阳与厥阴同感。

【分析】

本段提出了热病的概念及其与伤寒的关系,论述了外感热病的病因病机及预后。

1. 热病的概念及其与伤寒的关系。外邪侵入人体,首犯太阳,卫阳奋起以抗邪,正邪交争,卫阳郁闭,故发热。本篇称外感病为"热病"是从症状言,称"伤寒"是从病因言。《难经·五十八难》提出:"伤寒有五:有中风,有伤寒,有湿温,有热病,有温病。"前一"伤寒"为广义伤寒,是一切外感热病的总称。后一"伤寒"为狭义伤寒,是言感受寒邪而致发热性疾病。本篇伤寒概念的提出为后世研究外感热病奠定了基础,《伤寒论》直接引用了这一概念,并在此基础上创立了六经辨证论治的理论体系。

2. 外感热病的预后取决于正邪盛衰。"热虽甚不死；其两感于寒而病者，必不免于死"，指出了外感热病的预后取决于人体正邪盛衰，若寒束体表，正气强邪气盛，邪正交争，热甚而正未衰，预后良好，故"热虽甚不死"；若两感于寒，表里两经同病，病邪内传伤及脏腑气血，邪盛正虚，则预后较差，故"必不免于死"。

（二）

【原文】

帝曰：願聞其狀。岐伯曰：傷寒一日，巨陽受之[1]，故頭項痛，腰脊強。二日，陽明受之，陽明主肉，其脈俠鼻絡於目，故身熱[2]目疼而鼻乾，不得臥也。三日，少陽受之，少陽主膽[3]，其脈循脅絡於耳，故胷脅痛而耳聾。三陽經絡皆受其病，而未入於藏者，故可汗而已[4]。四日，太陰受之，太陰脈布胃中絡於嗌，故腹滿而嗌乾。五日，少陰受之，少陰脈貫腎絡於肺，系舌本，故口燥舌乾而渴。六日，厥陰受之，厥陰脈循陰器而絡於肝，故煩滿而囊縮[5]。三陰三陽，五藏六府皆受病，榮衛不行，五藏不通，則死矣。

其不兩感於寒者，七日，巨陽病衰，頭痛少愈。八日，陽明病衰，身熱少愈。九日，少陽病衰，耳聾微聞。十日，太陰病衰，腹減如故，則思飲食。十一日，少陰病衰，渴止不滿，舌乾已而嚏。十二日，厥陰病衰，囊縱[6]，少腹微下，大氣[7]皆去，病日已矣。

【注释】

[1] 伤寒一日，巨阳受之：张介宾注："人身经络三阳为表，三阴为里。三阳之序，则太阳为三阳，阳中之阳也；阳明为二阳，居太阳之次；少阳为一阳，居阳明之次；此三阳为表也。三阴之序，则太阴为三阴，居少阳之次；少阴为二阴，居太阴之次；厥阴为一阴，居少阴之次；此三阴为里也。其次序之数，则自内而外，故各有一二三之先后者如此。又如邪之中人，必自外而内。此所以邪必先于皮毛，经必始于太阳，而后三阴三阳五脏六腑皆受病，如下文之谓也。"

[2] 身热：指身体热甚，此为邪传阳明所致。张介宾注："伤寒多发热，而独此云身热者，盖阳明主肌肉，身热尤甚也。"

[3] 少阳主胆：《太素》《甲乙经》均作"少阳主骨"。按上文太阳主皮毛，阳明主肉，故作"少阳主骨"，可参。

[4] 三阳经络皆受其病，而未入于脏者，故可汗而已：三阳经络皆受病邪，病邪在形体之表，尚未入里入阴，可运用汗法祛邪外出。

[5] 烦满（mèn）而囊缩：谓烦闷而阴囊收缩，此为厥阴受病的表现。满，同"懑"，烦闷也。

[6] 囊纵：阴囊收缩及少腹拘急的症状逐渐缓解。

[7] 大气：此指邪气。

【分析】

本段论述了外感热病的六经主证、传变规律。

1. 外感热病六经主证。文中指出外感热病的六经证候与经脉循行有关，六经证候主要出现在相应经脉循行的部位上。但本篇所列六经病主证只有实证、热证，未及虚证、寒证。外感热病症状复杂多变，本文只是举例。文中六经分证的思想为《伤寒论》六经辨证奠定了理论基础。《伤寒论》在此基础上补充了虚证和寒证，丰富和发展了《素问·热论》的六经证候理论。

2. 外感热病的传变规律。即由表入里，由三阳入三阴。其先后次序是太阳→阳明→少阳

→太阴→少阴→厥阴。传变过程中,邪气若不内传,各经症状缓解的时间大约在发病后的第七天,说明外感热病在变化过程中转愈。张仲景指出了太阳病传与不传的症状特点,《伤寒论》第四条曰:"伤寒一日,太阳受之,脉若静者为不传。颇欲吐,若躁烦,脉数急者,为传也。"张仲景还指出了外感热病有越经传、直中、合病、并病等多种复杂传变形式,为后世研究外感热病提供了重要资料。

(三)

【原文】

帝曰:治之奈何? 岐伯曰:治之各通其藏脉[1],病日衰已矣。其未满三日者,可汗而已;其满三日者,可泄而已[2]。

帝曰:热病已愈,时有所遗[3]者,何也? 岐伯曰:诸遗者,热甚而强食之,故有所遗也。若此者,皆病已衰而热有所藏,因其谷气相薄,两热相合,故有所遗也。帝曰:善。治遗奈何? 岐伯曰:视其虚实,调其逆从,可使必已矣。帝曰:病热当何禁之? 岐伯曰:病热少愈,食肉则复,多食则遗[4],此其禁也。

【注释】

[1]各通其藏脉:疏通调治各脏腑经脉。杨上善注:"量其热病在何脏之脉,知其所在,即于脉以行补泻之法,病衰矣。"

[2]其未满三日者,可汗而已;其满三日者,可泄而已:张介宾注:"凡传经络之邪,未满三日者,其邪在表,故可以汗已。满三日者,其邪传里,故可以下已。然此言表里之大体耳。"

[3]遗:热邪遗留,疾病迁延不愈。

[4]食肉则复,多食则遗:食肉及多食则易致热病复发或余热不尽。复,复发。张介宾注:"复者,病复作;遗,则延久也。凡病后脾胃气虚,未能消化饮食,故于肉食之类皆当从缓,若犯食复,为害非浅,其有挟虚内馁者,又不可过于禁制,所以贵得宜也。"

【分析】

本段论述了外感热病的治疗原则、热病遗复的病因病机及饮食禁忌。

1. 外感热病的治疗原则。文中指出外感热病的治疗原则是"各通其藏脉"。即疏通调治病变所在的脏腑经脉,方法为"未满三日者,可汗而已;其满三日者,可泄而已"。热病未满三日,邪在三阳之表,可用发汗解表之法;已满三日,邪入三阴之里,可用清泄里热之法。

2. 热病遗复的病因病机及饮食禁忌。遗,指病邪遗留,余热未尽;复,指疾病复发。热病恢复期,正气受损,脾胃气虚,运化不及,多食或嗜肉则邪热与谷食之热搏结,使余热稽留不去,易致热病复发。提示热病后期应注意饮食宜忌,不宜强食或食肉类等助热及难以消化的食物,以防热病复发或余热不尽。正如姚止庵所说:"病热少愈,胃气尚虚,食肉难化,郁而助热,热病当复发如故矣。肉固不可多食,凡不可多食者而多食之,则热病有所遗焉,当禁者也。"遗复的调治,文中指出应当"视其虚实,调其逆从",即辨其虚实逆顺予以调治。这一饮食禁忌是古代医家临床治疗热病的经验总结,为历代医家所重视,如张仲景《伤寒论》治太阳病中风的桂枝汤方后即有"禁生冷、黏滑、肉面、五辛(据《本草纲目》为大蒜、小蒜、韭、胡荽、芸苔)、酒酪、臭恶等物"之诫。又谓"病人脉已解,而日暮微烦,以病新差,人强与谷,脾胃气尚弱,不能消谷,故令微烦,损谷则愈",亦是对热病"多食则遗"的阐发。高世栻亦谓:"病热少愈,未痊愈时,毋食肉,毋多食。食肉则重浊难消,热病当复;多食则谷气相薄,病有所遗。食肉,多食,此其禁也。"再如,《伤寒论》立枳实栀子豉汤以清热散邪并清除饮食积滞之法。《医宗金鉴·伤寒心法要诀》据此提出用枳实栀子豉汤加大黄的治法。《医宗必读》卷五论伤寒食复则谓"新瘥胃虚,食稍多则复,羊肉及酒尤忌。腹满脉实,烦热便结,轻则二陈汤加山楂、麦芽、砂仁、神曲,重则大柴胡汤。消导后热不退,补中益气汤。"都是对"视其虚实,调其逆从"原则的灵活应用。

（四）

【原文】

帝曰：其病兩感於寒者，其脈應與其病形[1]何如？岐伯曰：兩感於寒者，病一日，則巨陽與少陰俱病，則頭痛口乾而煩滿。二日，則陽明與太陰俱病，則腹滿身熱，不欲食，譫言。三日，則少陽與厥陰俱病，則耳聾囊縮而厥[2]，水漿不入，不知人，六日死。帝曰：五藏已傷，六府不通，榮衛不行，如是之後，三日乃死，何也？岐伯曰：陽明者，十二經脈之長也，其血氣盛，故不知人，三日，其氣乃盡，故死矣。

凡病傷寒而成溫者，先夏至日者爲病溫，後夏至日者爲病暑。暑當與汗皆出，勿止[3]。

【注释】

[1] 脉应与其病形：指脉象与症状。

[2] 厥：此指四肢逆冷。

[3] 暑当与汗皆出，勿止：汗出有助于暑邪外泄，故不当止汗。高世栻注："暑，热之极也。暑热之病，汗出而散……故暑当与汗皆出勿止，汗虽多不可止之也"。

【分析】

本段论述了"两感于寒"的病候及预后，提出外感热病由于发作时间不同有温病和暑病的区别及暑病的治疗禁忌。

1. "两感于寒"的病候及预后。两感于寒，指表里两经同时感受邪气，如太阳与少阴同感，阳明与太阴同感，少阳与厥阴同感。表里两经同时受邪发病说明邪气盛，正气虚。太阳与少阴两感证的病候为头痛、口干、烦满，其中，头痛是太阳病候，口干、烦满是少阴病候；阳明与太阴两感证的病候为腹满、身热、不欲食、谵语，其中，身热、谵语是阳明病候，腹满、不欲食是太阴病候；少阳与厥阴两感证的病候为耳聋、阴囊缩、四肢厥冷，其中，耳聋是少阳病候，阴囊缩、四肢厥冷是厥阴病候。

从上述症状来看，两感于寒不仅有实证、热证，也有虚证、寒证；随着病邪不断深入，正气日渐虚损，病情也随之恶化，还可出现"五脏已伤，六府不通，营卫不行"之邪气炽盛、正气衰微、胃气竭尽的危重证候。因此，两感于寒，预后多不良。

2. 外感热病有温病与暑病之分。外感热病发于夏至之前为温病，发于夏至之后为暑病。温病，即冬伤于寒邪，伏而化热，至春感时令之邪，新感引动伏邪而发病，治疗当以清泄里热为主。暑病，即夏季感受当令暑邪，汗出有助于祛邪，故治疗时切勿见汗止汗，必须查清病源，治疗当以清泄暑热为主；若误用止汗收敛之法，必将导致暑热内闭，关门留寇，邪陷心包的危急证候。吴鞠通云："温者，暑之渐也。先夏至，春候也。春气温，阳气发越，阴精不足以承之，故为温病。后夏至，温盛为热，热盛则湿动，热为湿搏而为暑也。"（《温病条辨·原病篇》）可见温病与暑病同属于温热病,但温热之程度有差异,且暑常夹湿,则是两者之不同。

网上更多……

👤≡ 语译　　　📝 习题与答案　　　⚥ 医案举隅

素問·評熱病論篇第三十三

【篇解】

评,评论,讨论。热,指热病。本篇主要讨论了热病的四种变证,即阴阳交、风厥、劳风、肾风的病因病机、症状、治则及预后。热病变证比较危重,需单独列篇讨论,故名曰"评热病论"。高世栻注:"《热病》论热病之在脉;《刺热》论热病之先见;《评热》论热病之变证。风厥、劳风、肾风、风水,皆热病之变。举而评之,曰'评热病论'。"

(一)

【原文】

黄帝問曰:有病溫者,汗出輒[1]復熱,而脈躁疾[2]不爲汗衰,狂言不能食,病名爲何? 岐伯對曰:病名陰陽交[3],交者死也。帝曰:願聞其說。岐伯曰:人所以汗出者,皆生於穀,穀生於精,今邪氣交爭於骨肉而得汗者,是邪卻而精勝也。精勝,則當能食而不復熱。復熱者,邪氣也。汗者,精氣也。今汗出而輒復熱者,是邪勝也。不能食者,精無俾[4]也。病而留者[5],其壽可立而傾也。且夫《熱論》[6]曰:汗出而脈尚躁盛者死。今脈不與汗相應,此不勝其病也,其死明矣。狂言者是失志,失志者死。今見三死[7],不見一生,雖愈必死也。

【注释】

[1] 輒(zhé):常常之意。

[2] 躁疾:此指脉象躁动疾数。

[3] 阴阳交:指阳热之邪入于阴分交结不解,阴精被夺,阴不制阳而阳邪亢盛的一种危重病候。

[4] 精无俾:精气得不到补充。俾,益也。

[5] 病而留者:邪气留恋不去。

[6] 《热论》:《灵枢·热病》有"热病已得汗而脉尚躁盛,此阴脉之极也,死;其得汗而脉静者,生"等语,与本段义同。故张介宾、张志聪等皆认为"热论"即指此篇。一说指古代医学文献名。

[7] 三死:指汗出复热而不能食、脉躁疾、狂言三症。杨上善注:"汗出而热不衰,死有三候:一不能食,二犹脉躁,三者失志。汗出而热,有此三死之候,未见一生之状,虽差必死。又有三分之死,未见一分之生也。"

【分析】

本段论述了阴阳交的病因病机及预后。

1. 阴阳交的病因病机、症状及预后。阴阳交,属于热病的一种变证,是温热病过程中,阳邪侵入阴分,交结不解,阴精被夺,阴不制阳,阳邪亢盛,邪盛正衰的危重证候。其基本病机是阴精不足,邪热亢盛,邪盛正衰。其主要症状为发热,汗出复热,脉躁疾,狂言,不能食。发热、脉躁疾是由于阴精不足,邪热亢盛所致;不能食是由于胃气衰败,生精之源匮乏;狂言是由于肾精耗竭,热扰心神所致。由此可见,邪盛正衰是阴阳病机关键所在。由于邪气亢盛,阴精枯竭,正气不能制伏阳热邪气,故病情危重,预后凶险。

2. 温热病的预后。温热病的预后取决于阳热邪气与阴精正气的相互盛衰关系,这一观点对临床实践及后世温病学说的形成与发展具有重要指导意义。温热病的预后,善恶可以从有汗无汗和汗出后的诸多证候来判断。凡汗出则热退脉静身凉者,为预后良好的征兆。若汗出而热不退,脉象躁盛,为正不胜邪的险象;若更见汗出如豆、神昏、谵语者,则为温热劫烁津液、精气耗竭的危候。后世温病学说"治温病宜刻刻顾其津液"及"留得一分津液,便有一分生机"的观点,以及"热病以救阴为先,救阴以泄热为要"等治法,均是受此观点的启发和影响。

文中"虽愈必死",应理解为病情危重。吴鞠通《温病条辨》云:"经谓必死之证,谁敢谓生,然药之得法,有可生之理。"针对此类证候,后世常用甘凉益阴或大剂增液益气之剂进行调治,常获良效。温病学派认为外感热病汗出病减为佳兆,反之则凶险。临床实践表明,温病危重证候多为高热反复,阴液枯耗,动风动血,热扰神明等。由此可见阴阳交,乃《内经》对温病危重证候的总结。在本篇阳热之邪须赖阴精以制胜观点的启发下,温病学派结合临床,制定了一系列相应措施,将"保津液"列为温病治疗之首务,力倡"热病以救阴为先",提出"救阴以泄热为要"的扶正祛邪兼治的基本法则,是温病学说对《内经》阴阳交等热病变证治疗思想的继承和发展。

3. 阴阳交的发病特点。阴阳交体现了温热病演变到某一危重阶段的病机特点,相当于温病学中"下焦"和"气、营、血"的部分证候。后世温病学中已很少见到"阴阳交"这一名称,但其所述病证一直被温病学家所运用,并指导着温病临床的辨证论治。

(二)

【原文】

帝曰:有病身热,汗出煩滿,煩滿不爲汗解,此爲何病?岐伯曰:汗出而身熱者,風也;汗出而煩滿不解者,厥[1]也,病名曰風厥[2]。帝曰:願卒聞之。岐伯曰:巨陽主氣,故先受邪,少陰與其爲表裏也,得熱則上從之[3],從之則厥也。帝曰:治之奈何?岐伯曰:表裏刺之[4],飲之服湯[5]。

【注释】

[1]厥:指气逆。此指少阴肾经之气上逆。

[2]风厥:古病名。指太阳受风,精亏不足,少阴虚火上逆而发热汗出、烦闷不除的病证。马莳注:"以其太阳感风,少阴气厥,名为风厥之证。"

[3]上从之:指少阴之气,随从太阳、之气上逆而行。太阳受邪而化热,少阴与太阳为表里,得热则从之而上逆,邪正交争于里。

[4]表里刺之:当针刺足太阳足少阴表里两经的穴位。张介宾注:"阳邪盛者阴必虚,故当泻太阳之热,补少阴之气,合表里而刺之也。"

[5]饮之服汤:《太素》《脉经》均无"服"字。王冰注:"饮之汤者,谓止逆上之肾气也。"杨上善:"饮之汤液,以疗其内。""服"字疑系"饮之"的旁注字,后误入正文。

【分析】

本段论述了风厥的病因病机、症状及治则治法。

1. 风厥的病因病机。风厥是由于感受风热邪气而致气机逆乱的一种病证,属于热病的一种特殊证候。病机为风邪侵袭太阳,汗出伤津,精亏不足,风热内传少阴,引动少阴虚火上逆而致阴虚于下而虚热越于上。可见,此风厥属于太阳与少阴并病,少阴虚火上逆的病证,具有少阴虚于里,风袭于太阳之表的特点。

2. 风厥的症状。太阳主表,统属诸阳。风为阳邪,其性开泄,损伤卫阳,故身热汗出;风邪不随汗解,郁而化热,内传于里,耗伤少阴肾之阴精,少阴经气上逆,邪热循经上扰心肺,故出现身热、汗出而烦闷不为汗解等病候。

3. 风厥的治则治法。"表里刺之,饮之服汤",即用针刺的方法泻足太阳膀胱经,补足少阴肾经,具体可选太阳经的风门穴和少阴经的太溪穴。同时配合汤液内服治疗。立意在于清热散邪,养阴助正,体现了表里兼治,扶正祛邪同用的原则。

(三)

【原文】

帝曰:劳风[1]爲病何如? 岐伯曰:劳风法在肺下[2],其爲病也,使人强上冥视[3],唾出若涕,恶风而振寒,此爲劳风之病。帝曰:治之奈何? 岐伯曰:以救俯仰[4]。巨阳引[5]。精者三日,中年者五日,不精者七日[6]。咳出青黄涕,其狀如脓,大如弹丸,从口中、若鼻中出,不出则伤肺,伤肺则死也。

【注释】

[1] 劳风:病证名。指因劳而虚,因虚而感受风邪所产生的以恶风振寒、项强冥视、咳吐青黄痰为主症的病证。杨上善注:"劳中得风为病,名曰劳中,亦曰劳风。"

[2] 肺下:指肺部。

[3] 强上冥视:颈项强直,视物不清。王冰注:"膀胱气不能上荣,故使人头项强而视不明也。"

[4] 以救俯仰:以救治头项强直、俯仰困难为要点。尤在泾云:"肺主气而司呼吸。风热在肺,其液必结,其气必壅,是以俯仰皆不顺利,故曰当救俯仰也。救俯仰者,即利肺气、散邪气之谓乎。"

[5] 巨阳引:应取足太阳经的穴位以引动经气。

[6] 精者三日,中年者五日,不精者七日:精者,谓精气旺盛之人。此谓年轻力壮,精气充沛者,病易愈;中老年人精气渐衰,治愈的日数较长。三、五、七乃指病情缓解时间的先后。

【分析】

本段论述了劳风的病因病机、症状、治疗原则及预后。

1. 劳风的病因病机。劳风的病因为因劳而虚,因虚而受风,邪气化热壅肺;病机为太阳受风,卫阳郁遏,肺失清肃,痰热壅积。

2. 劳风的症状。劳风的主症为恶风振寒,强上冥视,唾出若涕,甚则咳出青黄痰块。

3. 劳风的治疗及预后。劳风的治疗宜利肺散邪以救俯仰,排出痰液以通气道;治则为针刺太阳以引经气。因势利导的排痰祛邪之法对于劳风的治疗至关重要。"不出则伤肺,伤肺则死也",说明痰液阻塞、气道不通可导致窒息而死的危险。提示痰浊壅盛之证,要及时排痰祛邪,以使邪有出路,以免损伤脏气。

劳风的预后转归与精气盛衰、年龄、体质强弱密切相关,少壮之人气血充足,病程较短,预后良好;老年人体质虚弱,病程较长。劳风病与《金匮要略》之"肺痈"相似,张仲景治疗肺痈以清热泻肺排脓为原则,如葶苈大枣汤、桔梗汤、千金苇茎汤等,丰富并发展了《内经》对于劳风的辨治方法。

（四）

【原文】

帝曰：有病腎風[1]者，面胕龐然壅，害於言[2]，可刺不？岐伯曰：虛不當刺，不當刺而刺，後五日其氣必至。帝曰：其至何如？岐伯曰：至必少氣時熱，時熱從胸背上至頭，汗出手熱，口乾苦渴，小便黃，目下腫，腹中鳴，身重難以行，月事不來，煩而不能食，不能正偃[3]，正偃則咳甚，病名曰風水[4]，論在《刺法》[5]中。

帝曰：願聞其說。岐伯曰：邪之所湊，其氣必虛。陰虛者陽必湊之，故少氣時熱[6]而汗出也。小便黃者，少腹中有熱也。不能正偃者，胃中不和也。正偃則欬甚，上迫肺也。諸有水氣者，微腫先見於目下也。帝曰：何以言？岐伯曰：水者陰也，目下亦陰也。腹者至陰之所居[7]，故水在腹者，必使目下腫也。真氣上逆[8]，故口苦舌乾，臥不得正偃，正偃則咳出清水也。諸水病者，故不得臥，臥則驚，驚則咳甚也。腹中鳴者，病本於胃也。薄脾則煩不能食。食不下者，胃脘隔也。身重難以行者，胃脈在足也。月事不來者，胞脈[9]閉也。胞脈者，屬心而絡於胞中。今氣上迫肺，心氣不得下通，故月事不來也。帝曰：善。

【注釋】

［1］腎风：病名。风热伤肾，肾不能主水，水邪泛溢而出现面目浮肿，妨碍言语的一种病证。

［2］面胕庞然壅，害于言：胕，同"浮"。庞然，肿起样。壅，指目下壅肿，形如卧蚕样。张志聪注："少阴之脉，贯肾系舌本，水邪上逆，故壅害于言。"

［3］正偃：即仰卧。

［4］风水：是由肾风误治而致的水肿变证。与后世所言的伤于风邪而致的急性水肿有所不同。

［5］《刺法》：张介宾注："即《水热穴论》也。"

［6］少气时热：张志聪注："风邪伤肾，精气必虚，阴虚则阳往乘之，故时时发热；肾为生气之原，故少气也。"

［7］腹者至阴之所居：张志聪注："太阴者至阴也，水邪上乘于腹，始伤胃而渐及于脾，故微肿先现于目下，脾主约束也。"

［8］真气上逆：张志聪注："真气者，脏真之心气也。心属火而恶水邪，水气上乘，则迫其心气上逆，是以口苦舌干。"

［9］胞脉：胞，指子宫；胞脉，即子宫的络脉。

【分析】

本段论述了肾风的病因病机及症状。

1. 肾风的病因病机及症状。肾风，是指肾虚不足，风热侵袭、水邪泛溢而致面目浮肿的病证。其病因病机为风热侵袭，阴虚阳乘，水邪泛溢。

2. 风水是肾风误治的变证。风水，是由肾风误刺产生的变证。肾风本已正气虚衰，不当用刺法。若误用刺法，不当刺而刺，则使正虚益甚，致使水邪益盛。由于风水是在肾风病变之上发展而来，故其临床表现极为复杂，如水邪上迫于肺则仰卧咳甚；水邪凌心，虚火外越则口苦舌干，小便色黄;水邪犯脾则烦不能食,身重难以行;水邪干胃则腹中鸣响,不得仰卧,咳出清水;水邪闭阻胞脉则月事不来等。由此可见,《内经》所论"风水"属于水肿病较为严重的阶段。

肾风与风水两者轻重程度不同,因均有发热的症状,故归为"热病"。文中对肾风传变为风水的描述,说明了《内经》时代能够准确地把握疾病的发展过程,并对某些疾病转归已经有所掌握和预见,对于准确治疗疾病及防止变生他证具有重要的指导意义。

3. 邪之所凑,其气必虚。原文指出邪气侵犯之所,就是正气不足之处。"邪之所凑,其气必虚"的观点,强调了正气在发病过程中的重要作用和地位。外因是发病的条件,内因是发病的关键,外因通过内因起作用,这一发病学的观点是中医病因学的精华所在。

4. 肾风、风水两病在《内经》多有阐述。对于肾风,《内经》其他篇章亦有阐述。《素问·风论》云:"以冬壬癸中于邪者为肾风……肾风之状,多汗恶风,面疣然浮肿,脊痛不能正立,其色炲,隐曲不利,诊在肌上,其色黑。"《素问·奇病论》云:"有病疣然如有水状,切其脉大紧,身无痛者,形不瘦,不能食,食少,名为何病? 岐伯曰:病生在肾,名为肾风。"

风水一病,在《内经》多篇论及。如《素问·平人气象论》云:"面肿曰风,足胫肿曰水。"《素问·水热穴论》云:"勇而劳甚则肾汗出,肾汗出逢于风,内不得入于藏府,外不得越于皮肤,客于玄府,行于皮里,传为胕肿,本之于肾,名曰风水。"《灵枢·论疾诊尺》云:"视人之目窠上微痈,如新卧起状,其颈脉动,时咳,按其手足上,窅而不起者,风水肤胀也。"

网上更多……

👤 语译 　　📝 习题与答案 　　⚥ 医案举隅

素問·逆調論篇第三十四

【篇解】
逆调,即气机逆乱,失调。本篇主要论述由人体阴阳、水火、营卫、气血功能逆乱失调所引起的寒热、肉烁、骨痹、肉苛,以及胃、肺、肾相关的脏腑经络之气失调所致不得卧、喘息等病症,故名曰"逆调论"。本篇所论病证的机制皆为气机逆乱失调所致,提示临床诊治疾病要重视阴阳寒热营卫气血的变化。

(一)

【原文】
黄帝問曰:人身非常溫也,非常熱也[1],爲之熱而煩滿者,何也?岐伯對曰:陰氣少而陽氣勝[2],故熱而煩滿也。帝曰:人身非衣寒也,中非有寒氣也[3],寒從中生者何?岐伯曰:是人多痹氣[4]也,陽氣少,陰氣多,故身寒如從水中出。

【注释】
[1]人身非常溫也,非常熱也:此"溫""热"指非一般感受邪气所致的温热病,而是由于人体本身阴阳失调而寒热自生。
[2]阴气少而阳气胜:指由于体内阴阳失调,阴虚而阳胜,故出现热而烦满的症状。张介宾注:"阴虚者阳必凑之,阳邪实于阴分,故热而烦满。"
[3]人身非衣寒也,中非有寒气也:人体寒冷不是因为衣服单薄,也不是因为人体内有寒邪。
[4]痹气:阳气虚少引起的气机阻闭不通的病机。《圣济总录》云:"痹气内寒者,以气痹而血不能运,阳虚而阴自胜也。故血凝泣而脉不通,其证身寒如从水中出也。"

【分析】
本段论述了人体阴阳失调产生寒热病变的病机与主证。
原文指出,人体在没有明显感受外邪的情况下,出现或寒或热的病变,是由于机体自身阴阳失调所致。人体"阴气少而阳气胜",阴虚不能制阳,阳气偏亢,热在中,故出现"热而烦满"。其寒"非衣寒也",乃"阳气少,阴气多",阳气虚少不能制约阴气,使阴寒偏盛,气机闭塞,不能畅达于外,故身体寒冷,寒"如从水中生"。本段强调了人体自身阴阳平衡的重要性。

(二)

【原文】
帝曰:人有四支熱,逢風寒[1]如炙如火[2]者,何也?岐伯曰:是人者陰氣虛,陽氣盛。四支者陽也,兩陽相得[3]而陰氣虛少,少水不能滅盛火[4],而陽獨治[5],獨治者不能生長也,獨勝而止耳,逢風而如炙如火者,是人當肉爍[6]也。

帝曰：人有身寒，汤火不能热，厚衣不能温，然不冻慄[7]，是为何病？岐伯曰：是人者，素肾气胜，以水为事[8]，太阳气衰，肾脂枯不长[9]，一水不能胜两火[10]，肾者水也，而生于骨，肾不生则髓不能满，故寒甚至骨也。所以不能冻慄者，肝一阳也，心二阳也[11]，肾孤藏[12]也，一水不能胜二火[13]，故不能冻慄，病名曰骨痹[14]，是人当挛节[15]也。

【注释】

[1] 寒：观下文"逢风而如炙如火者"，"寒"疑为"而"字。

[2] 如炙如火：《新校正》云："《太素》云：'如炙于火'。当从《太素》之文。"

[3] 两阳相得：相得，相和。四肢属阳，风亦属阳，四肢热而逢风邪，故谓两阳相得。

[4] 少水不能灭盛火：阴气衰少，肾水不足，不能抵御两阳相并的盛火。少水，指阴气衰少；盛火，指阳气亢胜。灭，《太素》作"减"。

[5] 阳独治：此指阴虚至极而阳气独旺。王冰注："治者，王也。"

[6] 肉烁：肌肉干枯消瘦。

[7] 冻慄：因寒冷而战慄。

[8] 素肾气盛，以水为事：平素肾气旺盛之人恃肾气之胜，或多欲不节，或常在水中作业，或嗜饮茶酒，以致肾气耗损。

[9] 肾脂枯不长：谓肾精枯竭不能充养。肾脂，指肾精。

[10] 一水不能胜两火：高世栻注："一水不能胜两脏，七字在下，误重于此，衍文也。"

[11] 肝一阳也，心二阳也：高世栻注："肾水生肝木，肝为阴中之阳，故肝一阳也。少阴合心火，心为阳中之阳，故心二阳也。"

[12] 肾孤藏：肾为阴中之阴，无阳匹配，故为孤脏。

[13] 一水不能胜二火：肾为水脏，是谓一水；心为君火，肝胆内寄相火，是谓二火。肾精亏虚，一水已竭，二火犹在，故曰一水不能胜二火。张介宾注："肝有少阳之相火，心为少阴之君火，肾一水也，一水已竭，二火犹存，是阴气以虚于中，而浮阳独胜于外，故身随寒而不至冻慄，病为骨痹。然水不胜火，则筋骨皆失所滋，故肢节多为拘挛。"

[14] 骨痹：病名。寒邪伤及肾阳，不能填精生髓养骨，症见骨节拘挛而不冻慄。

[15] 挛节：指筋脉骨节拘挛。挛，拘挛；节，骨节。

【分析】

本段论述了肉烁、骨痹的病机及临床表现。

1. 肉烁的病因病机及临床表现。肉烁一症，是由于人体水火失调所致。肉烁的病机是阴气虚，阳气盛，阴不抑阳，水不制火；表现是四肢热，逢风热如火炙，肌肉消瘦。

肉烁的治疗可用滋阴清热之法，可选用如益胃汤、炙甘草汤、清骨散等，皆可随证加减使用。

2. 骨痹的病因病机及临床表现。骨痹病是由于肾精衰少，骨髓空虚所致。病机为骨髓空虚无以充骨，肾阳虚衰，寒入骨髓，故寒慄、骨节拘挛。

关于骨痹的病因，原文认为是由于"素肾气胜，以水为事"，对此各家观点主要有三：一是平素肾中水寒之气偏胜。如张志聪注："肾气盛者，肾水之气胜也。以水为事者，膀胱之水胜。谓其人水寒之气偏胜，水寒偏胜，则太阳气衰。"二是自恃素体肾气胜，生活工作中经常接触水湿环境，代表注家张琦："以水为事，涉水游泳之类。恃其肾气之胜，而冒涉寒水。"三是房事过度，姚止庵注："肾气素胜，则恃其强而纵欲矣，故云以水为事。"三者观点可互参。

（三）

【原文】

帝曰：人之肉苛[1]者，雖近衣絮，猶尚苛也，是謂何疾？岐伯曰：榮氣虛，衛氣實也[2]，榮氣虛則不仁[3]，衛氣虛則不用[4]，榮衛俱虛，則不仁且不用，肉如故也，人身與志不相有[5]，曰死。

【注释】

[1] 肉苛：病名，由于营卫俱虚，气血不能濡养所致的以肌肉顽麻沉重，行动不便为主症的病证。张介宾注："苛者，顽木沉重之谓。"

[2] 荣气虚，卫气实也：丹波元简注："下文云：荣气虚则不仁，卫气虚则不用，荣卫俱虚，则不仁且不用。则此七字不相贯，恐是衍文。"

[3] 不仁：指皮肉不知痛痒寒热。

[4] 不用：指肢体不能随意运动。

[5] 人身与志不相有：人的意识不能支配形体活动，意识也不能感受到形体所受的刺激。张琦注："身动而意志不应，志动而身不遂。"

【分析】

本段论述了肉苛的病机和症状。

肉苛病的病机是营卫俱虚。营卫不足，不能濡养肌肉四肢，营气虚则不仁，卫气虚则不用，则出现肌肉顽麻不仁，肢体沉重，甚则不能随意运动，身形与神志不相协调，病情加重可导致死亡。对于肉苛病的治疗，多以调和营卫、补益脾气之法为主。

肉苛的病证表现临床常见，但其病名临床多已不用。"荣气虚则不仁，卫气虚则不用"的理论，对后世临床辨证治疗皮肉顽麻不仁、肢体不能随意运动等病证有指导意义。如《金匮要略·血痹虚劳病脉证治》指出："血痹阴阳俱微，寸口关上微，尺中小紧，外证身体不仁，如风痹状，黄芪桂枝五物汤主之。"调和营卫，振奋中焦，气血双补，益营卫之源，使气血畅通，痹阻之营血得以缓解。

（四）

【原文】

帝曰：人有逆氣不得臥而息有音者，有不得臥而息無音者，有起居如故而息有音者，有得臥行而喘者，有不得臥不能行而喘者，有不得臥臥而喘者，皆何藏使然？願聞其故。岐伯曰：不得臥而息有音者，是陽明之逆也。足三陽者下行[1]，今逆而上行，故息有音也。陽明者胃脈也，胃者六府之海，其氣亦下行，陽明逆不得從其道，故不得臥也。《下經》[2]曰：胃不和則臥不安[3]。此之謂也。夫起居如故而息有音者，此肺之絡脈逆也，絡脈不得隨經上下，故留經而不行[4]，絡脈之病人也微，故起居如故而息有音也。夫不得臥臥則喘者，是水氣之客也。夫水者循津液而流也。腎者水藏，主津液，主臥與喘[5]也。帝曰：善。

【注释】

[1] 足三阳者下行：足之三阳经皆起于头而下行至足。

[2]《下经》：古代医学典籍，现已亡佚。

　　[3]胃不和则卧不安：阳明经脉之气逆，致胃气失于和降，故睡眠不安。张琦注："卫气昼行于经则寤，夜行于脏则寐，而卫气之出入依乎胃气，阳明逆则诸阳皆逆，不得入于阴，故不得卧。"

　　[4]留经而不行：指络脉之气留于本经，而不行于他经。马莳注："络脉不得随经上下，故留于本经，而不能行之别经。"

　　[5]主卧与喘：肾为水脏，主持津液。水气为病，其本在肾，其标在肺，水饮射肺，故喘息不得卧。

【分析】

　　本段论述了脏腑经络之气逆乱所致喘息的病机及临床表现，提出了"胃不和则卧不安"的观点。

　　1. 喘息的病机及临床表现。原文以喘息证为例，说明五脏气机失调是疾病发生的重要因素之一。喘息，可因肺、胃、肾三脏气机逆乱所致。在上为肺气逆则起居如故，喘息有音，病情较轻；在中为胃气不降，胃气上逆则卧不安，呼吸不利，喘息有音，病情较重；在下则为肾气逆，水气上犯于肺，卧而喘息，病情最重。当仔细辨析病位病机。

　　2. 胃不和则卧不安。文中指出足阳明是胃经，胃为水谷之海，其气下行，若阳明气逆，不得下行则喘息有音、不得安卧。后世医家多有发挥，如清代张璐认为多为宿食痰火所致，《张氏医通·不得卧》指出："脉数滑有力不眠者，中有宿食痰火，此为胃不和则卧不安也。"程国彭认为因食积所致，《医学心悟》云："有胃不和卧不安者，胃中胀闷疼痛，此食积也，保和汤主之。"临床上失眠多兼纳差、脘腹胀满、胸闷嗳气、呕吐吞酸、大便失调等胃气不和的表现，可分别施以清热化湿、祛痰化浊、清泄郁热、消食导滞、通腑开壅、消痞降逆、温阳建中、滋润中土等法，使胃气调和，"卧不安"则愈。

网上更多……

　　🔲 语译　　　📝 习题与答案　　　⚥ 医案举隅

素問·欬論篇第三十八

【篇解】

咳,即咳嗽。本篇主要论述了咳嗽的病因、病机、症状、分类、传变规律及治疗原则,为论咳之专篇,故名曰"咳论"。篇中"五藏六府皆令人咳"及咳"皆聚于胃,关于肺"等观点对后世咳嗽的辨证论治具有重要影响。

(一)

【原文】

黄帝問曰:肺之令人欬,何也? 岐伯對曰:五藏六府皆令人欬,非獨肺也。帝曰:願聞其狀。岐伯曰:皮毛者,肺之合也,皮毛先受邪氣,邪氣以從其合也。其寒飲食入胃,從肺脈上至於肺[1],則肺寒,肺寒則外內合邪,因而客之,則爲肺欬。五藏各以其時受病[2],非其時各傳以與之[3]。人與天地相參,故五藏各以治時[4],感於寒則受病,微則爲欬,甚者爲泄、爲痛[5]。乘[6]秋則肺先受邪,乘春則肝先受之,乘夏則心先受之,乘至陰[7]則脾先受之,乘冬則腎先受之。

【注释】

[1] 其寒饮食入胃,从肺脉上至于肺:杨上善注:"人肺脉手太阴,起于中焦,下络大肠,还循胃口,上膈属肺。寒饮寒食入胃,寒气循肺脉上入肺中。"

[2] 五藏各以其时受病:指五脏在其所主的时令感邪发病。

[3] 非其时各传以与之:若不在肺所主之时令受病,是他脏传至于肺。非其时,指非肺所主的秋季。之,指肺。

[4] 治时:指五脏所主的时令。

[5] 微则为咳,甚者为泄、为痛:咳为肺之症状,咳兼痛为五脏受邪的症状,咳兼泄为六腑受邪的症状。张介宾注:"邪微者浅而在表,故为咳。甚者深而入里,故为泄、为痛。"

[6] 乘:趁也。此指当……之时。

[7] 至阴:此指长夏。

【分析】

本段提出了"五脏六腑皆令人咳,非独肺也"的观点,论述了咳的病因病机及其与季节的关系。

1. "五藏六腑皆令人咳,非独肺也"的发病学观点。本句从整体观出发,揭示了咳虽为肺的病变,但其他脏腑功能失常,也可影响到肺而发生咳嗽。因为肺主气,受百脉朝会,故五脏六腑功能失调均可影响到肺,致肺失宣降,肺气上逆而发生咳嗽。如脾虚生痰,痰湿上犯于肺;肝火上冲,气逆犯肺;肾虚水泛,寒水射肺等。本句说明了咳不离乎肺,然不止于肺。后世医家据此创立了诸多治咳的经典理论及方剂。

本句启示临床上对咳嗽的论治不只是治肺,在临床诊治时,要考虑五脏六腑对肺的影响而调理五脏六腑的病变。如肝火犯肺之咳,出现咳嗽、胁痛、不可转侧等症状,可用小柴胡汤、黛蛤散、当归龙荟丸等清肝泻火;肾阳虚衰,水饮射肺之咳,出现咳嗽喘息,咳唾大量泡沫状清稀痰涎等症状,可用真武汤温阳散寒,化气行水。

2. 咳的病因病机。文中指出咳的病因病机主要有两个方面:① 外有风寒所伤:因肺与皮毛相合,故风寒之邪袭表,从其合而内传于肺,使肺失宣降而致咳。② 内有寒饮停聚:手太阴肺经起于中焦,还循胃口,上膈属肺。寒凉饮食入胃,导致中焦寒,寒气循手太阴肺经上入于肺中,导致肺寒,肺为娇脏,不耐寒热,外内寒邪并聚于肺,则导致肺失宣降,肺气上逆发生咳嗽。

3. 咳与季节气候的关系。五脏各以治时感邪发病,这是《内经》四时五脏阴阳发病的基本观点。五脏各有其所主的时令,当其时令邪气侵入人体时,邪气首先侵犯与当令之气相应之脏,使该脏受邪传之于肺,发生咳嗽,即非肺所主的时令之咳,乃他脏感受当令邪气传至于肺所致。本篇从"人与天地相参"的整体观出发,提出了"五藏各以其时受病,非其时各传以与之"的发病学观点。说明了五脏对各自时令之邪的易感性及五脏之间的相互关系。

后世医家根据不同时令所致咳嗽的不同特点,提出了相应治咳之法。例如:清代医家林佩琴在《类证治裁》中指出:"以四时论之,春季咳,木气升也,治宜兼降,前胡、杏仁、海浮石、瓜蒌仁之属;夏季咳,火气炎也,治宜兼凉,沙参、花粉、麦冬、知母、玄参之属;秋季咳,燥气乘金也,治宜清润,玉竹、贝母、杏仁、阿胶、百合、枇杷膏之属;冬季咳,风寒侵肺也,治宜温散,苏叶、川芎、桂枝、麻黄之属。"

(二)

【原文】

帝曰:何以异之? 岐伯曰:肺欬之狀,欬而喘息有音,甚則唾血。心欬之狀,欬則心痛,喉中介介如梗狀[1],甚則咽腫、喉痹[2]。肝欬之狀,欬則兩脅下痛,甚則不可以轉,轉則兩胠[3]下滿。脾欬之狀,欬則右脅下痛,陰陰[4]引肩背,甚則不可以動,動則欬劇。腎欬之狀,欬則腰背相引而痛,甚則欬涎[5]。

帝曰:六府之欬奈何? 安所受病? 岐伯曰:五藏之久欬,乃移於六府。脾欬不已,則胃受之,胃欬之狀,欬而嘔,嘔甚則長蟲[6]出。肝欬不已,則膽受之,膽欬之狀,欬嘔膽汁。肺欬不已,則大腸受之,大腸欬狀,欬而遺失[7]。心欬不已,則小腸受之,小腸欬狀,欬而失氣[8],氣與欬俱失。腎欬不已,則膀胱受之,膀胱欬狀,欬而遺溺。久欬不已,則三焦受之,三焦欬狀,欬而腹滿,不欲食飲,此皆聚於胃,關於肺[9],使人多涕唾而面浮腫氣逆也。

帝曰:治之奈何? 岐伯曰:治藏者治其俞[10],治府者治其合[10],浮腫者治其經[10]。帝曰:善。

【注释】

[1] 喉中介介如梗状:形容咽喉部如有物阻塞的感觉。梗,《太素》作"哽";《释义》云:"哽,塞也。"

[2] 喉痹:咽喉肿痛,吞咽阻塞不利。

[3] 两胠:左右腋下胁肋部。

[4] 阴阴:同"隐隐"。即隐隐疼痛。

[5] 咳涎:指咳出涎沫稀痰。姚止庵注:"咳久则肾虚水泛,脾不受湿,反归于肾,故咳涎也。"

[6] 长虫:蛔虫。或称蚘,蛕。

[7] 遗失:大便失禁。《甲乙经》《太素》均作"遗矢",失,通"屎"。

[8] 失气:指肛门排气。

[9] 此皆聚于胃,关于肺:水饮困聚于胃,上犯于肺而为咳。张介宾注:"此下总结诸咳之证,而并及其治也。诸咳皆聚于胃,关于肺者,以胃为五脏六腑之本,肺为皮毛之合,如上文所云皮毛先受邪气及寒饮食入胃者,皆肺胃之候也。阳明之脉起于鼻,会于面,出于口,故使多涕唾而面浮肿。肺为脏腑之盖而主气,故令人咳而气逆。"

[10] 俞、合、经:指十二经脉分布在肘膝关节以下的五输穴中的输穴、合穴、经穴。

【分析】

本段论述了五脏六腑咳的症状特点,咳的传变规律,进一步总结了咳的病因病机,提出了咳的治疗原则。

1. 五脏六腑咳的症状特点。五脏咳,除咳嗽外,还兼有各脏经脉循行部位上的疼痛症状。如心手少阴之脉上挟咽,故心咳症状为咳嗽兼心痛、咽喉阻塞不利等;肝足厥阴之脉布胁肋,故肝咳症状为咳嗽兼两胁疼痛等;脾足太阴之脉上膈,挟咽,其气主右,故脾咳症状为咳嗽兼右胁下痛;肾足少阴之脉贯脊属肾、入肺中,故肾咳症状为咳嗽兼腰背疼痛。

六腑咳,除咳嗽外,还兼有六腑功能失常所致气虚不摄的症状。因其为病程日久,故以咳嗽伴有吐、泄、遗失、遗溺等气虚症状为特点。例如:胃咳伴有呕,胆咳伴有咳呕胆汁,大肠咳伴有遗失,小肠咳伴有失气,膀胱咳伴有遗溺,三焦咳伴有腹满等。

2. 咳的传变规律为"五藏之久咳,乃移于六府"。从五脏咳和六腑咳的临床症状来看,五脏咳是咳的初期阶段,是因疾病初起的急剧咳嗽牵引各脏经脉致使气血失常为主要病机,故常以咳兼"痛"为主要表现。六腑咳是咳久不愈的后期阶段,属病情进一步发展,影响到各腑的功能活动,使各腑相关功能失常、气机气化失司,故表现出气虚下陷,不能收摄的病机特点,故常以咳兼"泄"为主要表现。可见,六腑咳较五脏咳的病程长、程度深、病情重,反映了咳病的传变是由脏及腑,病情转重的特殊传变规律。

3. "皆聚于胃,关于肺"的理论观点。原文指出咳虽与五脏六腑相关,但与肺胃关系最为密切。此观点与篇首"皮毛先受邪气,邪气以从其合""其寒饮食入胃,从肺脉上至于肺"观点相呼应,指出了肺胃与咳的形成有关。外邪伤人,或从皮毛而入,内舍其合,或从口鼻直接伤肺,致使肺失宣降而咳。若久咳不已,影响三焦气机,水液内聚,积多成痰成饮而聚于胃,上逆犯肺,则咳多涕唾,面浮肿而气逆。此句原文是后世"脾为生痰之源""肺为贮痰之器"理论的渊源。

在临床上,肺胃所致之咳最为常见。即使是其他脏腑所致的咳嗽,其痰浊的化除以及脏腑功能的调理,亦赖脾胃之气的健运,因此,对于各种咳嗽的治疗,除了注意治肺外,还应重视调理脾胃。

4. 咳的针刺治疗原则。文中指出咳的针刺治疗原则为"治藏者治其俞,治府者治其合,浮肿者治其经",即根据咳之所在脏腑,选取五输穴中的相应穴位进行治疗。五脏咳,宜针刺各脏之俞穴;六腑咳,宜针刺各腑之合穴;久咳兼见浮肿是邪入经络,水液随气逆乱泛溢,宜针刺经穴以疏通经络,消除水肿。本篇咳的针刺治疗原则,体现了中医辨证论治的医学思想。

后世医家在《内经》针刺治咳基础上，创制了颇具成效的治咳方药。例如，关于五脏咳，王肯堂在《证治准绳·杂病诸气门》指出：肺咳用麻黄汤，心咳用桔梗汤，肝咳用小柴胡汤，脾咳用升麻汤，肾咳用麻黄附子细辛汤。关于六腑咳，王肯堂在《证治准绳·杂病诸气门》指出：胃咳用乌梅丸，胆咳用黄芩加半夏生姜汤，大肠咳用赤石脂禹余粮汤、桃花汤，小肠咳用芍药汤，膀胱咳用茯苓甘草汤，三焦咳用钱氏异功散。

网上更多……

👤 语译　　　　📝 习题与答案　　　　⚥ 医案举隅

素問·舉痛論篇第三十九

【篇解】

举,列举。本篇列举多种疼痛进行讨论,故名曰"举痛论"。疼痛是临床上常见的病证,病情复杂。本篇主要讨论了临床常见的十四种疼痛的病因病机及辨证要点,认为疼痛的主要病因为寒邪客于脏腑经脉,其病机特点为"不通则痛"和"不荣则痛"。文中还提出了"百病生于气"的重要观点,讨论了怒、喜、悲、恐、寒、炅、惊、劳、思等因素致使气机失调所导致的病证,对于临床诊治情志类疾病具有重要价值。

(一)

【原文】

黄帝問曰:余聞善言天者,必有驗於人;善言古者,必有合於今;善言人者,必有厭[1]於己。如此,則道不惑而要數[2]極,所謂明也。今余問於夫子,令言而可知,視而可見,捫而可得,令驗於己而發蒙解惑,可得而聞乎? 岐伯再拜稽首[3]對曰:何道之問也? 帝曰:願聞人之五藏卒痛,何氣使然? 岐伯對曰:經脈流行不止,環周不休。寒氣入經而稽遲[4],泣而不行,客於脈外則血少,客於脈中則氣不通[5],故卒然而痛。

【注释】

[1] 厭:《说文解字·厂部》:厭,"一曰合也"。此与上文"验""合"之义相通。

[2] 要数:指要理,即重要的道理。杨上善注:"得其要理之极,明达故也。数,理也。"

[3] 稽首:指古代跪拜礼,即五体投地。

[4] 稽迟:指经脉气血运行不畅。稽,留止也。迟,徐行也。

[5] 客于脉外则血少,客于脉中则气不通:此句为互文,即寒气客于脉外、脉中则血气少,客于脉外、脉中则血气不通。

【分析】

本段讨论了研究医学的方法,指出了引起疼痛的病因病机。

1. 研究医学的方法。本节指出研究医学的方法主要有三:一是天人相应,二是古为今用,三是四诊合参,做到"道不惑而要数极"。

2. 疼痛的病因病机。在临床上,引起疼痛的原因很多。本文以寒邪为例,论述了疼痛的病因病机。文中将疼痛的病机概括为虚实两个方面:属虚者为感寒后,因寒性收引,致使经脉收缩,而血气衰少,或血流不畅,不荣则痛;属实者为感寒后,因寒性凝滞,致使经脉气血运行涩滞不畅,不通则痛。此为因寒致痛机制的总纲,对临床痛证的辨治具有现实指导意义。

（二）

【原文】

帝曰：其痛或卒然而止者，或痛甚不休者，或痛甚不可按者，或按之而痛止者，或按之无益者，或喘动应手[1]者，或心与背相引而痛者，或胁肋与少腹相引而痛者，或腹痛引阴股[2]者，或痛宿昔[3]而成积者，或卒然痛死不知人少间复生者，或痛而呕者，或腹痛而后泄者，或痛而闭不通者，凡此诸痛，各不同形，别之奈何？

岐伯曰：寒气客于脉外则脉寒，脉寒则缩踡，缩踡则脉绌急[4]，绌急则外引小络，故卒然而痛，得炅[5]则痛立止，因重中于寒，则痛久矣。寒气客于经脉之中，与炅气相薄则脉满，满则痛而不可按也，寒气稽留，炅气从上[6]，则脉充大而血气乱，故痛甚不可按也。寒气客于肠胃之间，膜原之下，血不得散，小络急引故痛，按之则血气散，故按之痛止。寒气客于侠脊之脉[7]，则深按之不能及，故按之无益也。寒气客于冲脉，冲脉起于关元，随腹直上，寒气客则脉不通，脉不通则气因之，故喘动应手矣。寒气客于背俞之脉[8]则脉泣，脉泣则血虚，血虚则痛，其俞注于心，故相引而痛，按之则热气至，热气至则痛止矣。寒气客于厥阴之脉，厥阴之脉者，络阴器系于肝，寒气客于脉中，则血泣脉急，故胁肋与少腹相引痛矣。厥气[9]客于阴股，寒气上及少腹，血泣在下相引，故腹痛引阴股。寒气客于小肠膜原之间，络血之中，血泣不得注于大经，血气稽留不得行，故宿昔而成积矣。寒气客于五藏，厥逆上泄[10]，阴气竭，阳气未入[11]，故卒然痛死不知人，气复反则生矣。寒气客于肠胃，厥逆上出，故痛而呕也。寒气客于小肠，小肠不得成聚，故后泻腹痛矣。热气留于小肠，肠中痛，瘅热[12]焦渴则坚乾不得出，故痛而闭不通矣。

帝曰：所谓言而可知者也。视而可见，奈何？岐伯曰：五藏六府固尽有部[13]，视其五色，黄赤为热，白为寒，青黑为痛，此所谓视而可见者也。

帝曰：扪而可得，奈何？岐伯曰：视其主病之脉，坚而血及陷下者，皆可扪而得也。

【注释】

[1]喘动应手：此处指腹中血脉的搏动，揣之急促应手。《灵枢·百病始生》云："其著于伏冲之脉者，揣之应手而动。"喘，疑是"揣"之误。

[2]阴股：指大腿内侧近前阴处。杨上善注："股外为髀，髀内为股，阴下之股为阴股也。"

[3]宿昔：指经久不愈之意。张志聪注："稽留久也。"宿，留着；昔，久远。

[4]绌急：指屈曲拘急。张介宾注："绌，屈曲也。"

[5]炅：指热而言。王冰注："炅，热也。"《尔雅》："灵素之炅，当与热同。"

[6]上：郭霭春注："'上'误，似应作'之'。"当从。

[7]侠脊之脉：脊柱两侧深部的经脉。张介宾注："侠脊者，足太阳经也。其最深者，则伏冲、伏膂之脉。"

[8]背俞之脉：指足太阳膀胱经脉。

[9]厥气：指寒逆之气。张介宾注："寒逆之气也。"

[10]厥逆上泄：指厥逆之气上越。

[11]阴气竭，阳气未入：指阴气阻绝于内，阳气上逆泄越于外，阴阳之气暂时处于离绝状态。

〔12〕瘅热:指热甚。瘅,盛之意。

〔13〕固尽有部:指五脏六腑在面部各有所主的部位。张志聪注:"五脏六腑之气色,皆见于面,而各有所主之部位。"

【分析】

本段以寒邪引起的疼痛为例,论述了十四种疼痛的病机、症状及鉴别,指出辨识疼痛当四诊合参,并适当运用腹诊。

1. 十四种疼痛的病因病机、症状及鉴别。文中指出由于邪气侵犯的部位不同,病机及症状表现也各异,各种疼痛的病机虽复杂,但不外乎寒、热、虚、实。归纳十四种疼痛鉴别如下:

一是根据喜按、拒按划分:① 痛而拒按:寒邪稽留,与炅气相搏,邪气壅实于经脉。② 按之痛止:寒邪客于肠胃膜原之间,血气凝聚不散,按之则血气暂时舒缓。③ 按之痛不止:寒邪客于深部经脉,按之不能及于病所。

二是根据疼痛特点划分:① 持续性疼痛:寒邪稽留,日久深入,凝结不解。② 疼痛牵引他处:寒邪所客之部位与脏腑经络有络属关系。③ 痛处搏动应手:寒邪客于冲脉,血滞气逆。

三是根据疼痛的伴随症状划分:① 疼痛伴有积块:寒邪客于小肠膜原,血气稽留,日久不行,宿昔成积。② 疼痛伴呕吐:寒邪客于肠胃,气机失和,气逆而呕。③ 疼痛伴泄泻:寒邪客于小肠,泌别失调,清浊不分,下走大肠。④ 疼痛伴便秘:邪热客于小肠,灼伤津液,坚干不得出。

本篇所论疼痛只是举例,不能概括临床上各种疼痛。从病因上以寒邪为主,属热的只有一条。但实际上,风、湿、燥、七情、饮食劳倦、痰饮瘀血、寄生虫等均可引起疼痛,临证时必须全面考虑。

2. 疼痛的诊法。本文用"言而可知""视而可见""扪而可得"指出痛证的诊断应望闻问切四诊合参,综合分析。本文尤为重视通过切按疼痛部位分析虚实及病位,如原文"或痛甚不可按者,或按之而痛止者,或按之无益者",又如"坚而血及陷下者,皆可扪而得也",即若按之坚硬,为邪气盛实,血脉壅盛,为实证;按之陷下,濡软空虚为虚证。张介宾曰:"脉坚者,邪之聚也。血留者络必盛而起也。陷下者,血气不足,多阴候也。"此对后世中医腹诊学的发展具有重要意义。

本篇关于疼痛病因病机、鉴别要点及诊法理论对后世疼痛的辨治有重要的意义。如张介宾指出:"凡痛而胀闭者多实;不胀不闭者多虚。痛而拒按者实;可按者为虚。喜寒者多实;爱热者多虚。饱而甚者多实;饥而甚者多虚。脉实气粗者多实;脉虚气少者多虚。新病壮年者多实;愈攻愈剧者多虚。痛在经者脉多弦大,痛在藏者脉多沉微。必兼脉证而察之,则虚实自有明辨。"

(三)

【原文】

帝曰:善。余知百病生於氣[1]也,怒則氣上,喜則氣緩,悲則氣消,恐則氣下,寒則氣收,炅則氣泄,驚則氣亂,勞則氣耗,思則氣結。九氣不同,何病之生?岐伯曰:怒則氣逆,甚則嘔血及飧泄[2],故氣上矣。喜則氣和志達,榮衛通利,故氣緩[3]矣。悲則心系[4]急,肺布葉舉[5]而上焦不通,榮衛不散,熱氣在中,故氣消矣。恐則精卻[6],卻則上焦閉,閉則氣還,還則下焦脹,故氣不行[7]矣。寒則腠理閉,氣不行,故氣收[8]矣。炅則腠理開,榮衛通,汗大泄,故氣泄。驚則心無所倚,神無所歸,慮無所定,故氣亂矣。勞則喘息汗出,外內皆越[9],故氣耗矣。思則心有所存,神有所歸,正氣留而不行,故氣結矣。

【注释】

［1］百病生于气：许多疾病的发生都是各种因素导致气机失调所致。气，指气机失调。此指病机。张介宾注："气之在人，和则为正气，不和则为邪气，凡表里虚实，逆顺缓急，无不因气而至，故百病皆生于气。"

［2］飧泄：大便泻下清稀并夹有不消化的食物残渣，又称完谷不化。

［3］气缓：指心气涣散不收。张琦注："九气皆以病言，缓当为缓散不收之意。"

［4］心系：指心及其与其他脏腑组织相联系的脉络。

［5］肺布叶举：指肺叶胀大。《新校正》云："全元起云：悲则损于心，心系急则动于肺，肺气系诸经，逆故肺布而叶举。"

［6］恐则精却：肾精衰退而不能上奉。张介宾注："恐惧伤肾则伤精，故致精却，却者退也。精却则升降不交，故上焦闭，上焦闭则气归于下，病为胀满而气不行，故曰恐则气下也。"

［7］气不行：《新校正》云："详'气不行'当作'气下行'也。"可从。

［8］气收：张介宾注："寒束于外，则玄府闭密，阳气不能宣达，故收敛于中而不得散也。"

［9］外内皆越：马莳注："夫喘则内气越，汗出则外气越，故气以之而耗散也。"

【分析】

本段提出了"百病生于气"的观点，指出了九种气机失调的病因、症状，强调了情志致使气机失调的重要性。

1. 百病生于气。本段原文首先提出了"百病生于气"的观点，认为多种疾病的发生都是由于各种内外致病因素使气机失调所致。"怒则气上，喜则气缓，悲则气消，恐则气下，寒则气收，炅则气泄，惊则气乱，劳则气耗，思则气结。"正常情况下，人体通过"神"的调节，能够适应自然界的气候变化，以及各种情志的刺激。但是，人体这一调节适应是有限度的，如《素问·经脉别论》所云："生病起于过用"，若内外因素超越了人体所能承受的限度或人体正气不足情况下，就会引起体内气机失调，出现气上、气下、气收、气消等气机异常变化，导致疾病发生。

2. 九气为病。本段以九种气机失调的病机为例，论述了各种因素导致体内气机失调引发疾病的道理。九气致病，指怒、喜、思、悲、恐、惊、寒、炅、劳九种致病因素太过，致使人体气机失调而致气上、气缓、气结、气消、气下、气乱、气收、气泄、气耗等病机变化。文中怒则气上、喜则气缓、悲则气消、恐则气下、惊则气乱、思则气结等概括了情志因素可使脏腑气机失调而致病；寒则气收、炅则气泄等概括外感六淫亦可致体内气机失调而致病；劳则气耗则从生活起居因素，提示过劳同样可使体内气机失调而发生疾病。文中重视情志因素对人体脏腑气机影响的观点，对临床诊治情志疾病从调理脏腑气机入手具有重要指导意义。"九气为病"基本概括了气机失调的病机变化，因此，也成为后世分析病机的重要理论依据。

网上更多……

📇 语译　　📝 习题与答案　　⚥ 医案举隅

素問·風論篇第四十二（节选）

【篇解】

风,为六淫之首,常被视为多种外感病的病因。本篇论述了风邪侵犯人体的途径、伤人的部位、致病特征,以及风邪引起多种病证的发病机制和临床表现,故名曰"风论"。本篇指出风邪致病,其入侵的途径是由外而内,其伤人的部位极为广泛,其引发的病证种类和表现错综复杂、变化多端。篇中提出了"善行而数变"、"百病之长"的观点为历代医家认识风邪为患、辨识风病的病机奠定了基础。

（一）

【原文】

黄帝问曰:风之伤人也,或为寒热,或为热中,或为寒中,或为疠风[1],或为偏枯[2],或为风也,其病各异,其名不同,或内至五藏六府,不知其解,愿闻其说。岐伯对曰:风气藏於皮肤之间,内不得通,外不得泄。风者,善行而数变[3],腠理开则洒然寒[4],闭则热而闷。其寒也,则衰食饮;其热也,则消肌肉。故使人怢栗[5]而不能食,名曰寒热。

【注释】

［1］疠风:古病名。指鼻柱坏而色败,皮肤溃疡的麻风病。

［2］偏枯:因下文有"各入其门户,所中则为偏风",故此当指偏风。风邪偏中于人体某脏某部。

［3］善行而数变:指风邪致病具有游走不定、变化多端的特点。姚止庵注:"善行者,无处不到;数变者,证不一端。风之为邪,其厉矣哉。"

［4］洒(xiǎn)然寒:形容恶风怕冷的样子。王冰注:"洒然,寒貌。"

［5］怢(tū)栗(lì):突然战栗。怢,通"佚",忘失也。栗,通"慄",因寒冷而颤动。杨上善注:"怢慄,振寒貌也。"

【分析】

本段论述了风邪的性质及致病特点。

文中提出了"风者,善行而数变"的观点,指出了风邪的性质。即风为阳邪,主动,轻扬升散,善动而不居,变化多端,故其伤人多先伤头面,其引发的疾病也具有发病快、变化多端的特点。"风邪之伤人",可引起寒热、热中、寒中,以及五脏之风、疠风、偏枯、脑风、首风、目风、胃风、肠风、漏风、内风、泄风等多种病证。本篇对风邪的认识,与《素问·太阴阳明论》"伤于风者,上先受之"、《素问·阴阳应象大论》"风胜则动"、《素问·痹论》"风气胜者为行痹"等论述一脉相承。

（二）

【原文】

风中五藏六府之俞,亦为藏府之风。各入其门户[1]所中,则为偏风[2]。风气循风

143

府而上，則爲腦風[3]。風入系頭，則爲目風[4]，眼寒。飮酒中風，則爲漏風[5]。入房汗出中風，則爲內風[6]。新沐中風，則爲首風[7]。久風入中，則爲腸風飱泄。外在腠理，則爲泄風[8]。故風者，百病之長也，至其變化，乃爲他病也，無常方，然致有風氣也。

【注释】

[1] 门户：指背俞穴，因其内通脏腑，为脏腑之气出入的门户而名。姚止庵注："人身之有俞穴也，犹室之有门户，风邪中人，必由穴俞，故云入其门户也。"

[2] 偏风：一指风邪偏于某脏某部为之偏风，即后文所指的多种风证。又指偏枯，即风邪随背俞穴偏中于人体，发生半身不遂的病症。

[3] 脑风：指风邪循风府而上犯脑所致的以脑部疼痛为主的病症。

[4] 目风：指风邪伤于目系，发生目痛眼寒之病症。杨上善注："邪气入于目，系在头，故为目风也。"

[5] 漏风：指饮酒后感受风邪所致的以汗多如漏为特征的病症。张介宾注："酒性温散，善开玄府，酒后中风，则汗漏不止，故曰漏风。"

[6] 内风：指入房汗出，气精两虚，风邪乘虚侵袭而致病症。张介宾注："内耗其精，外开腠理，风邪乘虚入之，故曰内风。"

[7] 首风：指洗头后，头部毛孔开泄，风邪适时入侵所导致的病症。

[8] 泄风：指风邪入侵腠理，毛孔开泄，汗出不止的病症。王冰注："风居腠理，则玄府开通，风薄汗泄，故云泄风。"

【分析】

本段提出了"风者百病之长"的观点，阐述了多种风证的诱因、病位及症状。

1. 风者百病之长。风善行而数变，游走而无定处，变化多端，寒、热、湿等邪气常依附于风邪侵入人体，故风邪常常是六淫的先导。风邪伤人，可因病人体质、受邪时间、中邪部位及饮食起居等不同发生寒热、热中、寒中，以及五脏之风、胃风、肠风、脑风、首风、目风、漏风、内风、泄风、偏风、疠风等多种病证。因此，本篇总结"风者，百病之长"，其与《素问·生气通天论》《素问·骨空论》提出的"风者，百病之始"的思想是一致的。

2. 风邪伤人，发病各异。文中指出，因风邪善行而数变，故风邪致病，变化多端。风邪侵袭人体可因诱发因素及侵犯部位不同，故引发的风证亦不同。如饮酒中风，发为漏风；入房汗出中风，发为内风；新浴中风，发为首风；久风入中，发为肠风、飱泄等均是因诱发因素不同而产生的风证。再如风邪侵犯脏腑之俞，因脏腑之俞是五脏六腑之气输注于背部的腧穴，因此风邪侵犯背俞穴则影响五脏六腑而发脏腑之风；风侵腠理，发为泄风；风邪侵犯风府，风邪循风府而上发为脑部疼痛为主的脑风；风邪伤于目系而发为目痛眼寒的目风等均是风邪侵犯部位不同而引发的风证。综上，邪气所中之处为病，均属偏风。

网上更多……

👤 语译　　📝 习题与答案　　⚥ 医案举隅

素問·痹論篇第四十三

【篇解】

痹，闭也，闭塞不通之意。痹证是指因经络闭阻、营卫凝涩、脏腑气血运行不畅导致以肢体关节疼痛酸楚、沉重麻木，以及脏腑功能失调为主要表现的一类病证。本篇系统地论述了痹证的病因病机、分类、证候、治法及预后等，故名曰"痹论"。痹证是临床常见病证，其中肢体痹最为常见，主要有行痹、痛痹和著痹。痹证虽属临床常见病证，但因其病机错综复杂，病邪侵入常累及脏腑，故临床中应准确辨识、辨证治疗。本篇对于指导临床辨治痹证具有重要指导价值。

（一）

【原文】

黄帝問曰：痹之安生？岐伯對曰：風、寒、濕三氣雜至，合而爲痹也。其風氣勝者，爲行痹[1]；寒氣勝者，爲痛痹[2]；濕氣勝者，爲著痹[3]也。

帝曰：其有五者，何也？岐伯曰：以冬遇此者爲骨痹[4]；以春遇此者爲筋痹；以夏遇此者爲脈痹；以至陰遇此者爲肌痹；以秋遇此者爲皮痹。

帝曰：內舍[5]五藏六府，何氣使然？岐伯曰：五藏皆有合[6]，病久而不去者，內舍於其合也。故骨痹不已，復感於邪，內舍於腎；筋痹不已，復感於邪，內舍於肝；脈痹不已，復感於邪，內舍於心；肌痹不已，復感於邪，內舍於脾；皮痹不已，復感於邪，內舍於肺。所謂痹者，各以其時重感於風寒濕之氣也。

【注释】

[1] 行痹：风邪偏胜引发的以肢体疼痛，游走无定处为特点的痹证。又称风痹。

[2] 痛痹：寒邪偏胜引发的以肢体剧烈疼痛为特点的痹证。又称寒痹。

[3] 著痹：湿邪偏胜引发的以肢体沉重疼痛、固定不移，或麻木不仁为特点的痹证。又称湿痹。

[4] 骨痹：与下文筋痹、脉痹、肌痹、皮痹合称五体痹。五脏应于四时、合于五体，风寒湿邪气在不同季节侵袭主时之脏所合的五体，可形成五体痹。

[5] 舍：稽留。

[6] 五脏皆有合：指五脏外合五体。

【分析】

本段论述了痹证的病因及其分类。

1. 痹证的病因。文中指出，痹的病因是风、寒、湿三气杂至合而为痹，认为风、寒、湿邪共同作用是痹证发生的外因。

2. 痹证的分类。按感受风、寒、湿气的多少，分为行痹、痛痹、著痹；按病位，即邪气侵犯的部位，可分为肢体（筋、脉、肌、皮、骨）痹和脏腑痹。

五脏痹是因五体痹不愈、传于其所合之脏而发。即痹邪稽留于机体经络,日久不能被及时祛除,又反复感邪,致使脏腑功能失调,正气内虚,邪气内传脏腑,形成脏腑痹。

(二)

【原文】

凡痹之客五藏者,肺痹者,煩滿,喘而嘔。心痹者,脈不通,煩則心下鼓[1],暴上氣而喘,嗌乾,善噫[2],厥氣上則恐。肝痹者,夜臥則驚,多飲,數小便,上爲引如懷[3]。腎痹者,善脹,尻以代踵,脊以代頭[4]。脾痹者,四支解墮[5],發欬,嘔汁,上爲大塞[6]。腸痹者,數飲而出不得,中氣喘爭[7],時發飧泄。胞痹[8]者,少腹膀胱按之內痛,若沃以湯[9],澀於小便,上爲清涕。

陰氣者,靜則神藏,躁則消亡。飲食自倍,腸胃乃傷。淫氣[10]喘息,痹聚在肺。淫氣憂思,痹聚在心。淫氣遺溺,痹聚在腎。淫氣乏竭[11],痹聚在肝。淫氣肌絕[12],痹聚在脾。

諸痹不已,亦益內[13]也。其風氣勝者,其人易已也。帝曰:痹,其時有死者,或疼久者,或易已者,其故何也? 岐伯曰:其入藏者死,其留連筋骨間者疼久,其留皮膚間者易已。

帝曰:其客於六府者,何也? 岐伯曰:此亦其食飲居處,爲其病本也。六府亦各有俞,風寒濕氣中其俞,而食飲應之,循俞而入,各舍其府也。

帝曰:以鍼治之奈何? 岐伯曰:五藏有俞,六府有合[14],循脈之分,各有所發,各隨其過則病瘳也[15]。

【注释】

[1] 心下鼓:即心悸。

[2] 嗌(yì)干,善噫:指咽干、嗳气。

[3] 上为引如怀:形容腹部胀大,状如怀孕。

[4] 尻以代踵,脊以代头:足不能行,以尻代之;背驼甚,脊高于头,头俯不能仰。尻,尾骶部。踵,足后跟。

[5] 四支解堕:指四肢懈怠,无力。解,同"懈"。

[6] 大塞:痞塞。大,"不"字之形误。"不"与"否"古通。"否",通"痞"。

[7] 中气喘争:腹中有气攻冲,而致肠鸣。喘,转也。争,甚也。

[8] 胞痹:此指膀胱痹。胞,通"脬",膀胱。

[9] 若沃以汤:如用热水浇灌。沃,浇灌。汤,热水。

[10] 淫气:指内脏淫乱之气。

[11] 乏竭:疲乏力竭。

[12] 肌绝:肌肉消瘦。

[13] 益内:病甚逐渐向内发展。益,通"溢",蔓延之意。

[14] 五藏有俞,六府有合:此为互文。言五脏六腑各有俞穴与合穴。

[15] 各随其过则病瘳(chōu)也:各随其病变部位之所在而治之则病愈。瘳,《说文》云:"瘳,疾瘉也。"

【分析】

本段阐述了脏腑痹的症状特点、形成原因、预后及针刺治疗原则。

1. 脏腑痹的症状特点。脏腑痹的症状特点包括各脏腑功能失调的表现和脏腑各自经脉之气逆乱失调的表现两个方面。

文中指出五脏痹证候与相应五脏功能及经气失调有关。如肺痹症状为烦闷、喘促、呃逆；心痹表现为心烦、心悸，阵发咳喘，咽干，嗳气频作，时觉气逆恐惧（即惊悸不安）；肝痹症状为夜卧惊惕不安，多饮小便频，腹部胀满如妊娠状；肾痹症状为腹胀满，身体伛偻不伸；脾痹症状为四肢懈怠无力，咳而呕清水，且脘腹痞塞。

六腑痹由饮食不节，致使肠胃先伤，痹邪内传于腑所致。症状也与相应之腑功能及经气失调相关。大小肠痹症状为数饮食而不得排泄，腹胀肠鸣，或时伴飧泄。膀胱痹症状为少腹膀胱内灼热疼痛，小便淋涩，或伴见流清涕。

2. 五脏六腑痹形成的内因。感受风寒湿等邪气是导致痹证的外因，但五脏六腑痹的形成有其内在原因，主要有二：一是"阴气者，静则神藏，躁则消亡。"指出五脏内藏阴精，若精神内守不被扰动，则五脏阴精得藏而能拒邪于外；相反，若思虑无穷，起居失常，则精气耗散，正气不足，若逢五体痹日久不愈，痹邪即可乘虚而入，内传五脏，发为五脏痹。即由于五脏精气不足，痹邪内传所合之脏即可形成五脏痹。二是"饮食自倍，肠胃乃伤。"六腑传化水谷，若饮食失节，六腑失调，痹邪可由六腑相应的腧穴乘虚内传而成六腑痹，即后文所谓"循俞而入，各舍其腑也"。

3. 痹证的预后。文中指出痹证的预后与感邪性质及病位深浅有关。"其风气胜者，其人易已也""其入藏者死，其留连筋骨间者疼久，其留皮肤间者易已"，指出了痹证预后与所感邪气的性质、病位深浅有关。风为阳邪，其性轻扬，易于驱除，故风邪偏胜者"易已"，病位表浅者"易已"，邪犯筋骨，病位深在，故病情缠绵持久，入于内脏者预后较差。

4. 痹证针刺治疗的原则。对于痹证的针刺治疗原则，原文中提出了辨证论治，循经取穴。"五脏有俞，六府有合，循脉之分，各随其过则病瘳也。"即五脏痹以刺其俞穴为主、六腑痹以刺其合穴为主。同时，还要结合病变部位，局部痛处取穴治疗。

5.《内经》论痹内容丰富。本篇是《内经》论痹专篇。除本篇外，《内经》有四十余篇论及痹的内容，归纳《内经》对痹证的分类，以病因命名的有风痹、寒痹、湿痹、热痹；以证候特征命名的有行痹、痛痹、著痹、众痹、挛痹、久痹、大痹、暴痹、远痹、厥痹、痿痹；以发病肢体组织命名的有皮痹、肉痹、筋痹、骨痹、血痹、足痹；以十二经筋分布区域并结合受病的时间命名的有孟春痹、仲春痹、季春痹等十二种类型的筋痹；以脏腑命名的有心痹、肺痹、肝痹、脾痹、肾痹和肠痹、胞痹等。

（三）

【原文】

帝曰：榮衛之氣，亦令人痹乎？岐伯曰：榮者，水穀之精氣也，和調於五藏，灑陳[1]於六府，乃能入於脈也，故循脈上下，貫五藏，絡六府也。衛者，水穀之悍氣[2]也，其氣慓疾滑利[3]，不能入於脈也，故循皮膚之中，分肉之間，熏於肓膜[4]，散於胷腹。逆其氣則病，從其氣則愈，不與風寒濕氣合，故不爲痹。

【注释】

［1］洒陈：散布之义。洒，散也。陈，布也。《广雅·释诂》："陈，布也。"

[2]悍气:指卫气勇悍、急疾的特性。

[3]慓疾滑利:形容卫气运行急速滑利,不受脉道约束。

[4]肓膜:指胸腹肉理之间、空隙之处的脂膜。张介宾注:"凡腔腹肉理之间,上下空隙之处,皆谓之肓""盖膜犹幕也,凡肉理脏腑之间,其成片联络薄筋,皆谓之膜。"

【分析】

本段论述了营卫之气与痹证的关系。

荣卫之气运行失常,加之外感痹邪,也可导致痹证发生。

营卫之气由水谷所化。营气精专而柔顺,能入脉中,循脉上下灌注五脏六腑,濡养全身。卫气慓悍滑利,不能入于脉中,行于皮肤分肉之间,温煦肓膜,布散于胸膜。故营卫失常则腠理皮肤疏松,经脉涩滞,脏腑组织失于濡养温煦,若此时感受风寒湿邪侵袭,则发为痹证,故曰"逆其气则病""不与风寒湿气合,故不为痹"。可见,痹证与营卫之气密切相关,指出痹证的发生既有风寒湿邪侵袭,也有营卫气血失调,突出了《内经》既重视外因,亦重视内因的发病学观点。

治疗此类痹证调和营卫是关键。张仲景运用这一理论治疗痹证,创桂枝芍药知母汤等。后世医家对痹病诊治也多重视调和营卫。

(四)

【原文】

帝曰:善。痹或痛,或不痛,或不仁,或寒,或热,或燥,或湿,其故何也?岐伯曰:痛者,寒气多也,有寒故痛也。其不痛不仁者,病久入深,荣卫之行涩,经络时疏[1],故不通[2],皮肤不营,故为不仁。其寒者,阳气少,阴气多,与病相益[3],故寒也。其热者,阳气多,阴气少,病气胜,阳遭阴,故为痹热[4]。其多汗而濡者,此其逢湿甚也,阳气少,阴气盛,两气相感,故汗出而濡也。

帝曰:夫痹之为病,不痛何也?岐伯曰:痹在于骨则重,在于脉则血凝而不流,在于筋则屈不伸,在于肉则不仁,在于皮则寒,故具此五者,则不痛也。凡痹之类,逢寒则虫[5],逢热则纵。帝曰:善。

【注释】

[1]疏:空虚。张介宾注:"疏,空虚也。营卫之行涩而经络时疏。"

[2]不通:《太素》《甲乙经》均作"不痛"。

[3]阳气少,阴气多,与病相益:指素体阳虚阴盛,遇阴寒之邪使病情加重。病,指寒邪。益,增加、助长。

[4]阳遭阴,故为痹热:阴邪不胜阳体,邪气从阳化热,故发为痹热。"遭",《甲乙经》作"乘",指战而胜之也。

[5]虫:拘急而痛。《太素》《甲乙经》均作"急"。急,拘急,纵也。又一说认为"虫"通"痋",痛也。可参。

【分析】

本段讨论了痹证的临床表现及机制。

文中指出,痹证或痛或不痛各种症状与发病部位、体质、病邪性质及气候密切相关。人体感受痹邪后,证候有寒化、热化、湿化、或燥化等变化,从而表现出或兼寒(痹痛而畏寒)或兼热(痹痛而发热,或有灼热感)或兼湿(痹痛兼局部肌肤濡湿)或兼燥(痹痛兼局部肌肤干燥)的症状表现。这些思想对临床分析痹证病机有重要启发作用。

"凡痹之类,逢寒则虫,逢热则纵",是痹证寒热辨证的重要原则。即痹偏寒则见拘急,偏热则见弛缓,此为痹证寒热辨证的纲领。

痹证是临床常见病证,后世医家在此基础上多有发挥和运用。例如《千金方》收载了以独活寄生汤为代表的诸多治疗痹证的方剂。《医宗必读》提出了祛风、除湿、散结,参以行痹补血、痛痹补火、著痹补气等治痹原则。

网上更多……

 语译　　　 习题与答案　　　 医案举隅

素問·痿論篇第四十四

【篇解】

痿,通"萎",指肢体痿软无力,甚至不能随意运动的一类病证。本篇主要论述了痿证的病因病机、辨证及其治则,故名曰"痿论"。本篇是论痿证的专篇,篇中指出痿证的病因有情志不遂、形劳过度、房事不节、外感湿邪热邪等;主要病机为五脏气热、肺热叶焦、阳明虚衰、湿邪困阻等。治疗上,强调治痿独取阳明。本篇对后世临床治疗痿证产生了深远影响。

(一)

【原文】

黄帝問曰:五藏使人痿[1],何也? 岐伯對曰:肺主身之皮毛,心主身之血脈,肝主身之筋膜,脾主身之肌肉,腎主身之骨髓。故肺熱葉焦[2],則皮毛虛弱急薄[3],著則生痿躄[4]也。心氣熱,則下脈厥而上,上則下脈虛,虛則生脈痿,樞折挈[5],脛縱而不任地也。肝氣熱,則膽泄口苦,筋膜乾,筋膜乾則筋急而攣,發爲筋痿。脾氣熱,則胃乾而渴,肌肉不仁,發爲肉痿。腎氣熱,則腰脊不舉,骨枯而髓減,發爲骨痿。

【注释】

[1]痿:痿证。指肢体软弱无力,甚至不能随意活动的一类病证。痿,同"萎",有痿弱和枯萎两种含义。

[2]肺热叶焦:形容肺叶受热灼伤津液的病理状态。《太素》《甲乙经》"肺"下并有"气"字。

[3]皮毛虚弱急薄:皮肤干枯不润,肌肉消瘦。

[4]痿躄:指四肢痿废不用,包括下文的脉痿、筋痿、肉痿、骨痿等各种痿证。躄,两腿行动不便。

[5]枢折挈:关节弛缓,不能提举,如折断之枢轴不能活动。枢,转轴,此指关节。折,断也。挈,提也。王冰注:"故膝腕枢纽如折去而不相提挈。"疑"挈"上脱"不"字。

【分析】

本段提出了"五脏使人痿"的观点,认为痿证的症状虽表现在四肢,其根本则在五脏,因五脏气热、五体失养所致。

1. 五体痿的病机及证候。痿躄以皮肤干枯不荣、肌肉枯萎、四肢痿弱、不能站立与行走为特征,主要病机为"肺热叶焦"。脉痿以关节松弛痿软、下肢软弱不能站立行走、关节不能收提为特点,病机是心气热,三阴经脉厥逆而上,下脉空虚而成。筋痿以口苦,肢体筋脉拘挛为特点,病机是肝气热,津血虚少,经脉失养,筋膜干枯所致。肉痿以口干渴,肌肉麻木不仁、下肢痿弱无力为特点,病机是脾气热,精气耗伤,水谷精微不能营养肢体肌肉所致。骨痿以腰脊不能伸举、下肢痿软不能站立行走为主要特点,病机是肾气热,热煎髓减,致不能持重、站立,或腰脊不举等。

2. 肺热叶焦,则皮毛虚弱急薄,著则生痿躄。本句指出了"肺热叶焦"是痿证形成的主要机制之一。肺脏有热,在内可致肺叶枯萎,在外可致四肢痿废不用的痿证。痿证虽症状表现在四肢,但其根源在五脏,五脏之中,尤以肺为关键。五脏精气津液全赖肺气的敷布,方能濡养五体,如果肺脏有热,热邪内迫,肺中津液受热消耗,清肃之令不行,水精四布失常,五脏失养,四肢不得禀水谷精微之气,则痿废不用,故五脏皆可因肺热叶焦发为痿躄。

(二)

【原文】

帝曰:何以得之? 岐伯曰:肺者,藏之長[1]也,爲心之蓋也,有所失亡[2],所求不得,則發肺鳴[3],鳴則肺熱葉焦。故曰五藏因肺熱葉焦[4],發爲痿躄,此之謂也。悲哀太甚,則胞絡絕[5],胞絡絕則陽氣內動,發則心下崩[6],數溲血也。故《本病》[7]曰:大經空虛,發爲肌痹[8],傳爲脈痿。思想無窮,所願不得,意淫於外,入房太甚,宗筋[9]弛縱,發爲筋痿,及爲白淫[10]。故《下經》曰:筋痿者,生於肝,使內[11]也。有漸[12]於濕,以水爲事,若有所留,居處相濕[13],肌肉濡漬,痹而不仁,發爲肉痿。故《下經》曰:肉痿者,得之濕地也。有所遠行勞倦,逢大熱而渴,渴則陽氣內伐[14],內伐則熱舍於腎,腎者水藏也,今水不勝火[15],則骨枯而髓虛,故足不任身,發爲骨痿。故《下經》曰:骨痿者,生於大熱也。

【注释】

[1]肺者,藏之长:肺位最高,又主气而朝百脉,故称为藏之长。

[2]有所失亡:心情不畅,若所爱之物丢失。

[3]肺鸣:呼吸喘息有声。

[4]故曰五脏因肺热叶焦:《甲乙经》无此九字,可参。

[5]胞络绝:心包之络脉阻绝不通。

[6]心下崩:指心血下崩之尿血。心阳妄动,迫血妄行所致。崩,大量出血。

[7]《本病》:古医书名。已佚。

[8]肌痹:《太素》作"脉痹"。按下文有"肌肉濡渍,痹而不仁,发为肉痿"之论述,此乃言经脉空虚,渗灌不足,血行涩滞,痹而不通,故当发为脉痹。

[9]宗筋:筋之聚集处,此指男子前阴。《素问·厥论》云:"前阴者,宗筋之所聚。"

[10]白淫:指男子滑精、女子带下。

[11]使内:指入房。杨上善:"使内者,亦入房。"

[12]渐:浸渍。杨上善注:"渐,渍也。"

[13]相湿:《甲乙经》作"伤湿",可从。

[14]阳气内伐:谓阳热邪气内侵,耗伤津液。伐,侵也。张介宾注:"阳盛则内伐真阴,水不胜火,故主于肾。"

[15]水不胜火:肾之阴精受损,不能制胜于火热之邪。

【分析】

本段论述了痿证的病因病机。

文中指出痿证的病因病机主要有四:一是情志不遂,如"有所亡失,所求不得"、"悲哀太甚"、"思想无穷,所愿不得"等,即情志所伤,气郁生热,耗伤津液。二是远行劳倦,房室内伤,如"远行劳倦""入房太甚",即过劳损伤阴精或阳热邪气内伐阴虚生热伤津成痿。三是外感热邪,伤津耗液而成痿,如"逢大热而渴"。四是湿邪浸渍,久留化热致痿,如"有渐于湿,以水为事,若有所留,居处相湿"等。

痿证的病因虽不相同,但五脏气热,灼伤精津,津液气血内耗,皮肉筋脉骨失养是其共同的病机。可见,痿证虽然病在五体,病机关键却在五脏。正如张志聪云:"夫五脏各有所合,痹从外而合病于内,外所因也。痿从内而合病于外,内所因也。"

(三)

【原文】

帝曰:何以别之? 岐伯曰:肺熱者,色白而毛敗;心熱者,色赤而絡脈溢[1];肝熱者,色蒼而爪枯;脾熱者,色黃而肉蠕動[2];腎熱者,色黑而齒槁。

帝曰:如夫子言可矣。論[3]言治痿者,獨取陽明何也? 岐伯曰:陽明者,五藏六府之海,主潤宗筋[4],宗筋主束骨而利機關[5]也。衝脈者,經脈之海也,主滲灌溪谷[6],與陽明合於宗筋,陰陽摠宗筋之會[7],會於氣街[8],而陽明爲之長[9],皆屬於帶脈,而絡於督脈。故陽明虛,則宗筋縱,帶脈不引,故足痿不用也。

帝曰:治之奈何? 岐伯曰:各補其滎而通其俞[10],調其虛實,和其逆順,筋脈骨肉,各以其時受月[11],則病已矣。帝曰:善。

【注释】

[1] 络脉溢:指浅表部位的脉络充血。

[2] 肉蠕动:蠕,《太素》作"濡"。动,郭霭春《黄帝内经素问校注》疑为"蠕"之旁记,误入正文。肉蠕,即肌肉软弱。

[3] 论:指《灵枢·根结》。《灵枢·根结》:"痿疾者,取之阳明。"

[4] 宗筋:众筋,泛指全身筋膜。于鬯《香草续校书》曰:"宗,当训众。"

[5] 主束骨而利机关:约束骨骼,滑利关节。

[6] 溪谷:指肌肉分腠。《素问·气穴论》云:"肉之大会为谷,肉之小会为溪。"

[7] 阴阳摠宗筋之会:指阴阳经脉汇聚于宗筋。阴阳,指阴经、阳经。摠,同"总"。张介宾注:"宗筋聚于前阴,前阴者,足三阴、阳明、少阳及冲、任、督、蹻九脉之所会也。九者之中,则阳明为五脏六腑之海,冲脉为经脉之海,此一阴一阳,总乎其间,故曰阴阳总宗筋之会也。"

[8] 气街:穴名,又名气冲,位于横骨两端鼠蹊上一寸,属足阳明经。即脐下五寸,旁开二寸处。

[9] 阳明为之长:指阳明经主润众筋的主导作用。

[10] 各补其滎而通其俞:针刺滎穴以补其气,刺俞穴以通其气。吴崑注:"十二经有滎有俞,所溜为滎,所注为俞。补,致其气也;通,行其气也。"

[11] 各以其时受月:指在各脏所主的季节及时日进行针刺治疗。王冰注:"时受月,谓受气时月也。如肝王甲乙,心王丙丁……皆王气法也。"《太素》"月"作"日"。

【分析】

本段论述了痿证的治疗原则,提出了"治痿独取阳明"的重要观点。

1. 治痿独取阳明。本句突出了调治脾胃在痿证治疗中的重要性。治痿独取阳明的道理概之有三:一是痿证的主要病机为五脏气热导致津液气血亏少,以致筋脉痿废不用;而足阳明胃是五脏六腑之海,气血生化之源,若要筋骨皮肉恢复其正常的功能,就必须有充足的气血营养,所以从阳明调治。二是人身阴阳诸经及冲脉皆会合于足阳明经之气街穴,并连属于带脉,故阳明为"十二经之长";如果阳明虚则宗筋弛纵,带脉不能收引,故足痿不用,所以治疗阳明经,则阴阳诸经皆得以调治。三是阳明"主润宗筋,宗筋主束骨而利机关",阳明气血充盛,诸筋得以濡养,则关节滑利,运动自如;若阳明虚,则宗筋不能束骨而滑利关节,发生肢体痿废不用的痿证。由此可见,调治阳明是治疗痿证的关键。高世栻指出:"阳明者,胃也,受盛水谷,故为五脏六腑之海,皮、肉、筋、脉、骨,皆资于水谷之精,故阳明主润宗筋……痿则机关不利,筋骨不和,皆由阳明不能濡润,所以治痿独取阳明也。"

文中的"独取阳明"是强调痿证的治疗应重视阳明,并非仅取阳明之义。原文还提出了"补其荥而通其俞"的针刺治则,即针对有关脏腑经络,补其荥穴,通其俞穴,调补虚实,疏通气血;还要配以"各以其时受月"的针刺治则。"补其荥而通其俞"及"各以其时受月"的治则体现了因时制宜,辨证论治的思想。

2. 痿证与痹证的鉴别。痿证与痹证均属临床常见病证,应注意以下五方面区别。病因不同:痹证以外感风寒湿邪气为主;痿证以情志、劳倦、房室内伤为主。病机不同:痹证以经络阻滞、营卫凝涩,脏腑气血运行不畅为主要病机;痿证以五脏气热、灼伤津液、阳明虚衰、筋脉失养为主要病机。症状不同:痹证以肢体疼痛为主;痿证以肢体痿废不用为主。传变不同:痹证由外而内传,即由四肢而及五脏;痿证病变在脏腑,其症状表现于四肢。治疗不同:痹证以祛邪为主;痿证以扶正为主。但痹证因疼痛日久不能运动也可致痿证。

后世对《内经》痿证理论多有发挥。《三因极一病证方论》指出:"痿躄证属内脏气不足之所为也"的病机特点。《儒门事亲》将风、痹、厥、痿作了鉴别,指出痿的病机是"肾水不能胜心火,心火上烁肺金,肺金受火制,六叶皆焦,皮毛虚弱而薄者,则生痿躄"及"痿病无寒"。朱丹溪提出了"泻南方、补北方"的治痿原则。张介宾提出痿证非尽为火,尚有"元气败伤"。可见,脏气内伤是痿证病机关键。

网上更多……

👤🔊 语译　　📝 习题与答案　　⚤ 医案举隅

素問·厥論篇第四十五（节选）

【篇解】

厥，逆也。厥证，指脏腑经络气机逆乱导致的以四肢厥冷、厥热，以及猝然昏倒、不省人事等为主要症状的一类病证。本篇论述了寒厥热厥的病因病机及主证，猝然昏倒暴不知人的机制，六经厥逆的症状、治则及预后。本篇是论厥之专篇，故名曰"厥论"。厥证虽然临床表现各异，但以气机逆乱为基本病机，本篇对厥证的认识对临床治疗具有指导意义。

【原文】

黄帝問曰：厥之寒熱[1]者，何也？岐伯對曰：陽氣衰於下，則爲寒厥[2]；陰氣衰於下，則爲熱厥[3]。

帝曰：熱厥之爲熱也[4]，必起於足下者何也？岐伯曰：陽氣起於足五指之表[5]，陰脈者集於足下而聚於足心[6]，故陽氣勝[7]則足下熱也。

帝曰：寒厥之爲寒也[8]，必從五指而上於膝者[9]何也？岐伯曰：陰氣起於五指之裏[10]，集於膝下[11]而聚於膝上，故陰氣勝則從五指至膝上寒。其寒也，不從外，皆從內[12]也。

帝曰：寒厥何失[13]而然也？岐伯曰：前陰者，宗筋之所聚，太陰陽明之所合[14]也。春夏則陽氣多而陰氣少，秋冬則陰氣盛而陽氣衰。此人者質壯，以秋冬奪於所用[15]，下氣上爭不能復[16]，精氣溢下[17]，邪氣因從之而上[18]也。氣因於中[19]，陽氣衰，不能滲營其經絡[20]，陽氣日損，陰氣獨在，故手足爲之寒也。

帝曰：熱厥何如而然也？岐伯曰：酒入於胃，則絡脈滿而經脈虛[21]，脾主爲胃行其津液[22]者也，陰氣虛則陽氣入[23]，陽氣入則胃不和，胃不和則精氣竭[24]，精氣竭則不營其四支也。此人必數醉若飽以入房，氣[25]聚於脾中不得散，酒氣與穀氣相薄[26]，熱盛於中，故熱遍於身，內熱而溺赤也。夫酒氣盛而慓悍，腎氣有衰[27]，陽氣獨勝，故手足爲之熱也。

【注释】

[1] 厥之寒热：指厥有寒厥热厥之分。"之"乃"有"之义。

[2] 阳气衰于下，则为寒厥：足三阳经之气虚衰，阴寒内盛，则易发为寒厥。王冰注："阳，谓足之三阳脉……下，谓足也。"

[3] 阴气衰于下，则为热厥：足三阴经之气虚衰，虚热外扰，则发为热厥。王冰注："阴，谓足之三阴脉。"

[4] 热厥之为热也：《甲乙经》卷七第三、《千金方》卷十四第五热厥下并无"之为热也"四字。

[5] 阳气起于足五指之表：指足三阳经始于足趾之外侧端。起，《新校正》云："按《甲乙经》阳气'起于足'作'走于足'。'起'当作'走'。'指，通'趾'。表，指外侧，外也。

[6] 阴脉者集于足下而聚于足心：指足之三阴经脉集于足下，聚于足心。《太素》《诸病源候

论》及《千金方》"集于"上并无"阴脉者"三字。

[7] 阳气胜：《太素》《甲乙经》《诸病源候论》《千金方》"阳"下并无"气"字。

[8] 寒厥之为寒也：《甲乙经》《千金方》中，并无"之为寒也"四字。

[9] 必从五指而上于膝者：《甲乙经》《千金方》"从"并作"起"。《太素》《诸病源候论》"而上于膝者"并作"始上于膝下"。

[10] 阴气起于五指之里：指足三阴经始于足趾之内侧端。里，内也。

[11] 集于膝下：《千金方》"膝"下无"下"字。

[12] 其寒也，不从外，皆从内：此寒厥之寒，非外感之寒，而是阳虚阴胜所致的内寒。姚止庵注："阳虚则阴胜，阴胜则寒矣。然寒本于阳虚，故云内。"

[13] 失：当据下文"热厥何如而然也"句改作"如"。另，张志聪认为"失"，为丧失，不足。注曰："寒厥因失其所藏之阳，故曰失。"可参。

[14] 前阴者，宗筋之所聚，太阴阳明之所合：足太阴脾经和足阳明胃经俱行于腹，于前阴附近，故言所合。前阴周围有九脉会聚，包括足之三阴、阳明、少阳及冲、任、督、跷脉等，此仅言脾胃二经，是因脾胃为气血生化之源、五脏六腑之海、主润宗筋之故。宗筋，《甲乙经》"宗"作"众"。合，聚也。

[15] 秋冬夺于所用：指在秋冬收藏之时，违逆收藏之道，纵欲或强力劳作，耗伤肾精。杨上善注："其人形体壮盛，从其所欲，于秋冬阳气衰时，入房太甚有伤，故曰夺于所用。"夺，强取也。

[16] 下气上争不能复：高世栻注："在下之阴气，上争于阳，致阳气不能复。'复'内藏也。"争，引取也。

[17] 精气溢下：指肾气亏虚，精关不固，致使肾精滑泄。溢下，即溢泄。

[18] 邪气因从之而上：肾气亏虚，阴寒之气乘虚上逆。邪气，此指阴寒之气。

[19] 气因于中：阴寒之气盛于内。因，《太素》作"居"，可从。

[20] 不能渗营其经络：肾阳虚衰，不能温养手足经脉。杨上善注："夫阳气者，卫气也。卫气行于脉外，渗营经络，以营于身。以寒邪居上，卫气日损，阴气独用，故手足冷。名曰寒厥也。"

[21] 络脉满而经脉虚：酒入于胃，先随卫气行于皮肤而充于络脉，则络脉充盈而经脉空虚。李中梓注："酒者熟谷之液，其气悍疾为阳，故先充络脉。"《灵枢·经脉》亦曰："饮酒者，卫气先行皮肤，先充络脉，络脉先盛。"

[22] 津液：此指水谷精气。

[23] 阴气虚则阳气入：酒热伤阴则阴虚；阴虚阳亢则阳实。入，作"实"解。

[24] 精气竭：指水谷精气耗竭。

[25] 气：此指酒食之气。姚止庵注："醉饱入房，气何以聚于脾中耶？脾主运化，然必资气于命门，而后能运行而不滞。今醉饱入房，则肾大虚，命门无气以资脾，故气聚而不散也。"

[26] 相薄：相互搏结。

[27] 肾气有衰：指肾阴之气日渐衰少。有，按《甲乙经》作"日"，可从。

【分析】

本段论述了寒厥、热厥的病因病机及主证。

1. 寒厥、热厥的病因病机及症状表现。寒厥，多因秋冬夺于所用，劳力纵欲过度，损伤肾阳，阳衰阴盛，以致阴寒内生，以手足不温为主要症状，治当温阳散寒，可选用四逆汤、当归四逆汤等；

热厥,多因酗酒无度、饱食或纵欲伤肾,酒气与谷气相薄,化热伤阴,阴虚阳盛,以手足发热为主要症状,治当滋阴降火,可选用大补阴丸、知柏地黄丸等。文中强调了厥证的发生与肾阴肾阳虚衰密切相关,正如《灵枢·本神》所言:"肾气虚则厥。"

2. 热厥与后世《伤寒论》之热厥概念不同。本段原文热厥的病机是阴虚阳亢,虚热内扰,手足发热,此热乃为虚热,宜滋阴降火,用知柏地黄丸类;《伤寒论》之热厥,多因阳热炽盛,热邪不得外泄,热邪壅遏于里,致使气机逆乱,其症状是手足反见逆冷,多属"内有真热,外有假寒"之证,所谓"热深厥深",乃为实热,宜清热泻火、或通泄里热,宜白虎汤、承气汤之类。可见本篇热厥与《伤寒论》之热厥名同质异,虚实截然不同,治当详细分辨。

3. 《内经》中的厥证。在《内经》中,还有多篇论及厥证,例如:《素问·气厥论》《灵枢·厥病》等均有阐述。纵观《内经》,所论厥证有十余种,除本篇所论寒厥、热厥、暴厥、六经厥证外,还有煎厥、薄厥、大厥、尸厥、躁厥、四厥、少气厥、阴厥、阳厥、风厥、骭厥、踝厥、手太阴臂厥、手少阴臂厥、骨厥、痛厥等。

网上更多……

👤☰ 语译　　　　📝 习题与答案　　　　⚥ 医案举隅

素問·奇病論篇第四十七（节选）

【篇解】

奇，异也。奇病，少见而奇异的病证。本篇对子瘖、息积、伏梁、疹筋、厥逆、脾瘅、胆瘅、厥、胎病（癫疾）、肾风十种奇病的病因、病机、症状、治法及预后进行了专篇讨论，因其病证均少见而奇特，故名曰"奇病论"。吴崑曰："奇病，特异于常之病也。"本篇是阐述疑难杂证的重要篇章，对临床疑难病证的治疗与诊断具有重要的指导意义。

【原文】

帝曰：有病口甘者，病名爲何？何以得之？岐伯曰：此五氣[1]之溢也，名曰脾瘅[2]。夫五味入口，藏於胃，脾爲之行其精氣，津液[3]在脾，故令人口甘也。此肥美[4]之所發也，此人必數食甘美而多肥也，肥者令人内熱，甘者令人中滿，故其氣上溢，轉爲消渴[5]。治之以蘭[6]，除陳氣也[7]。

帝曰：有病口苦，取陽陵泉[8]。口苦者，病名爲何？何以得之？岐伯曰：病名曰膽瘅[9]。夫肝者，中之將也，取決於膽，咽爲之使[10]。此人者，數謀慮不決，故膽虚[11]，氣上溢而口爲之苦。治之以膽募俞[12]，治在《陰陽十二官相使》[13]中。

【注释】

[1] 五气：张志聪注："五气者，土气也。土位中央，在数为五，在味为甘，在臭为香，在藏为脾，在窍为口。"

[2] 脾瘅：病名。以口中甜腻为其主要症状，因生于脾热，故曰脾瘅。王冰注："瘅，谓热也。"

[3] 津液：此指水谷精气，即上句之"精气"。

[4] 肥美：肥甘厚味之物。

[5] 消渴：病名。以多食、多饮、多尿、消瘦为主要症状的病证。《新校正》云：按《甲乙经》，"消渴"作"消瘅"，可从。

[6] 兰：兰草，如佩兰等具有芳香化湿、醒脾辟秽作用的药物。

[7] 陈气：陈久肥甘不化之气，即为湿浊之邪。

[8] 口苦，取阳陵泉：《新校正》云："按全元起本及《太素》无'口苦，取阳陵泉'六字，详前后文势，疑此为误。"

[9] 胆瘅：病名。因胆热，其气上溢而口苦，故名胆瘅。

[10] 咽为之使：张介宾注："足少阳之脉上挟咽，足厥阴之脉循喉咙之后上入颃颡，是肝胆之脉皆会于咽，故咽为之使。"使，役使。

[11] 胆虚：《甲乙经》卷九第五无"虚"字，"胆"字连下句读。

[12] 胆募俞：胆募穴为日月穴，位于乳头直下，第七肋间隙，前正中线旁开四寸处；胆俞穴在背部第十胸椎棘突下旁开一寸五分处。

[13] 《阴阳十二官相使》：古医书名，早佚。

【分析】

本段论述了脾瘅、胆瘅的病因病机、主要症状及治法。

1. 脾瘅的病因病机、主要症状及治法。脾瘅是由于恣食肥甘厚味,致使脾运失常,化湿生热,造成湿热困脾,五谷精气不化而上泛所致,湿热困脾为其主要病机。五谷精气上泛则口甘,过食肥甘则中满,故以口甘、中满为其主要症状,治宜清热化湿,原文指出"治之以兰",兰,指佩兰之类芳香化湿药物,佩兰芳香辛散,长于化湿醒脾,使湿浊得去,脾气健运,则蕴热自去,此乃不治热而热自除之法。该理论对后世临床有很大影响,故《临证指南医案》云:"舌上白苔黏腻,吐出浊厚涎沫,口必甜味也,为脾瘅病,乃湿热气聚,与谷气相搏,土有余也,盈满则上泛,当用省头草,芳香辛散,以逐之则退。"省头草,即佩兰。

2. 胆瘅的病因病机、主要症状及治法。胆瘅是由于情志抑郁,胆郁化火,胆热气逆,胆汁上溢所致;病机为胆气上逆;主要症状为口苦。治疗可针刺阳陵泉、胆募穴日月、胆俞,以泄胆经之热。

胆瘅,在《内经》其他篇章也有阐述。例如《灵枢·邪气藏府病形》指出:"胆病者,善太息,口苦,呕宿汁,心下澹澹,恐人将捕之,嗌中吤吤然,数唾。"《灵枢·四时气》指出:"邪在胆,逆在胃,胆液泄则口苦,胃气逆则呕苦,故曰呕胆。"可与本篇互参。

网上更多……

👤 语译　　　📝 习题与答案　　　⚥ 医案举隅

素問·調經論篇第六十二（节选）

【篇解】

调，调理、调治的意思。经，指经脉。本篇阐述了经脉在人体生命活动中的重要性，着重讨论了外感六淫及内伤情志引起经脉气血失调所致的各种虚实病证，并提出针刺调节经脉虚实的方法和意义，故名曰"调经论"。篇中内容对调治因经脉气血逆乱引起的各种虚实病证具有重要意义。

（一）

【原文】

黄帝問曰：余聞刺法[1]言，有餘瀉之，不足補之，何謂有餘？何謂不足？岐伯對曰：有餘有五，不足亦有五，帝欲何問？帝曰：願盡聞之。岐伯曰：神有餘有不足[2]，氣有餘有不足，血有餘有不足，形有餘有不足，志有餘有不足。凡此十者，其氣不等[3]也。

帝曰：人有精氣津液，四支九竅，五藏十六部[4]，三百六十五節[5]，乃生百病，百病之生，皆有虛實。今夫子乃言有餘有五，不足亦有五，何以生之乎？岐伯曰：皆生於五藏也。夫心藏神，肺藏氣，肝藏血，脾藏肉，腎藏志，而此成形[6]。志意通，內連骨髓，而成身形五藏[7]。五藏之道[8]，皆出於經隧，以行血氣。血氣不和，百病乃變化而生，是故守經隧[9]焉。

【注释】

[1] 刺法：指古代刺法的文献。

[2] 神有余有不足：神，在此指心，文中的气、血、形、志，分别指肺、肝、脾、肾。有余，指实证；不足，指虚证。五脏各有虚实。

[3] 其气不等：指神、气、血、形、志五者的有余和不足变化。张介宾注："神属心，气属肺，血属肝，形属脾，志属肾，各有虚实，故其气不等。"

[4] 十六部：指十二正经和阴跷、阳跷、督脉、任脉十六条经脉。张志聪注："十六部者，十六部之经脉也。手足经脉十二、跷脉二、督脉一、任脉一，共十六部。"

[5] 节：指俞穴。《灵枢·九针十二原》云："所言节者，神气之所游行出入也，非皮肉筋骨也。"

[6] 而此成形：指五脏是身形的根本。

[7] 志意通，内连骨髓，而成身形五脏：指神对形体五脏的作用。张介宾注："志意者，统言人身自由之五神也。骨髓者，极言深邃之化生也。五神藏于五脏而心为之主，故志意通调，内连骨髓，以成身形五脏，则互相为用矣。"

[8] 五脏之道：指五脏与形体诸窍之间相互联系的通道。

[9] 守经隧：意为根据经脉变化调治脏腑气血病变。守，遵循、谨守之意。

【分析】

本段指出了有余有五，不足亦有五的内容，以及经脉血气不和引发百病的道理，强调了"守经隧"的重要性。

1. 有余有五，不足亦有五。指出人体脏腑疾病种类繁杂，可以用五脏虚实来概括。原文中神、气、血、形、志分别代表心、肺、肝、脾、肾五脏。人是以五脏为核心的有机整体，故判断有余不足当以五脏虚实为本。

2. 五脏经脉气血失和易生百病。文中指出五脏藏精藏神，其经脉是脏腑、肢节、百骸、九窍内外相连的通道，五脏气血行于经隧。外感及内伤等因素均可引起五脏经脉气血运行失调，导致有余或不足的变化，发生百病。因此，调理经脉气血，可补虚泻实以达到调治百病的目的。此即"守经隧"的意义所在。《灵枢·经脉》亦云："经脉者，所以能决死生，处百病，调虚实，不可不通。"

（二）

【原文】

帝曰：神有餘不足何如？岐伯曰：神有餘則笑不休，神不足則悲。血氣未并[1]，五藏安定，邪客於形，洒淅[2]起於毫毛，未入於經絡也，故命曰神之微[3]。帝曰：補瀉奈何？岐伯曰：神有餘，則瀉其小絡之血，出血勿之深斥[4]，無中其大經，神氣乃平。神不足者，視其虛絡[5]，按而致之[6]，刺而利之[7]，無出其血，無泄其氣，以通其經，神氣乃平。帝曰：刺微奈何？岐伯曰：按摩勿釋[8]，著鍼勿斥[9]，移氣於不足[10]，神氣乃得復。

帝曰：善。有餘[11]不足奈何？岐伯曰：氣有餘則喘欬上氣，不足則息利少氣[12]。血氣未并，五藏安定，皮膚微病，命曰白氣微泄[13]。帝曰：補寫奈何？岐伯曰：氣有餘，則瀉其經隧，無傷其經，無出其血，無泄其氣。不足，則補其經隧，無出其氣。帝曰：刺微奈何？岐伯曰：按摩勿釋，出鍼視之，曰我將深之，適人必革[14]，精氣自伏，邪氣散亂，無所休息，氣泄腠理，眞氣乃相得。

帝曰：善。血有餘不足奈何？岐伯曰：血有餘則怒，不足則恐。血氣未并，五藏安定，孫絡外溢[15]，則經有留血[16]。帝曰：補瀉奈何？岐伯曰：血有餘，則瀉其盛經[17]，出其血。不足，則視其虛經[17]，內鍼其脈中，久留而視，脈大，疾出其鍼，無令血泄。帝曰：刺留血奈何？岐伯曰：視其血絡，刺出其血，無令惡血得入於經，以成其疾。

帝曰：善。形有餘不足奈何？岐伯曰：形有餘則腹脹，涇溲不利[18]，不足則四支不用，血氣未并，五藏安定，肌肉蠕動，命曰微風[19]。帝曰：補瀉奈何？岐伯曰：形有餘則寫其陽經[20]，不足則補其陽絡[20]。帝曰：刺微奈何？岐伯曰：取分肉間，無中其經，無傷其絡，衛氣得復，邪氣乃索[21]。

帝曰：善。志有餘不足奈何？岐伯曰：志有餘則腹脹飧泄，不足則厥。血氣未并，五藏安定，骨節有動[22]。帝曰：補瀉奈何？岐伯曰：志有餘則瀉然筋[23]血者，不足則補其復溜。帝曰：刺未并奈何？岐伯曰：即取之，無中其經，邪所乃能立虛[24]。

【注释】

[1] 血气未并：指气血调和。并，聚合，引申为偏盛的意思。

[2] 洒淅：恶寒貌。王冰注："洒淅，寒貌也。"

[3] 神之微：指病邪在表尚未入里，病情轻微。张介宾注："洒淅起于毫毛，未及经络，以此

浮浅微邪在脉之表,神之微病也,故命曰神之微。"

［4］勿之深斥:指不要深刺和摇大针孔。高世栻注:"斥,开拓也。"

［5］虚络:马莳注:"神不足者,其络必虚,当治其心经之络。"

［6］按而致之:指用按摩的方法促进气血到达虚络。吴崑注:"以按摩致气于其虚络。"

［7］刺而利之:用针刺之法以通利经气。利,《甲乙经》作"和"。马莳注:"刺令其气和利也。"

［8］按摩勿释:指按摩时间要长。

［9］著针勿斥:宜留针而不宜深刺或摇大针孔。

［10］移气于不足:运用针刺引导正气至肌表。

［11］有余:《太素》在此句前有"气"字,参照上下文,当补。

［12］息利少气:呼吸通畅但气短。

［13］白气微泄:肺气微虚。

［14］适人必革:张介宾注:"适,至也。革,变也……适人必革者,谓针之至人,必变革前说而刺仍浅也,如是则精气即伏于内,邪气散乱无所止息,而泄于外,故真气得其所矣。"

［15］孙络水溢:水,《太素》《甲乙经》均作"外"。指络脉胀满,溢于肌肤。

［16］经有留血:络脉血行滞留。经,《甲乙经》作"络"。观下文"视其血络,刺出其血,无令恶血得入于经",则作"络有留血"为是。

［17］盛经、虚经:此指肝经之盛虚。

［18］泾溲不利:此指大小便不利。王冰注:"泾,大便;溲,小便也。"

［19］肌肉蠕动,命曰微风:风邪侵袭,皮肤似有虫爬行。张介宾注:"此脾经之表邪也。脾主肌肉,故微邪未深者,但肌肉间蠕动,如有虫之微行也。脾土畏风木,风主动,故命曰微风。"

［20］阳经、阳络:指足阳明胃经及其络脉。足阳明胃经与足太阴脾经为表里,脾病可取阳明。

［21］索:散也,消散之意。杨上善注:"索,散也。"

［22］骨节有动:张介宾注:"此肾经之微邪也。肾主骨,邪未入藏而薄于骨,故但于骨节之间,有鼓动之状。"

［23］然筋:当指然谷穴,位于足内踝前大骨下陷中,为足少阴肾经的荥穴。张介宾注:"然筋当作然谷,是少阴荥穴也,出其血可泻肾之实。"

［24］邪所乃能立虚:指针刺可立祛其邪。虚,指邪气去。高世栻注:"血气未并,骨节有动之时,当即取之,病无中其经,庶受邪之所,乃能立虚。立虚者,使邪即去,毋容缓也。此微泻兼补之法也。"

【分析】

本段论述了五脏虚实病证及其针刺调经的方法。文中神、气、形、血、志五者有余不足的论述,实质上指心、肺、脾、肝、肾五脏虚实病证及其微病证治,为后世脏腑辨证奠定了基础,扶正祛邪的针刺补泻原则至今仍有效地应用于临床实践。

1. 五脏虚实的病证及其治疗。心神有余与不足:心主神明,心神有余或不足皆可导致精神情志方面的病变。治疗当视其虚实分治,实则泻之,针刺浅表之小络以出其血,但不可深刺,以免伤及大经;虚则补之,按摩加针刺,不能使其出血,经气得通,则心气自复。

肺气有余与不足:肺主气,司呼吸。肺气有余或不足皆可引起肺之气机宣降失常的病变。治疗当视其虚实分治,实则泻之,刺其大络,以泻实邪,但不可损伤其经以泄其气血;虚则补之,刺其大络,以补其经气,使肺气充足。

肝血有余与不足:肝藏血,血舍魂,在志为怒。肝血有余或不足皆可导致情志及血液方面的病变。治疗当视其病机虚实分治,实则泻之,刺其经脉放血,以泻其血实;虚则补之,刺其经脉,使用留针法,以候其气至。

脾形有余与不足:脾主运化水谷以充养形体四肢肌肉。脾气有余或不足皆可影响饮食物的转输和形体肌肉的营养。治疗当视其虚实分治,实则泻之,泻足阳明胃经,虚则补之,补足阳明胃络。取其相表里的经脉,以达到调治脾脏虚实的目的。

肾志有余与不足:肾为水脏,主一身阴阳,为胃之关,故肾气的有余或不足可出现人体阴阳失调所致的病变。治疗当视其虚实分治,实则泻之,刺足少阴肾经然谷穴出血;虚则补之,补足少阴肾经的复溜穴。

2. 五脏微病及其治疗。疾病初起,病轻邪浅,仅出现"神之微""白气微泄""微风""络有留血""骨节有动"等微病,要在邪气尚未伤及五脏之时早期调治,可采用针刺按摩等方法调理经络,再配合暗示调神之法,使正气得复,邪气得散。强调了早期治疗的重要性。

(三)

【原文】

帝曰:經[1]言陽虛則外寒,陰虛則內熱,陽盛則外熱,陰盛則內寒,余已聞之矣,不知其所由然也。岐伯曰:陽受氣於上焦[2],以溫皮膚分肉之間,今寒氣在外,則上焦不通,上焦不通,則寒氣獨留於外,故寒慄。

帝曰:陰虛生內熱奈何? 岐伯曰:有所勞倦,形氣衰少,穀氣不盛[3],上焦不行,下脘不通,胃氣熱,熱氣熏胸中,故內熱。

帝曰:陽盛生外熱奈何? 岐伯曰:上焦不通利,則皮膚致密,腠理閉塞,玄府[4]不通,衛氣不得泄越,故外熱。

帝曰:陰盛生內寒奈何? 岐伯曰:厥氣上逆[5],寒氣積於胸中而不寫,不寫則溫氣[6]去,寒獨留,則血凝泣,凝則脈不通,其脈盛大以濇[7],故中寒。

【注释】

[1] 经:古代经典医籍。

[2] 阳受气于上焦:指卫阳之气由上焦输布。

[3] 谷气不盛:指脾失运化,水谷精气不足。

[4] 玄府:此指汗孔。

[5] 厥气上逆:指中下两焦的阴寒之气逆行于上。

[6] 温气:此指阳气。王冰注:"温气,谓阳气也。阴逆内满,则阳气去于皮外也。"

[7] 其脉盛大以涩:胸中阴寒内盛,故脉见盛大;寒性凝滞,阳气不运,血行不畅,故脉涩。

【分析】

本段论述了阴阳盛衰所致寒热的病机,为后世八纲辨证奠定了基础。文中指出阳虚则外寒、阴虚则内热、阳盛则外热、阴盛则内寒,病机如下:

"阳虚则外寒",指外寒阻遏卫阳,体表失于温煦的表实寒证;而现代所谓"阳虚则寒",则指体内阳气不足,失于温煦的虚寒证。

"阴虚则内热",指劳倦伤脾,脾气亏虚,中焦运化乏力,胃中谷气郁而化热之气虚发热证;而现代所谓"阴虚则热",则指机体阴液不足,阴不制阳,虚火内生的阴虚生热证。

"阳盛则外热",指外邪郁遏卫阳,阳气不得泄越的外感发热证;而现代所谓"阳盛则热"乃邪气入侵,阳气亢盛,包括表热证和里热证。

"阴盛则内寒",是指阴寒上逆,留于胸中,损伤胸阳,血脉凝涩之胸阳痹阻证;而现代所谓"阴盛则寒",则可泛指脏腑之阴寒内盛证。

网上更多……

👤☰ 语译　　　　📝 习题与答案　　　　⚥ 医案举隅

素問·標本病傳論篇第六十五（节选）

【篇解】

标本,此指发病的先后主次;病传,指疾病传变。本篇首先阐述了疾病标本,然后讨论了疾病传变及预后,故名曰"标本病传"。吴崑注:"此篇首论病之标本,后论病之相传,故以名篇。"标本的含义比较广泛。《内经》重视标本概念在医学中的运用,主要用以分析气候与六淫、病因与发病、正气与邪气,以及医生与病人等动态变化与本质的联系。标本是临床诊治疾病时分析疾病动态变化、甄别轻重缓急的重要原则,具有重要实用价值。

（一）

【原文】

黄帝問曰:病有標本[1],刺有逆從[2],奈何? 岐伯對曰:凡刺之方,必別陰陽,前後相應[3],逆從得施[4],標本相移[5]。故曰:有其在標而求之於標,有其在本而求之於本,有其在本而求之於標,有其在標而求之於本。故治有取標而得者,有取本而得者,有逆取而得者,有從取而得者。故知逆與從,正行無問[6];知標本者,萬舉萬當;不知標本,是謂妄行。

【注释】

[1] 病有标本:此指发病的先后主次,即先病为本,后病为标。张介宾注:"病之先受者为本,病之后受者为标。生于本者,言受病之原根;生于标者,言目前之多变也。"

[2] 刺有逆从:针刺治法有逆治和从治的不同。逆治,指病在本而刺其标,病在标而刺其本;从治,指病在本刺其本,病在标刺其标。马莳注:"逆者,如病在本而求之标,病在标而求之于本;从者,如病在本求本,在标求标。此乃治法之不同也。"

[3] 前后相应:要了解先发病证与后发病证之间的相互关系。张志聪注:"前后相应者,有先病后病也。"

[4] 逆从得施:指针刺或逆治或从治,施治要正确无误。吴崑注:"得施,谓施治无失也。"

[5] 标本相移:标本先后治不是固定不变的,应视具体病情而定。马莳注:"施逆从之法,以移标本之病。"

[6] 正行无问:正确把握标本逆从的施治原则,则不必询问他人。王冰注:"道不疑惑,识即深明,则无问于人,正行皆当。"

【分析】

本段论述了疾病有标本、刺法分逆从的意义。

1. 疾病有标本,刺治分逆从。归纳《内经》标本理论,内容有五:① 人体结构之标本。在人身结构方面,内在脏腑为本,外在身形体表为标;五脏为本,六腑为标;以经脉而言,经脉起始之处为本,经脉所过之处为标等。② 发病先后之标本。先发病为本,后发病为标;原发病为本,继发病为标。又有，病因为本，病机为标；病机为本，症状为标；脏病为本，腑病为标等。③ 正邪之标本。正气为本，邪气为标。④ 医患之标本。病人为本，医为标，即《素问·汤液醪醴论》："病为本，工为标。"⑤ 六气阴阳之标本。在运气理论中，风、热、火、湿、燥、寒六气为本，三阴三阳为标。

2. 掌握标本逆从的意义。原文指出"知逆与从，正行无问；知标本者，万举万当，不知标本，是谓妄行。"强调了辨别疾病标本，正确逆从施治的重要性。掌握疾病标本规律，根据具体病情灵活运用逆从治法是中医学标本逆从治则的关键所在。张介宾对此颇有体会，曰："奈何今之医家，多不知求本求标、孰缓孰急之道，以故治标者常八九，治本者无二三，且动称急则治其标，缓则治其本，尚不知孰为可缓，孰为最急，颠倒错认，举手误人，是未明此篇标本之真义耳。"

<h2 style="text-align:center">（二）</h2>

【原文】

先病而後逆者治其本[1]，先逆而後病者治其本，先寒而後生病者治其本，先病而後生寒者治其本，先熱而後生病者治其本，先熱而後生中滿者治其標[2]，先病而後泄者治其本，先泄而後生他病者治其本。必且調之，乃治其他病。先病而後生中滿者治其標，先中滿而後煩心者治其本。人有客氣有同氣[3]。小大不利治其標[4]，小大利治其本。病發而有餘，本而標之，先治其本，後治其標。病發而不足，標而本之，先治其標，後治其本。謹察間甚，以意調之，間者并行，甚者獨行[5]。先小大不利而後生病者治其本。

【注释】

[1] 先病而后逆者治其本：先发生疾病而后出现气血逆乱的，或病势逆常者，当先治其本病。张介宾注："有因病而致血气之逆者，有因逆而致变生之病者。"

[2] 先热而后生中满者治其标：中满为腑气不行、水谷难入的危急证候，则当先治中满之标急。张介宾注："诸病皆先治本，而惟中满者先治其标，盖以中满为病，其邪在胃，胃者脏腑之本也，胃满则药食之气不能行，而脏腑皆失其所禀，故先治此者，亦所以治本也。"

[3] 有客气有同气：《新校正》："按全元起本，'同'作'固'。"同气，应作"固气"。客气，指新感外邪；固气，指人体内既有的邪气。

[4] 小大不利治其标：凡病见大小便不通利症状者，先治其标，即先通利大小便。张介宾注："无论客气、同气之为病，即先有他病，而后为小大不利者，亦先治其标。诸皆治本，此独治标，盖二便不通，乃危急之候，虽为标病，必先治之，此所谓急则治其标也。"

[5] 间者并行，甚者独行：病证轻浅者，标本同治。病证急重者，标本单独施治，或治本，或治标，所谓"急则治其标""缓则治其本"，以求治之精专，增强疗效。张介宾注："病浅者可以兼治，故曰并行；病甚者难容杂乱，故曰独行。"

【分析】

本段论述了标本治则的临证应用。

1. 治病求本。本，代表病因、病机本质、主要矛盾等，治病求本就是抓住疾病的本质和主要矛盾进行治疗，本病治愈则标病自除。

2. 急则治标，缓则治本。首先，"先病而后生中满者治其标"。中满为六腑不通，水浆不入之急症，故当先治。其二，"小大不利治其标"。二便不利，则糟粕和邪气无法排泄，亦为危急之候，故亦当先治。其三，"病发而不足，标而本之，先治其标，后治其本"。先发邪气有余之病，而后导致正气不足，治当先祛邪治标，随后补虚求本。反之，若先发正气不虚，邪气有余，则治当"本而标之，先治其本，后治其标"。

标本相移，即标本先后治并非固定不变，应视病情酌情采取"标本相移"治法，即或取逆治，或取从治。

3. 间者并行，甚者独行。病邪轻浅者，可标本兼治；病证危重、邪气独盛或正气独虚者，必须单治其标或单治其本，救治于最紧急之病证。如《素问·评热病论》运用"表里刺之，饮之服汤"之法治疗风厥，即治表之发热又兼治里之烦闷，此即"间者并行"应用之举例。再如《素问·病能论》运用生铁落饮治疗怒狂阳厥，是取生铁落气寒质重，下气疾速之性，力专效佳，均是"甚者独行"在临床中的运用。

网上更多……

　语译　　　　习题与答案　　　　医案举隅

素問·五常政大論篇第七十（节选）

【篇解】

五，指五运，即木、火、土、金、水五行之气的运行。常，常规，规律。政，五运六气对自然万物的生化政令。本篇论述了五运平气、太过、不及的变化规律，故名曰"五常政"。高世栻云："木、火、土、金、水有平气，有不及之气，有太过之气，皆其常也。天气制于上，运气主于中，百物生化，五虫孕育，有盛有衰，是其政也。"本篇首先阐明五运三纪的变化规律，其次讨论了地理气候差异对人体生命活动的影响，最后指出了用药的基本法则，强调了体质与用药的关系。本篇属《素问》运气七篇之一，充分反映了《内经》"天人相应"的整体观，为中医病因学六淫邪气致病理论奠定了基础。

（一）

【原文】

能毒者以厚藥[1]，不勝毒者以薄藥[2]，此之謂也。氣反者[3]，病在上，取之下；病在下，取之上；病在中，傍取之。治熱以寒，溫而行之[4]；治寒以熱，涼而行之；治溫以清，冷而行之；治清以溫，熱而行之。

【注释】

[1]能毒者以厚药：正气不虚、身体强壮能耐受中药者，可给予气味厚重之品。高世栻注："其气有余，能胜毒者，投以厚味之药。"能，音义同"耐"。毒，指中药。

[2]不胜毒者以薄药：正气不足、体质虚弱对中药耐受较差者，应给予气味淡薄之品。高世栻注："其气不足，不能毒者，投以薄味之药。"

[3]气反者：谓气机逆反。高世栻注："申明上下内外，病气有相反者，则病在上，当取之下，谓气壅于上而宜降之也。病在下，当取之上，谓气滞于下而宜升之也。病在中，当取之外，而左右旁取之，谓气逆于中，通其经脉而旁达之也。"

[4]治热以寒，温而行之：治热证用寒性之药，宜温服，易达病所。高世栻注："申明寒热盛衰，有从治之法，有逆治之法。治热以寒，以寒药而治热病也。温而行之，服药宜温，温则寒性之药始行于热分而治之。"

【分析】

本段论述了体质、气机与用药的关系。

1. 体质与用药的关系。文中认为人的体质有强弱之分，脏腑有刚柔之别，因此，对药物的耐受能力也各不相同，临证用药必须仔细分析，以免因药力"厚""薄"的不同，用得太过或不及，而不能取得应有的效果。体质强壮、脏气充实者，对药性的耐受能力较强，宜选用气偏味厚，作用较强烈的药物，否则难以达到祛邪补虚之目的，是谓不及；反之，对体质瘦弱、脏气虚衰之人，对药物的耐受性差，应当选用气薄味淡、作用柔和的药物，否则药重于病，非但无益，反能致害，是谓太过。无论太过、不及,均会影响疗效。《灵枢·论痛》也对人的不同体质与耐受峻利药物的情况作了较好的阐述:"胃厚色黑大骨肉肥者,皆胜毒;故其瘦而薄胃者,皆不胜毒也。"说明临证用药必须因人制宜。当然,影响耐药性的因素很多,不单纯是体质问题,与药物种类、服药时间长短等皆有关系。

2. 气机逆乱,上下取之。文中指出及时调理气机升降出入失常非常重要。气壅阻于上,宜沉降导下;气陷于下,宜升提升发;气闭于内,宜疏通宣发。张介宾指出:"气反者,本在此,而标在彼也。其病既反,其治亦治反,故病在上,取之下,谓如阳病者治其阴,上壅宜疏其下也;病在下,取之上,谓如阴病者治其阳,下滞者宜其上也;病在中,傍取之,谓病生于内而经连乎外,则或刺或灸,或熨或按,而随其所在也。"指出了气机运动升降相因的整体思想在治则中的运用。

3. 温凉服法,有助祛邪。文中指出中药的服用方法,对于药效有直接影响。方法有四:一是凉药热服,"治热以寒,温而行之"。对于热病的治疗,选用寒凉的方药,宜在药汤温热时服用。二是热药凉服,"治寒以热,凉而行之"。对于寒性病证的治疗,应用热性方药,宜待药汤凉后服用。三是凉药凉服,"治温以清,冷而行之"。治疗温热病证,选用清凉方药,宜等待药汤冷后服用。四是热药热服,"治清以温,热而行之"。凡治疗寒性病证,选用温热方药,宜在药汤热时服用。历代医家多从正治、反治理解,认为:凉药热服,热药凉服,属反治范围;凉药凉服,热药热服,属正治范围。其实不然,此应属服药的反佐法,防止药性与病性格拒。张介宾注:"凡药与病逆者,恐不相投,故从其气以行之,假借之道也。"此指气反者,是根据阴阳、标本、逆从确定的,可结合《素问·标本病传论》《素问·阴阳应象大论》等相关篇章全面理解。

(二)

【原文】

帝曰:有毒无毒,服有约[1]乎?岐伯曰:病有久新,方有大小,有毒无毒,固宜常制[2]矣。大毒治病,十去其六;常毒治病,十去其七;小毒治病,十去其八;无毒治病,十去其九。谷肉果菜,食养尽之[3],无使过之,伤其正也。不尽,行复如法[4]。

【注释】

[1] 约:规则,法度。

[2] 固宜常制:指制方、服药皆有常规。病重者宜大,病轻者宜小。无毒者宜多,有毒者宜少,皆有常规。制,规定,制度。

[3] 食养尽之:病去八九,尚有余邪未尽者,宜用谷肉果菜以养正气,余邪则自除。张介宾注:"病已去其八九,而有余未尽者,则当以谷肉果菜食饮之类,培养正气,而余邪自尽矣。"

[4] 行复如法:如果余邪难除,病久不愈,可再行上述治法。王冰注:"法,谓前四约也。余病不尽,然再行之,毒之大小,至约而止,必无过也。"

【分析】

本段论述了用药的基本法度及饮食调养的作用。

1. 用药的基本法度。凡用药治病,必须掌握药性之峻缓,中病即止,切勿过用,这是用药的基本法度。《素问·六元正纪大论》有云:"衰其大半而止,过者死。"后世医家多有体会。张从正深谙攻邪之道,其遣方用药虽峻烈,但是无不切合病情,适可而止。指出:"凡药有毒也,非止大毒,小毒谓之毒,虽甘草、苦参,不可不谓之毒,久服必有偏胜"(《儒门事亲·推原补法利害非轻说》)。

即便是药性平和无毒之品，也不可常服、久服或多服。

2. 谷肉果菜，食养尽之。疾病恢复期，余邪未尽，当膳食调理，以恢复正气祛除邪气，反映了《内经》治疗学中重视饮食调养和顾护正气的思想。

文中最后强调勿犯虚虚实实之戒及掌握五运六气变化规律对于诊治疾病的重要性。用药必须结合气候寒温变化，不可与之相违逆，勿犯"虚虚实实"之戒，以免造成不良后果。

网上更多……

👤☰ 语译　　　📝 习题与答案　　　⚥ 医案举隅

素問·至真要大論篇第七十四（节选）

【篇解】

至，极也。真，正也，引申指精深、精微之意。要，重要、切要。本篇讨论了五运六气变化所致疾病的机制、证候、治则治法、用药规律和制方原则等，由于其理至为精深、重要，故名曰"至真要"。正如吴崑所说："道无尚谓之至，理无妄谓之真，提其纲谓之要。"本篇内容丰富，阐述了六气司天在泉、胜气复气、主气客气等变化规律，及其对自然万物及人体疾病的影响；讨论了六气标本变化及标本中气在辨治中的作用；并将病机归类为十九种，即病机十九条，以示审察病机的方法；揭示了药食五味的属性及作用，阐述了正治反治等法则，以及方剂配伍、佐制、服法、禁忌等。本篇是《素问》运气七篇之一，所述理论极为重要，对后世影响深远。

（一）

【原文】

帝曰：善。夫百病之生也，皆生於風寒暑濕燥火，以之化之變[1]也。經言：盛者瀉之，虛者補之。余錫[2]以方士，而方士用之尚未能十全，余欲令要道[3]必行，桴鼓相應[4]，猶拔刺雪汙[5]，工巧神聖[6]，可得聞乎？岐伯曰：審察病機[7]，無失氣宜[8]，此之謂也。

【注释】

[1] 之化之变：张介宾注："风、寒、暑、湿、燥、火，天之六气也。气之正者为化，气之邪者为变，故曰之化之变也。"

[2] 锡：通"赐"，赐予之意。

[3] 要道：重要的医学道理。

[4] 桴鼓相应：比喻治疗效果明显，药到病除。桴，击鼓之槌。

[5] 拔刺雪污：比喻疗效明显。雪，洗也。

[6] 工巧神圣：即望、闻、问、切四诊。《难经·六十一难》云："望而知之谓之神，闻而知之谓之圣，问而知之谓之工，切脉而知之谓之巧。"此指医疗技术高超。

[7] 病机：病之机要。疾病变化的关键。张介宾注："机者，要也，变也。病变所由出也。"

[8] 无失气宜：诊治疾病不要违背五运六气主时规律。气宜，五运六气各有主时所宜。张介宾注："病随气动，必察其机，治之得其要，是无失气宜也。"

【分析】

本段指出六淫是多种疾病发生的原因，强调了诊治疾病必须四诊合参和"审察病机，无失气

"宜"的重要性。

（二）

【原文】

帝曰：願聞病機何如？岐伯曰：諸風掉眩[1]，皆屬於肝；諸寒收引[2]，皆屬於腎；諸氣膹鬱[3]，皆屬於肺；諸濕腫滿[4]，皆屬於脾；諸熱瞀瘛[5]，皆屬於火；諸痛癢[6]瘡，皆屬於心[7]；諸厥[8]固泄[9]，皆屬於下；諸痿喘嘔，皆屬於上；諸禁鼓慄[10]，如喪神守[11]，皆屬於火；諸痙項強[12]，皆屬於濕；諸逆衝上[13]，皆屬於火；諸脹腹大[14]，皆屬於熱；諸躁狂越[15]，皆屬於火；諸暴強直，皆屬於風；諸病有聲，鼓之如鼓[16]，皆屬於熱；諸病胕腫[17]，疼酸驚駭，皆屬於火；諸轉反戾[18]，水液[19]渾濁，皆屬於熱；諸病水液，澄澈清冷[20]，皆屬於寒；諸嘔吐酸，暴注下迫[21]，皆屬於熱。

故《大要》[22]曰：謹守病機，各司其屬[23]，有者求之，無者求之[24]，盛[25]者責之，虛[26]者責之。必先五勝[27]，疎其血氣，令其調達，而致和平。此之謂也。

【注释】

[1] 掉眩：肢体抽搐震颤、头目眩晕。掉，摇也。眩，指眩晕。

[2] 收引：此指身体蜷缩、筋脉拘急、关节屈伸不利的病证。收，收缩；引，拘急。

[3] 膹郁：指胸部胀闷。膹，通"愤"，王冰注："谓膹满"。郁，张介宾注："否闷也。"

[4] 肿满：指肌肤肿胀，胸腹胀满。

[5] 瞀（mào）瘛（chì）：神志昏糊、手足抽搐。瞀，昏糊；瘛，抽搐也。

[6] 痒：《说文》："疡也。"即疮疡。

[7] 心：《素问直解》改作"火"。

[8] 厥：此指阳气衰于下的寒厥和阴气衰于下的热厥。

[9] 固泄：固，指二便癃秘不通；泄，指二便泻利不禁。

[10] 禁鼓慄：禁，同"噤"，口噤不开。鼓慄，鼓颔战慄。

[11] 如丧神守：犹如失去神明的主持。指鼓颔战慄而自身不能控制。

[12] 痙项强：痙，病名，症见牙关紧急、项背强急、角弓反张。项强，颈项强直，转动不灵活。

[13] 逆冲上：指气机急促上逆所致的病证，如急性呕吐、吐血、噫气、呃逆等。

[14] 胀腹大：指腹部胀满膨隆。

[15] 躁狂越：躁动不安，神志狂乱，言行举止失常。

[16] 鼓之如鼓：腹胀严重，叩之如鼓音。前一"鼓"字，动词，叩打；后一"鼓"字，名词。

[17] 胕肿：即痈肿。胕，通"腐"。

[18] 转反戾：指筋脉拘急所致的身体拘急扭转、角弓反张等各种症状。张介宾注："转反戾，转筋拘挛也。"

[19] 水液：指人体代谢排出的体液，如汗、尿、痰、涕、涎及白带等。

[20] 澄澈清冷：指人体代谢水液清稀透明而呈寒冷之象。

[21] 暴注下迫：暴注，突然剧烈的腹泻。下迫，里急后重。

[22]《大要》：古医书。已亡佚。

[23] 各司其属：掌握各种病证的病机归属。司，掌握。

[24] 有者求之,无者求之:有此症应当探究其机制,无彼症也应探求其原因,务求与病相契合。有者,无者,指与病机相应之症的有无。

[25] 盛:指邪气盛实。

[26] 虚:指正气虚损。

[27] 必先五胜:必须首先掌握天之五气与人之五脏之间的五行更胜规律。

【分析】

本段论述了病机的概念以及掌握病机的重要性,提出了病机十九条并加以逐条阐释,阐明了审察病机的原则与方法。

1. 病机的概念及其重要性。病机,病之机要,即疾病病机变化的关键。病机,能够揭示疾病发生、发展、传变的主要矛盾,能够揭示疾病预后和变化的趋势,它是辨证论治的基石,也是确立治则治法的依据。因此,掌握病机对于诊治疾病至关重要。正如王冰指出:"得其机要,则动小而功大,用浅而功深也。"

2. 提出了病机十九条。兹将文中病机十九条按五脏、上下、六淫归类并分析如下:

五脏病机。① 诸风掉眩,皆属于肝:肝属风木,主藏血,主身之筋膜,开窍于目。肝血虚,肝木化风则见肢体震颤、动摇、头晕目眩、视物昏花等。常见的肝阳上亢化风、热极生风、血虚生风等与肝之病变相关。② 诸寒收引,皆属于肾:肾属寒水,主温煦气化。肾阳虚衰,寒气内生,气血凝敛,筋脉失养,故见肢体蜷缩、拘急痉挛、关节屈伸不利等证。③ 诸气膹郁,皆属于肺:肺主气、司呼吸。气之为病,首责于肺。各种内外因素作用于肺,致使肺失宣发肃降,肺气上逆,则见呼吸困难,气喘、胸膈胀满、痞塞不通等证。④ 诸湿肿满,皆属于脾:脾主运化水湿,主四肢。脾虚运化失司,津液输布失常,湿阻中焦,则见腹大腹胀;泛滥肌肤则见四肢浮肿;湿气通于脾,外湿困脾,致使脾运失职,湿阻气滞,发生腹胀腹满等证。⑤ 诸痛痒疮,皆属于心:心为阳脏,五行属火,心藏神,主血脉。火热炽盛,深入肌肤血脉,火热蕴结,火毒炽盛,逆于肉理,局部肉腐血败,则发痈肿疮疡、红肿热痛。

上下病机。① 诸痿喘呕,皆属于上:肺为五脏六腑之华盖,主宣降,敷布精血津液。若肺气热,气血不能敷布全身四肢,肢体失去气血濡养则发生痿证;肺失肃降,其气上逆则为喘;胃气以降为顺,胃失和降,其气上逆,则见呕吐等。② 诸厥固泄,皆属于下:厥逆之证与肾相关。肾阳衰于下,则为寒厥;肾阴衰于下,则为热厥。肾主二阴司二便,主气化,二便不通或二便泻利不禁,均与肾气之盛衰密切相关。

六淫病机。① 诸热瞀瘛,皆属于火:火为阳邪,火扰心神,蒙蔽心窍,则见高热,神志不清,或神志昏迷;火灼血脉,筋脉失养则肢体抽掣,或拘急等。② 诸禁鼓慄,如丧神守,皆属于火:火热郁闭,不得外达,阳盛格阴,火极似水,上扰神明,故见口噤、鼓颔、战慄,甚至昏迷不省人事等。此为火热内攻的真热假寒之象。③ 诸逆冲上,皆属于火:火性炎上,易扰气机,常令脏腑气机向上冲逆。肺气上逆,则产生咳嗽、气喘等;肝火上逆犯肺,则见咳血、咯血、衄血;胃火上逆,则出现呕吐、呕血、呃逆等。④ 诸躁狂越,皆属于火:火性主动,火热伤人,扰及心神,神失内守,则见神志错乱、狂言骂詈、烦躁不宁、殴人毁物、逾垣上屋等。⑤ 诸病胕肿,疼酸惊骇,皆属于火:火热伤于肌表,壅滞于皮肉血脉,血热肉腐,局部肿胀、溃烂、发热、疼痛、酸楚;火毒内迫脏腑,扰乱神志,则见惊恐不安、惊骇不宁等。⑥ 诸胀腹大,皆属于热:热邪传里,壅结肠胃,气机升降失常,导致腑气不通,热结腑实,则见腹胀、腹大、疼痛拒按、大便不通等。⑦ 诸病有声,鼓之如鼓,皆属于热:

热邪深入,扰及肠胃,气机不畅,传化失司,故见肠鸣有声、叩之鼓音。⑧ 诸转反戾,水液浑浊,皆属于热:热邪炽盛,伤津耗血,筋脉失养,即出现肢体拘急、转筋、屈曲不伸、角弓反张;热盛煎熬津液,则现涕、唾、痰、尿、汗液等排泄物浑浊、黄赤等。⑨ 诸呕吐酸,暴注下迫,皆属于热:邪热犯胃,或食积化热,致使胃失和降,气机上逆,故见恶心、呕吐、泛酸;邪热盛于大肠,传导失职,则突然剧泻,或呈喷射状的重度腹泻、湿热互结,热急湿缓,则里急后重、粪便秽臭或大便不爽等。⑩ 诸暴强直,皆属于风:风性主动,善行数变,风气通于肝。风邪内袭,伤肝及筋,则出现突然肢体关节强直、屈伸受限,或颈项强直、肢体拘急、全身痉挛等。⑪ 诸痉项强,皆属于湿:湿为阴邪,其性黏滞,最易阻遏阳气。筋脉失于温煦,或湿邪壅阻脉络,气血运行不畅,常致全身强直、肢体挛急、项强不舒、屈颈困难或角弓反张等。⑫ 诸病水液,澄澈清冷,皆属于寒:寒为阴邪,易伤阳气。阳气虚损,不能温化津液,气化失司,常见痰涎清稀、小便清长、大便稀薄,或伴有畏寒、形寒肢冷等。

3. 审察病机的原则与方法。① 谨守病机,各司其属:谨慎分析病机,抓住病机的关键,根据病位、病性进行病机归属与分类。如肢体动摇震颤、头晕目眩的病证,大都归属于肝的病变;气机突然上逆所致的急性呕吐、呃逆、吐血、喘促等,其病机大都与火有关等。② 有者求之,无者求之:有此症应当探究其机制,无彼症也应探求其原因,务求与病相相契合。病机十九条仅是分析病机举例,临床应用时,应注意运用其分析病机的思路与方法,方能举一反三,用之不殆。③ 盛者责之,虚者责之:对于邪气盛的,要分析为什么会邪气偏盛;对于正气不足的,也应深入分析正气不足涉及的脏腑,还应分析正气与邪气的辨证关系。④ 审察病机,无失气宜:审察病机时,要与自然气候变化相结合。病机变化与自然气候变化关系密切,其变化与转归常受气候寒温影响。因此,文中指出分析病机时要"无失气宜""必先五胜"。

4. 病机十九条的启示。文中对病机十九条的阐释,启示有三:一是利用相同的病机分析不同的症状,如属火的病机条文,虽病状表现不同,但机制相同,因而临床治疗应"异病同治"。二是取相似的症状推求不同的病机。如"诸风掉眩,皆属于肝""诸暴强直,皆属于风""诸转反戾,水液混浊,皆属于热"等条文中,均有筋脉拘急、抽搐的症状表现,但病机却不同,因而临床治疗应"同病异治"。三是以六淫五脏上下部位为纲,把错综复杂的病证进行分析归类,体现了审因论治,治病求本的辨证思想。如归纳为五脏病机、六淫病机、上下病机等。

(三)

【原文】

寒者热之,热者寒之,微者逆之[1],甚者従之[2],堅者削之[3],客者除之[4],勞者溫之[5],結者散之[6],留者攻之[7],燥者濡之[8],急者緩之[9],散者收之[10],損者溫之[11],逸者行之[12],驚者平之[13],上之,下之,摩之,浴之,薄之,劫之,開之,發之,適事爲故[14]。

帝曰:何謂逆従? 岐伯曰:逆者正治,従者反治,従少従多,觀其事也。帝曰:反治何謂? 岐伯曰:熱因熱用[15],寒因寒用[16];塞因塞用[17],通因通用[18]。必伏其所主,而先其所因[19];其始則同,其終則異[20];可使破積,可使潰堅,可使氣和,可使必已。帝曰:善。氣調而得者,何如? 岐伯曰:逆之従之,逆而従之,従而逆之,踈氣令調,則其道也。

帝曰:《論》言:治寒以熱,治熱以寒。而方士不能廢繩墨而更其道也,有病熱者寒之而热,有病寒者热之而寒,二者皆在,新病復起,奈何治?岐伯曰:諸寒之而熱者,取之陰[21];熱之而寒者,取之陽[22]。所謂求其屬也。

【注释】

[1]微者逆之:指病邪轻微、病情单纯无假象的,当用逆治法,即正治法。张介宾注:"病之微者,如阳病则热,阴病则寒,真形易见,其病则微,故可逆之。逆,即下文之正治也。"

[2]甚者从之:病邪较重,病情复杂或有假象的,当用从治法,即反治法。张介宾注:"病之甚者,如热极反寒,寒极反热,假证难辨,其病则甚,故当从之。从,即下文之反治也。"

[3]坚者削之:指坚积之病,如癥瘕积聚等,当用削伐之法。

[4]客者除之:指外邪侵犯所致的疾病,当用祛除邪气之法。

[5]劳者温之:指虚劳之病,当用温补法。

[6]结者散之:指气血郁结,邪气内结所致的病证等,当用散结法。

[7]留者攻之:指邪留不去,如留饮、蓄血、停食、便闭等,当用攻下法。

[8]燥者濡之:指津液耗伤所致的干燥一类的病证,当用滋润生津之法。

[9]急者缓之:指筋脉拘急、挛缩的病证,当用舒缓之法。

[10]散者收之:指精气耗散的病证,当用收敛之法。

[11]损者温之:指虚损类疾病,当用温养补益之法。

[12]逸者行之:过度安逸致使气血瘀阻的病证,当用行气活血之法。逸,指过度安逸。张介宾注:"逸者,奔逸溃乱也。行之,行其逆滞也。"

[13]惊者平之:指惊悸不安的病证,当用镇静安神之法。张介宾注:"平之,安之也。"

[14]适事为故:不论选用哪种治法,一定要以适应病情为原则。王冰注:"量病证候,适事用之。"

[15]热因热用:指以热性药物治疗真寒假热之证,如用通脉四逆汤治疗脉微欲绝,其人面色赤之假热证。

[16]寒因寒用:指以寒性药物治疗真热假寒之证,如用白虎汤治脉滑而厥之里热证。

[17]塞因塞用:指用补益之法,治疗正虚所致的胀满闭塞不通之证。前一"塞"字,指闭塞不通之证;后一"塞"字,指补益法。

[18]通因通用:指用通利攻下之法,治疗邪实于内的下利之证。前一"通"字,指邪实于内的泻利证;后一"通"字,指下法。

[19]必伏其所主,而先其所因:若要抓住疾病的本质,必先求其病因。张介宾注:"必伏其所主,制病之本也;先其所因者,求病之由也。"伏,降伏;主,本质、核心。

[20]其始则同,其终则异:反治法的初始阶段,药性与假象相同,如以热药治假热,以寒药治假寒。治疗过程中,假象逐渐消失,真象显露,最终仍是药性与病性相反的治法。

[21]寒之而热者,取之阴:用寒凉药物治热证而热势不减者,为阴虚发热,当用补阴法,即滋阴以制阳。王冰注:"壮水之主,以制阳光。"

[22]热之而寒者,取之阳:用温热药物治寒证而寒象不消者,为阳虚生寒,当用补阳法,即补阳以抑阴。王冰注:"益火之源,以消阴翳。"

【分析】

本段论述了正治法和反治法,以及虚寒虚热的治疗原则。

　　1. 正治法与反治法。正治法，又称逆治法。指逆疾病征象而治的方法，所用药物的药性与病性相反。适合于病邪轻浅、表里证候一致、病情单纯无假象的疾病，所谓"微者逆之"。如文中的寒者热之，热者寒之，坚者削之，客者除之，劳者温之，结者散之，留着攻之，燥者濡之，急者缓之，散者收之，损者温之，逸者行之，惊者平之等均属于正治法。运用时应把握"适事为故"、中病即止的原则。

　　反治法，又称从治法。指顺从疾病假象而治，所用药物的药性与疾病假象相一致。适合于病邪较重、病情复杂并出现假象的疾病，所谓"甚者从之"。如文中的热因热用，寒因寒用，塞因塞用，通因通用等均属于反治法。反治法所用药物的药性与疾病的病机本质是相反的，因此，仍然是针对疾病本质而治的治法。运用时要把握疾病本质及药量多少，即"必伏其所主，而先其所因""从多从少，观其事也"。

　　2. 虚寒虚热的治则。文中指出，对寒热病证的治疗一般遵循"治寒以热，治热以寒"的原则。但是，对于阳气不足、阴气偏盛的虚寒证，以及阴气亏损、阳气偏亢的虚热证，治疗应当采取补阳以抑阴及滋阴以制阳的方法。此乃治疗寒热证的变法，也是治疗虚寒证和虚热证的基本法则。

网上更多……

👤 语译　　　　📝 习题与答案　　　　⚥ 医案举隅

素問·疎五過論篇第七十七

【篇名】

疏,陈列,有分条陈述之意;五过,五种过失。本篇主要论述了医生诊治时易犯的五种过失及应具备的四种品德,故名曰"疏五过"。文中还指出了情志因素所致脱营、失精的机制及症状以及"诊病之道,气内为宝"的诊治原则。文中强调医生应结合天时、人事、藏象、色脉等多方面要素诊治疾病,不仅要医术精湛,而且要医德高尚。

(一)

【原文】

黄帝曰:嗚呼遠哉! 閔閔乎[1]若視深淵,若迎浮云。視深淵尚可測,迎浮雲莫知其際。聖人之術,爲萬民式[2],論裁志意,必有法則,循經守數[3],按循醫事,爲萬民副[4],故事有五過四德[5],汝知之乎? 雷公避席再拜曰:臣年幼小,蒙愚以惑,不聞五過與四德,比類形名,虛引其經,心無所對。

帝曰:凡未診病者,必問嘗貴後賤[6],雖不中邪,病從內生,名曰脫營[7]。嘗富後貧,名曰失精[8]。五氣留連,病有所并。醫工診之,不在藏府,不變軀形,診之而疑,不知病名。身體日減,氣虛無精,病深無氣,洒洒然時驚,病深者,以其外耗於衛,內奪於榮。良工所失[9],不知病情,此亦治之一過也。

凡欲診病者,必問飲食居處,暴樂暴苦,始樂後苦,皆傷精氣。精氣竭絕,形體毀沮[10]。暴怒傷陰,暴喜傷陽,厥氣上行,滿脈去形。愚醫治之,不知補瀉,不知病情,精華日脫,邪氣乃并,此治之二過也。

善爲脈者,必以比類奇恒,從容知之[11],爲工而不知道,此診之不足貴,此治之三過也。

診有三常[12],必問貴賤,封君敗傷[13],及欲侯王[14]。故貴脫勢,雖不中邪,精神內傷,身必敗亡。始富後貧,雖不傷邪,皮焦筋屈,痿躄爲攣。醫不能嚴[15],不能動神[16],外爲柔弱[17],亂至失常,病不能移[18],則醫事不行,此治之四過也。

凡診者,必知終始,有知餘緒[19],切脈問名,當合男女。離絕菀結[20],憂恐喜怒,五藏空虛,血氣離守,工不能知,何術之語。嘗富大傷,斬筋絕脈,身體復行,令澤不息。故傷敗結,留薄歸陽,膿積寒炅。粗工治之,亟刺陰陽,身體解散,四支轉筋,死日有期,醫不能明,不問所發,唯言死日,亦爲粗工,此治之五過也。

凡此五者,皆受術不通,人事不明[21]也。

【注釋】

[1] 閔閔乎:閔閔,深远之意。此句感叹医道之博大精深。张介宾注:"閔閔,玄远无穷之谓。"

[2] 为万民式:为众人言行的榜样。

〔3〕循经守数：指遵循经旨，遵守医学的常规。循，遵也。数，度数，法则。

〔4〕为万民副：可帮助众人。副，助也。

〔5〕五过四德：指医生诊治易犯的五种过失与医生应具备的四种德行。

〔6〕尝贵后贱：指曾经居显贵地位而后失势。

〔7〕脱营：指病名。因情志抑郁、忧思所致的以营血亏虚为主的虚损性疾病。

〔8〕失精：指病名。指情志郁结、忧思所致的以精气亏损为主的虚损性疾病。

〔9〕良工所失：指粗工的疏忽。郭蔼春注："良"字疑误，似应作"粗"。

〔10〕形体毁沮：指形体受损。毁沮，谓毁坏。慧琳《音义》卷四："沮，犹坏也。"

〔11〕比类奇恒，从容知之：指善于诊脉的医生能做到别异比类、分析奇恒、从容揣度，能够掌握疾病的变化规律，正确诊治。喻昌《医门法律》说："比类之法，医之所贵，如老吏判案，律所不裁者，比例断之；奇恒者，审其病之奇异平常也；从容志，凡用此比类之法，分别病能，必从容参酌，恶粗疏简略也。"一说，《奇恒》为古医经。

〔12〕三常：指贵贱、贫富、苦乐。

〔13〕封君败伤：由诸侯高位而失势败落。丹波元简的《素问识》云："封君，乃封国之君，'败伤'，谓削除之类，追悔以往，以致病也。"

〔14〕及欲侯王：倾慕侯王尊贵，羡慕高官权势。王冰注："谓情慕尊贵，而妄为不已也。"又林亿《新校正》校引《太素》"欲"作"公"。

〔15〕医不能严：医生不能严格要求病人，一味地屈从病人的意思。

〔16〕不能动神：即不能转换病人的精神意识状态。孙鼎宜说："既不能严，又不能令病者之心悦神怡，而忘乎富贵之感也。"

〔17〕外为柔弱：指医生屈从病人，治疗上表现出软弱无能。孙鼎宜说："乃曲从将顺而为针之石之熨之药之。"

〔18〕病不能移：指治疗没有疗效。"移"去也，见《楚辞·大招》王注。

〔19〕有知余绪：又须察疾病枝节末端的细节。有，通"又"。

〔20〕离绝菀结：因生离死别而忧郁不解。张介宾《类经》注："离者，失其亲爱；绝者，断其所怀；菀，谓思虑抑郁，结谓深情难解。"

〔21〕受术不通，人事不明：指医术不高明，又不懂贵贱、贫富、苦乐等人事。

【分析】

本段论述了医生诊治疾病易犯的五种过失及产生原因。

1. 医生诊治疾病易犯的五种过错。一过为不知病情，二过为不知补泻，三过为不懂诊病之道，四过为不能严格要求病人，五过为不问病情，妄言死期。

2. 分析五过产生的原因。文中认为五过的主要原因是"皆受术不通，人事不明"。提示医生诊治疾病既要医术高明，也要全面了解病人社会生活的变迁、贫富贵贱的变化、饮食居处的优劣等状况。尤其要关注因贫富贵贱变化，七情不遂导致的脱营、失精相关疾病。指出只有全面诊察，比类奇恒，重视诊脉，才能避免"五过"发生。

（二）

【原文】

故曰：聖人之治病也，必知天地陰陽，四時經紀[1]，五藏六府，雌雄表裏[2]，刺灸砭石、毒藥所主，從容人事[3]，以明經道[4]，貴賤貧富，各異品理，問年少長，勇怯之理，審於分部[5]，知病本始，八正九候[6]，診必副矣。治病之道，氣內爲寶[7]，循求其理，求之不得，過在表裏。守數據治[8]，無失俞理，能行此術，終身不殆。不知俞理[9]，五藏菀熱，癰發六府。診病不審，是謂失常，謹守此治，與經[10]相明。《上經》《下經》，揆度陰陽，奇恒五中[11]，決以明堂[12]，審於終始[13]，可以橫行。

【注释】

[1] 四时经纪：指四时气候变化规律。经纪，规律。

[2] 雌雄表里：指行于表里的阴阳两经。吴崑注："六阴为雌，六阳为雄，阳脉行表，阴脉行里。"

[3] 从容人事：细致了解病者的社会、生活、饮食等状况。

[4] 经道：指诊治疾病的常规。经，常也；道，规律。

[5] 审于分部：指审察五脏在面部的色诊分部部位。

[6] 八正九候：八正，指八个节气，即冬至、夏至、春分、秋分、立春、立夏、立秋、立冬；九候，指脉诊的三部九候。

[7] 气内为宝：人体精气内藏至关重要。内，通"纳"，动词。

[8] 守数据治：根据人体表里阴阳、脏腑经络功能活动规律进行治疗。数，常数、规律。张介宾《类经》："表里阴阳，经络脏腑，皆有其数不可失也。"

[9] 俞理：吴崑注："穴俞所治之旨也"。

[10] 经：古典医籍。

[11]《上经》《下经》，揆度阴阳，奇恒五中：据考证，《上经》《下经》《揆度》《阴阳》《奇恒》《五中》均为古代医经，现已亡佚。

[12] 决以明堂：泛指面部色诊。

[13] 终始：疾病发生发展的全过程。

【分析】

本段提出了诊病"四德"及治病原则。

1. 诊病"四德"。"四德"指医生必须遵守的四项基本原则，四德即一要了解自然界阴阳寒暑变化规律及其与人体生命活动的关系。二要全面掌握脏腑生命活动规律，正确使用针刺、方药等治疗手段。三要全面了解患者的社会、生活、精神、体质状况。四要善于诊察色脉的变化。

2. 诊治疾病的基本原则。"诊病之道，气内为宝"，强调了治病时不要损伤脏腑精气；"守数据治，无失俞理"，强调了要精通经典，辨证施治。

网上更多……

👤 语译　　　📝 习题与答案　　　⚥ 医案举隅

《灵枢》部分

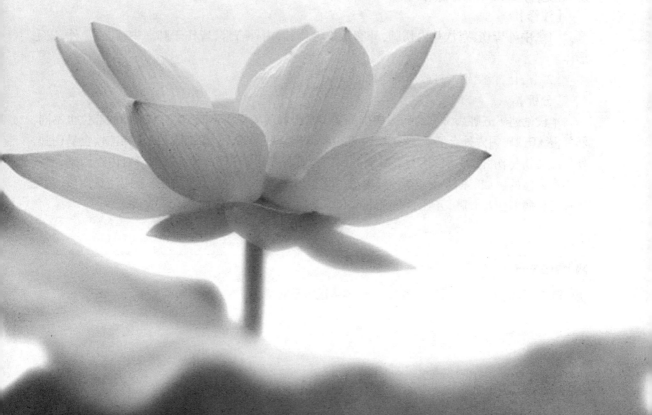

靈樞·本輸第二（节选）

靈樞·邪氣藏府病形第四（节选）

【篇解】

本篇主要论述了邪气侵入的部位及五脏六腑被邪气所伤而呈现的病形,故名曰"邪气脏腑病形"。本篇指出邪气中人的部位有高下阴阳之别,症状表现也复杂多变,当色、脉、尺肤综合诊察,指出了针刺合穴调治的道理,以及六腑病形的取穴方法。本篇对于针刺调治脏腑病变具有重要价值。

【原文】

黄帝曰:邪之中人藏奈何? 岐伯曰:愁憂恐懼則傷心。形寒寒飲則傷肺,以其兩寒相感,中外皆傷[1],故氣逆而上行。有所墮墜,惡血留內;若有所大怒,氣上而不下,積於脅下,則傷肝。有所擊仆[2],若醉入房,汗出當風,則傷脾。有所用力舉重,若入房過度,汗出浴水,則傷腎。

【注释】

[1] 中外皆伤:寒饮从内伤肺,外寒从皮毛伤肺,内外合邪,皆伤于肺。中,肺脏。外,皮毛形体。

[2] 击仆:指受到击打或仆倒于地。

【分析】

本段论述了五脏病常见的病因病机。文中指出邪气的性质不同,其伤害人体的部位也不同,邪气侵入五脏,须内外合邪始能发病,情志因素易伤心肝两脏,外感寒邪或内伤寒凉饮食易伤肺,外伤或劳伤易伤肝、脾、肾,认为五脏病的病因是脏气先虚则"邪乃得往",即没有内在因素,邪气是不会入侵的。如《素问·评热病论》提出"邪之所凑,其气必虚",因此,临床上应注意调摄,避免各种常见病因伤及五脏,五脏不虚则外邪不易入侵。

网上更多……

语译   习题与答案   医案举隅

靈樞·本神第八

【篇解】

本,根本,本原,引申指推求,探本求源之意。神,指人体生命活动力的外在表现。本篇以"凡刺之法,先必本于神"为开篇,故名曰"本神"。马莳曰:"此篇推五脏之神,故名篇。"本篇从天地阴阳升降相因的整体观角度,阐述了人体生命的形成,精神魂魄在生命中的作用,人的思维过程,神与五脏的关系,情志失常与五脏功能之间的关系。篇中内容对于调治情志及脏腑疾病具有重要指导价值。

（一）

【原文】

黃帝問於岐伯曰:凡刺之法,先必本於神[1]。血脈營氣精神,此五藏之所藏也,至其淫泆離藏[2]則精失,魂魄飛揚,志意恍亂,智慮去身者,何因而然乎? 天之罪與? 人之過乎? 何謂德氣生精神魂魄心意志思智慮? 請問其故。岐伯答曰:天之在我者德也,地之在我者氣也[3]。德流氣薄而生者也[4]。故生之來謂之精,兩精相搏[5]謂之神,隨神往來者謂之魂[6],並精而出入者謂之魄[7],所以任物者謂之心[8],心有所憶謂之意[9],意之所存謂之志[10],因志而存變謂之思[11],因思而遠慕謂之慮[12],因慮而處物謂之智[13]。故智者之養生也,必順四時而適寒暑,和喜怒而安居處,節陰陽而調剛柔[14],如是則僻邪[15]不至,長生久視[16]。

【注释】

[1] 本于神:诊治疾病要以病人神气盛衰为根本。

[2] 淫泆(yì)离藏:七情过激,嗜欲过度,任情放恣,可致使五脏所藏之精气散失不藏。淫,满溢、过分;泆,放恣不收。

[3] 天之在我者德也,地之在我者气也:天地自然具有孕育生命的法则和物质。德,指自然规律;气,指地气形成的物质。

[4] 德流气薄而生者也:天德下流,地气上交,阴阳升降相因,始有生化之机,才能产生生命。说明人体生命源于天德地气的相互作用。

[5] 两精相搏:男女两性生殖之精相结合。杨上善注:"雌雄两精相搏,共成一形,先我身生,故为之精也。"张介宾注:"两精者,阴阳之精也。搏者,交结也。"

[6] 随神往来者谓之魂:魂是神支配下的意识活动。魂属神志活动之一,依附神而存在,故属阳。如果魂离开了神的支配,则出现梦话、梦游、梦幻等无意识的感觉和动作。张介宾注:"盖神之为德,如光明爽朗、聪慧灵通之类皆是也。魂之为言,如梦寐恍惚,变幻游行之境皆是也。神藏于心,故心静则神清;魂随乎神,故神昏则魂荡。"

[7] 并精而出入者谓之魄:魄是以精为物质基础的生理本能。魄,神志活动之一,依附有形之精而存在,故属阴。本能的感觉及动作都是魄的表现,如视觉、听觉、触觉、婴儿吸吮、眨眼等。

张介宾注："盖精之为物,重浊有质,形体因之而成也。魄之为用,能动能作,痛痒由之而觉也。精生于气,故气聚由精盈;魄并于精,故形强则魄壮。"

[8] 所以任物者谓之心:指心具有主管认识事物和处理事物的能力。任,担任、主管。

[9] 心有所忆谓之意:心里有所意念但尚未决定之时的思维。张介宾注:"谓一念之生,心有所向而未定者,曰意。"

[10] 意之所存谓之志:意念不断积累形成的认识,称为志。存,积累。杨上善注:"志亦神之用也,所忆之意,有所专存,谓之志也。"

[11] 因志而存变谓之思:对形成的认识又反复思考的思维活动,称为思。存变,反复思量。

[12] 因思而远慕谓之虑:在反复思考的基础上,又多方论证与推理的思维过程称为虑。远慕,即深谋远虑。张介宾注:"深思远慕,必生忧疑,故曰虑。"

[13] 因虑而处物谓之智:在深思熟虑的基础上,对事物作出正确的判断和处理,称之智。张介宾注:"疑虑即生,而处得其善者,曰智。"李中梓注:"虑而后动,处事灵巧者,智也。"

[14] 节阴阳而调刚柔:调节阴阳刚柔。节,节制。杨上善注:"阴以致刚,阳以起柔,两者有节,则刚柔得矣。"

[15] 僻邪:即邪气。僻,邪也。僻邪,同义复词。

[16] 长生久视:此指寿命绵长,不易衰老。视,活也。

【分析】

本段论述了人体生命源于天地阴阳的交互作用,指出了人的认知思维形成的过程,强调了精神魂魄四者并存并用对人体生命的重要意义,指出了"凡刺之法,先必本于神"的重要观点。

1. 人体生命源于天地阴阳升降相因的交互作用。文中指出人体生命是秉承天地自然之气而生,天德下流,地气上升,阴阳升降相因,交互作用,始有人类生命。自然界存在着人类赖以生存的必备条件,即天之四时气候阳光雨露,地之五谷果蔬。人类生命是天地之气交互作用的产物,人与自然是有机的整体。

2. 人的认知思维过程。文中对人身之神的作用,人的认知思维过程的描述极为精致。由任物到处物的过程,包含了由感觉→知觉→记忆→比较→分析→综合→判断的由感性到理性、由刺激到反应、由认识事物到正确处理事物的意识思维过程。这些认识对临床诊治心理疾病,以及中医心理学研究与发展具有重要指导价值。

3. 精神魂魄,并存并用。人体生命源于父母之精,两精相合形成新生命时即产生神,所谓"形具而神生"。魂,指在神的支配下、随神往来的非本能性的较高级的精神意识思维活动,如人的情感、思维等;魂若离开神的支配,则出现幻觉、梦游等。魄,指与生俱来的本能的、较低级的精神意识活动,主要指人体本能的感觉和动作,如新生儿的啼哭、吸吮、非条件反射的四肢运动及触觉、痛觉、温觉、视觉等均属魄的范畴。张介宾对此有精辟阐述,指出:"精对神而言,则神为阳而精为阴,魄对魂而言,则魂为阳而魄为阴,故魂则随神往来,魄则并精出入。"四者并存并用,才能称之为形神俱备的健康生命体。

4. 凡刺之法,先必本于神。神是生命活动的主宰,也是脏腑精气的外现。神气盛衰、有神无神直接反映脏腑精气的盈亏。治疗方法取效与否,除了治疗措施正确外,更主要的也是取决于病人的神气盛衰。如果气血精神竭绝、神机衰败,那么再高超的治疗技术也将无能为力,故神气盛衰,直接决定疗效及预后。本句原文强调了神机在人体生命活动及诊治疾病中的重要作用。

5.《内经》"神"的涵义。神,是《内经》中重要命题之一。《内经》中论"神",涵义较广,归纳有三:一指自然界阴阳变化规律,如"阴阳不测谓之神",阴阳为"神明之府";二指人体生命活动之神机,即人体生命活动力,如"出入废则神机化灭""得神者昌,失神者亡""神转不回,回则不转""神不使"等;三指人的精神意识。精神意识思维活动总统于心而分属于五脏,如"心者,君主之官也,神明出焉""血舍魂""营舍意""脉舍神""气舍魄""精舍志"等,对研究"形神合一"的人体生命活动具有重要价值。

（二）

【原文】

是故怵惕[1]思虑者则伤神,神伤则恐惧流淫[2]而不止。因悲哀动中[3]者,竭絕而失生[4]。喜樂者,神憚散[5]而不藏。愁憂者,氣閉塞而不行。盛怒者,迷惑而不治。恐懼者,神蕩憚而不收。

心怵惕思慮則傷神,神傷則恐懼自失[6],破䐜脫肉[7],毛悴色夭[8],死於冬。脾愁憂而不解則傷意,意傷則悗亂[9],四支不舉,毛悴色夭,死於春。肝悲哀動中則傷魂,魂傷則狂忘不精,不精則不正[10]當人。陰縮而攣筋,兩脅骨不舉,毛悴色夭,死於秋。肺喜樂無極則傷魄,魄傷則狂,狂者意不存人[11],皮革焦,毛悴色夭,死於夏。腎盛怒而不止則傷志,志傷則喜忘其前言,腰脊不可以俛仰屈伸,毛悴色夭,死於季夏[12]。恐懼而不解則傷精,精傷則骨痠痿厥,精時自下。是故五藏主藏精者也,不可傷,傷則失守而陰虛,陰虛則無氣,無氣則死矣。是故用鍼者,察觀病人之態,以知精神魂魄之存亡得失之意,五者以傷,鍼不可以治之也。

【注释】

[1] 怵（chù）惕:恐惧、惊慌不安。《说文》:"怵,恐也。惕,惊也。"

[2] 流淫:指滑精。

[3] 动中:扰动内脏。

[4] 竭绝而失生:指五脏精气衰竭且危及生命。张介宾注:"悲则气消,悲哀太甚则胞络绝,故致失生。竭者绝之渐,绝则尽绝无余矣。"

[5] 神憚（dàn）散:指劳神致使神气耗散。憚,劳也。

[6] 自失:精神不能自控。

[7] 破䐜脱肉:形容肌肉极度消瘦。䐜,隆起的大肌肉块。

[8] 毛悴色夭:皮毛憔悴、色泽枯槁。

[9] 悗乱:指胸膈满闷烦乱。悗,同"闷"。

[10] 狂忘不精,不精则不正:即狂妄愚钝,言行举止失常。忘,《甲乙经》《脉经》《太素》均作"妄"。张介宾注:"肝藏魂,悲哀过甚则伤魂,魂伤则为狂为忘而不精明,精明失则邪妄不正。"

[11] 意不存人:精神失常,旁若无人。张介宾注:"意不存人者,傍若无人也。"

[12] 季夏:夏季的第三个月,即农历六月。

【分析】

本段论述了情志过激损伤五脏的症状表现及预后。

1. 情志过激损伤五脏的表现。文中指出五脏藏神,情志过激可耗伤五脏所藏之精气,进而损伤五脏。反之五脏受损，五脏精气不足则出现神志病变，久而久之还会累及形体，出现精气不能充养于体表形体的症状，最终导致神形俱伤。由此可知，情志过激损伤五脏的症状特点是神志异常变化和体表形体失养。一般情况下，神志变化在先，形体失养表现随后，即张志聪所谓"情志伤而及于形"。

2. 情志过激损伤五脏的预后。本段突出了情志在脏腑发病过程中的重要作用，文中指出如果症见精神魂魄消亡，说明五脏精气已经衰败，则病情危笃。提示了临床上对于情志疾病的诊治要形神并察，若五神已伤，精气衰败，形消骨立，病至危笃，则"针不可以治之也"。

（三）

【原文】

肝藏血，血舍魂[1]，肝氣虛則恐，實則怒。脾藏營，營舍意。脾氣虛則四支不用，五藏不安，實則腹脹，經溲不利[2]。心藏脈，脈舍神，心氣虛則悲，實則笑不休。肺藏氣，氣舍魄，肺氣虛則鼻塞不利，少氣，實則喘喝胷盈仰息。腎藏精，精舍志，腎氣虛則厥，實則脹，五藏不安。必審五藏之病形，以知其氣之虛實，謹而調之也。

【注释】

［1］血舍魂：倒装句，即魂舍于血。

［2］经溲不利：指二便不利。"经"，《甲乙经》《脉经》《千金要方》及《素问·调经论》王冰注引《针经》均作"泾"。杨上善注"经"为月经。王冰释"泾"为大便，"溲"为小便。临床上脾气壅实，可致二便及月经异常，故其义并存。

【分析】

本段论述了五脏藏精藏神及五脏虚实证候。

1. 五脏藏精藏神。人的精神意识思维活动总统于心，分属于五脏。文中指出了五脏各有所藏之精（血、营、脉、气、精），各有所舍之神（魂、意、神、魄、志），各有所主之虚实病证。正常情况下，五脏藏精舍神，精与神相互为用，密不可分。临床上，五脏病变伤及所藏之精气可致情志异常，反之情志过激损伤五脏精气亦能致使五脏功能失常。

因五脏主藏五神，故后世将其称为"五神脏"。其义有二：一是五神活动以五脏所藏之精为基础，二是五神状态是五脏精气盛衰的外现。故五神过用则伤五脏，五脏病变则五神异常，充分体现了中医学"形神合一"的整体医学观，也是中医藏象学说的重要内容之一。现代医学研究认为，原发性精神疾病大都由情志所伤而诱发，而继发性精神疾患多因内脏病变引发。

2. 五脏虚实证候。文中五脏虚实证候既有躯体症状，也有神志症状；神志的病证侧重心与肝，躯体病证侧重肺、脾、肾。文中强调了脾肾二脏的重要性，脾肾功能失常直接影响诸脏，出现"五藏不安"的各种表现，该理论对临床调治脏腑疾病有重要指导价值。如李东垣在《脾胃论》中指出："治脾可以安五藏。"本段五脏虚实证候可与《素问·调经论》有余不足之证相互参见。

网上更多……

👤 语译　　📝 习题与答案　　⚥ 医案举隅

靈樞·經脈第十（节选）

【篇解】

经脉，又称经络。经脉是人体运行气血、联络脏腑形体官窍、沟通上下内外的通道，是人体重要的组织系统。经络主要包括经脉和络脉，经脉为主干，络脉为分支。本篇主要论述了十二经脉和十五别络的名称、循行、所主病证、诊断及治则，故名曰"经脉"。经络是人体重要组成部分，经络理论是《内经》的重要内容。

（一）

【原文】

雷公問於黃帝曰：《禁脈》[1]之言，凡刺之理，經脈爲始，營其所行，制其度量[2]，内次五藏，外別六府，願盡聞其道。黃帝曰：人始生，先成精，精成而腦髓生，骨爲干，脈爲營，筋爲剛，肉爲墙[3]，皮膚堅而毛髮長，穀入於胃，脈道以通，血氣乃行。雷公曰：願卒聞經脈之始生。黃帝曰：經脈者，所以能決死生，處百病，調虛實，不可不通。

【注释】

[1]《禁脈》：脉，《类经》《集注》等均作"服"，形似而误。禁服，指《灵枢·禁服》篇。

[2]营其所行，制其度量：探索经脉循行路线，度量经脉长短。丹波元简注："营与制相对而言，疑非营运之义。营，度也，见《玉篇》。当以此释之。"

[3]骨为干，脉为营，筋为刚，肉为墙：指骨、脉、筋、肉的功能。骨骼能支撑人体，脉能营运气血以灌溉周身，筋能约束骨骼，使人刚劲有力，肉能保护内脏组织，如同墙垣。

【分析】

本段论述了人体经脉的生成及作用，指出了诊察经脉的重要性。原文首先提出了掌握经脉是医生诊治疾病的根本，继而阐述了经脉是人体生命活动重要的组成部分。文中指出了人体生命源于先天之精，赖后天水谷营养。人体经脉能运行气血，联络脏腑，沟通上下表里内外。人体疾病的证候常循经脉反映到体表，也常以经脉为传变途径。可见，经脉对于人体生命活动、疾病的诊断及治疗至关重要。正如原文所说："经脉者，所以能决死生，处百病，调虚实，不可不通。"明代李梴对此也颇有体会，指出："医者不明经络，犹人夜行无烛。"

（二）

【原文】

肺手太陰之脈，起[1]於中焦[2]，下絡[1]大腸，還[1]循[1]胃口，上[1]膈屬[1]肺，從肺系[3]橫[1]出腋下，下[1]循臑内[4]，行[1]少陰心主之前[5]，下肘中，循臂内上骨下廉[6]，入[1]寸口，上魚，循魚際，出[1]大指之端；其支[7]者，從腕後直出次指内廉，出其端。

是動則病肺脹滿膨膨而喘欬，缺盆中痛，甚則交兩手而瞀[8]，此爲臂厥。是主肺所生病者,欬,上氣喘渴[9],煩心胷滿,臑臂內前廉痛厥[10],掌中熱。氣盛有餘,則肩背痛風寒,汗出中風,小便數而欠。氣虛則肩背痛寒,少氣不足以息,溺色變。爲此諸病,盛則瀉之,虛則補之,熱則疾之,寒則留之,陷下則灸之,不盛不虛,以經取之[11]。盛者寸口大三倍於人迎,虛者則寸口反小於人迎也。

【注释】

[1] 起:经脉循行之始,称起,与下文的"络""还""循""属""横""行""上""下""出""入"均表示经络循行方式的动词;经脉绕行于其相表里的脏腑,称络;经脉循行去而复回,称还;沿着一定的走向循行,称循;经脉与本经脏腑相连,称属;经脉平行循行,称横;经脉循行于他经的周围,称行;自下而上循行,称上;自上而下循行,称下;由深部出浅部,称出;从外向里循行,称入。以下各经循行均仿此。

[2] 中焦:马莳注:"中焦者,即中脘也,在脐上四寸。"

[3] 肺系:指肺及其与其他脏腑组织相联系的脉络。系,连属之意,此处作名词用。

[4] 臑内:指上臂内侧。

[5] 少阴心主之前:少阴心主,指手厥阴心包经。手三阴经在上肢内侧的分布是手太阴在前,手厥阴在中,手少阴在后。故曰手太阴肺经行于手厥阴心包经之前。

[6] 上骨下廉:上骨,即桡骨;下廉,即下缘。

[7] 支:指正经分出的支脉。

[8] 交两手而瞀:形容喘咳剧烈时两手护胸,并伴有视物模糊。瞀,指视物模糊不清。

[9] 喘渴:气喘声粗,喝喝有声。张介宾注:"渴,当作喝,声粗急也。"

[10] 厥:《脉经》《千金要方》《十四经发挥》《普济方》均无此字。

[11] 以经取之:循本经取穴,不施补泻手法。

（三）

【原文】

大腸手陽明之脈,起於大指次指之端[1],循指上廉,出合谷兩骨之間,上入兩筋之中[2],循臂上廉,入肘外廉,上臑外前廉,上肩,出髃骨[3]之前廉,上出於柱骨之會上[4];下入缺盆絡肺,下膈屬大腸;其支者,從缺盆上頸,貫[5]頰,入下齒中,還出挾[6]口,交[7]人中,左之右,右之左,上挾鼻孔。

是動則病齒痛頸腫。是主津液所生病者[8],目黃口乾,鼽衄[9],喉痹,肩前臑痛,大指次指痛不用。氣有餘則當脈所過者熱腫,虛則寒慄不復。爲此諸病,盛則瀉之,虛則補之,熱則疾之,寒則留之,陷下則灸之,不盛不虛,以經取之。盛者人迎大三倍於寸口,虛者人迎反小於寸口也。

【注释】

[1] 大指次指之端:此指食指之尖端。

[2] 两筋之中:指阳溪穴。

[3] 髃(yú)骨:指肩胛骨与锁骨相连接处,即肩髃穴处。

[4] 柱骨之会上:柱骨,此指大椎穴。因诸阳经会于大椎,故称会上。

[5] 贯:指经脉从中间穿过。

[6]挟:指经脉并行于两旁。

[7]交:指经脉彼此交叉。

[8]是主津液所生病者:张介宾注:"大肠与肺为表里,肺主气而津液由于气化,故凡大肠之或泄或秘,皆津液所生病,而主在大肠也。"

[9]鼽衄:鼻塞称鼽,鼻出血称衄。

（四）

【原文】

胃足陽明之脈,起於鼻之交頞中[1],旁納太陽之脈[2],下循鼻外,入上齒中,還出挾口環[3]唇,下交承漿,卻[4]循頤[5]後下廉,出大迎,循頰車,上耳前,過[6]客主人[7],循髮際,至額顱;其支者,從大迎前下人迎,循喉嚨,入缺盆,下膈屬胃絡脾;其直[8]者,從缺盆下乳內廉,下挾臍,入氣街中;其支者,起於胃口,下循腹裏,下至氣街中而合[9],以下髀關,抵[10]伏兔,下膝臏中,下循脛外廉,下足跗,入中指內間;其支者,下廉三寸而別,下入中指外間;其支者,別[11]跗上,入大指間,出其端。

是動則病洒洒振寒,善呻數欠,顏黑,病至則惡人與火,聞木聲則惕然而驚,心欲動,獨閉戶塞牖而處,甚則欲上高而歌,棄衣而走,賁響腹脹,是為骭厥[12]。是主血所生病者[13],狂瘧溫淫[14],汗出,鼽衄,口喎[15],唇胗[16],頸腫喉痹,大腹水腫,膝臏腫痛,循膺、乳、氣街、股、伏兔、骭外廉、足跗上皆痛,中指不用。氣盛則身以前皆熱,其有餘於胃,則消穀善飢,溺色黃。氣不足則身以前皆寒慄,胃中寒則脹滿。為此諸病,盛則寫之,虛則補之,熱則疾之,寒則留之,陷下則灸之,不盛不虛,以經取之。盛者人迎大三倍於寸口,虛者人迎反小於寸口也。

【注释】

[1]頞中:指鼻梁的凹陷处。頞,鼻梁。

[2]旁納太阳之脉:张介宾注:"足太阳起于目内眦,睛明穴与頞相近,阳明由此下行。"纳,缠束的意思。

[3]环:指经脉环绕于某部四周。

[4]却:指经脉进而又退回。

[5]颐:口角后,腮的下方。

[6]过:指经脉通过支节的旁边。

[7]客主人:上关穴的别名,位于面部颧弓上缘微上方,距耳郭前缘一寸凹陷处,属足少阳胆经。

[8]直:指经脉直行。

[9]合:指两支相并。

[10]抵:指经脉到达某处。

[11]别:指另行的分支。

[12]骭厥:指循行于足胫部的胃经气血逆乱。骭,指胫骨。

[13]是主血所生病者:张介宾注:"中焦受谷,变化而赤为血,故阳明多气多血之经,而主血所生病者。"

[14] 温淫：指温热之淫邪。

[15] 口喎：指口角歪斜。

[16] 唇胗：指生于口唇部的疱疹。胗，同"疹"。

（五）

【原文】

脾足太陰之脈，起於大指之端，循指內側白肉際[1]，過核骨[2]後，上內踝前廉，上端內，循脛骨後，交出厥陰之前，上膝股內前廉，入腹屬脾絡胃，上膈，挾咽，連舌本，散舌下；其支者，復從胃，別上膈，注心中。

是動則病舌本強，食則嘔，胃脘痛，腹脹善噫，得後與氣[3]則快然如衰，身體皆重。是主脾所生病者，舌本痛，體不能動搖，食不下，煩心，心下急痛，溏、瘕、泄、水閉、黃疸[4]，不能臥，強立股膝內腫厥，足大指不用。為此諸病，盛則瀉之，虛則補之，熱則疾之，寒則留之，陷下則灸之，不盛不虛，以經取之。盛者寸口大三倍於人迎，虛者寸口反小於人迎也。

【注释】

[1] 白肉际：又称赤白肉际，手足两侧阴阳面之交界处。

[2] 核骨：足大趾本节后，内侧突起的形如果核的圆骨。

[3] 得后与气：李中梓注："后，大便也；气，转矢气也。"

[4] 溏、瘕、泄、水闭、黄疸：张介宾注："脾寒则为溏泻，脾滞则为瘕瘕。脾病不能制水，则为泄、为水闭、黄疸、不能卧。"

（六）

【原文】

心手少陰之脈，起於心中，出屬心系[1]，下膈絡小腸；其支者，從心系上挾咽，系目系[2]；其直者，復從心系卻上肺，下出腋下，下循臑內後廉，行太陰、心主[3]之後，下肘內，循臂內後廉，抵掌後銳骨[4]之端，入掌內後廉，循小指之內，出其端。

是動則病嗌乾心痛，渴而欲飲，是為臂厥。是主心所生病者，目黃脅痛，臑臂內後廉痛厥，掌中熱痛。為此諸病，盛則瀉之，虛則補之，熱則疾之，寒則留之，陷下則灸之，不盛不虛，以經取之。盛者寸口大再倍於人迎，虛者寸口反小於人迎也。

【注释】

[1] 心系：指心及其与其他脏腑组织相联系的脉络。马莳注："心系有二：一则上与肺相通，而入肺大叶间；一则由肺叶而下，曲折向后，并脊里细络相连，贯脊髓，与肾相通，正当七节之间，盖五脏系皆通于心，而心通于五脏系也。"张介宾注："心当五椎之下，其系有五：上系连肺，肺下系心，心下三系，连脾、肝、肾，故心通五脏之气而为之主也。"

[2] 目系：又名眼系、目本。指目及其内连于脑的脉络。

[3] 太阴、心主：指手太阴肺经和手厥阴心包经。

[4] 锐骨：指掌后小指侧的高骨。

（七）

【原文】

小腸手太陽之脈,起於小指之端,循手外側上腕,出踝[1]中,直上循臂骨下廉,出肘内側兩筋之間[2],上循臑外後廉,出肩解[3],繞肩胛,交肩上,入缺盆,絡心,循咽下膈,抵胃屬小腸;其支者,從缺盆循頸上頰,至目銳眥,卻入耳中;其支者,別頰上䪼[4]抵鼻,至目内眥,斜絡於顴。

是動則病嗌痛頷[5]腫,不可以顧,肩似拔,臑似折。是主液所生病者[6],耳聾目黃頰腫,頸頷肩臑肘臂外後廉痛。爲此諸病,盛則瀉之,虛則補之,熱則疾之,寒則留之,陷下則灸之,不盛不虛,以經取之。盛者人迎大再倍於寸口,虛者人迎反小於寸口也。

【注释】

[1] 踝:此指手腕小指侧的高骨。杨上善注:"手之臂骨之端,内侧高骨,亦名为踝也。"

[2] 两筋之间:指肘后内侧小海穴处。两筋,据《针灸甲乙经》《太素》作"两骨"。

[3] 肩解:即肩与臂两骨相接处。杨上善注:"肩臂二骨相接之处,名为肩解。"

[4] 䪼:眼眶的下方及颧骨内连及上牙床的部位。

[5] 頷:指腮下。俗称下巴。

[6] 是主液所生病者:张介宾注:"小肠主泌别清浊,病则水谷不分而流衍无制,是主液所生病也。"

（八）

【原文】

膀胱足太陽之脈,起於目内眥,上額交巔[1];其支者,從巔至耳上角;其直者,從巔入絡腦,還出別下項,循肩髆[2]内,挾脊抵腰中,入循膂[3],絡腎屬膀胱;其支者,從腰中下挾脊,貫臀,入膕中;其支者,從髆内左右,別下貫胛,挾脊内,過髀樞[4],循髀外從後廉下合膕中,以下貫踹内,出外踝之後,循京骨[5],至小指外側。

是動則病衝頭痛,目似脱,項如拔,脊痛,腰似折,髀不可以曲,膕如結,踹如裂,是爲踝厥[6]。是主筋所生病者[7],痔、瘧、狂、癲疾、頭顖項痛,目黃、淚出,鼽衄,項、背、腰、尻、膕、踹、腳皆痛,小指不用。爲此諸病,盛則瀉之,虛則補之,熱則疾之,寒則留之,陷下則灸之,不盛不虛,以經取之。盛者人迎大再倍於寸口,虛者人迎反小於寸口也。

【注释】

[1] 巔:指头顶正中,当百会穴处。

[2] 肩髆:此指肩胛。

[3] 膂:张介宾注:"夹脊两旁之肉曰膂。"

[4] 髀枢:股骨上端的关节部位,相当于环跳穴处。

[5] 京骨:足外侧小趾本节后突出的半圆骨。

[6] 踝厥:病证名。足太阳经气上逆所致的以膕如结,踹如裂为主症的病证。

[7] 是主筋所生病者:张志聪注:"太阳之气,生于膀胱水中,而为诸阳主气。阳气者,柔者养筋,故是主筋所生之病。"

（九）

【原文】

　　肾足少阴之脉,起於小指之下,邪走足心[1],出於然谷[2]之下,循内踝之後,别入跟中,以上腨内,出膕内廉,上股内後廉,贯脊属肾络膀胱;其直者,從肾上贯肝膈,入肺中,循喉嚨,挟舌本;其支者,從肺出络心,注胷中。

　　是動则病飢不欲食,面如漆柴,欬唾则有血,喝喝[3]而喘,坐而欲起,目𥄮[4]如無所見,心如懸若飢状,氣不足则善恐,心惕惕如人將捕之,是爲骨厥[5]。是主肾所生病者,口熱舌乾,咽腫上氣,嗌乾及痛,煩心心痛,黄疸肠澼,脊股内後廉痛,痿厥嗜臥,足下熱而痛。爲此諸病,盛则瀉之,虚则補之,熱则疾之,寒则留之,陷下则灸之,不盛不虚,以經取之。灸则强食生肉,緩帶披髮,大杖重履而步。盛者寸口大再倍於人迎,虚者寸口反小於人迎也。

【注释】

　　[1]邪走足心:指本经由足小趾之下斜行至足心的涌泉穴。邪,同"斜"。

　　[2]然谷:足少阴肾经的穴位名,别名龙渊,位于内踝前大骨陷下中。

　　[3]喝喝:形容气喘声粗,喝喝有声。

　　[4]目𥄮𥄮:此指视物不清。

　　[5]骨厥:病名。肾主骨,因足少阴肾经经脉之气上逆所导致的善恐、心怵惕的病症。

（十）

【原文】

　　心主手厥阴心包络之脉,起於胷中,出属心包络,下膈,歷络三膲[1];其支者,循胷出脅,下腋三寸,上抵腋,下循臑内,行太阴、少阴之間,入肘中,下臂行兩筋之間,入掌中,循中指出其端;其支者,别掌中,循小指次指[2]出其端。

　　是動则病手心熱,臂肘攣急,腋腫,甚则胷脅支满,心中憺憺大動[3],面赤目黄,喜笑不休。是主脉所生病者[4],煩心心痛,掌中熱。爲此諸病,盛则瀉之,虚则補之,熱则疾之,寒则留之,陷下则灸之,不盛不虚,以經取之。盛者寸口大一倍於人迎,虚者寸口反小於人迎也。

【注释】

　　[1]歷络三膲:指依次联络上、中、下三焦。膲与"焦"通用。

　　[2]小指次指:从小指数起的第二指,即无名指。

　　[3]心中憺憺大动:指心悸不宁。憺憺,张介宾注:"动而不宁貌。"

　　[4]是主脉所生病者:张志聪注:"心主血而包络代君行令,故主脉,是主脉之包络所生病者。"

（十一）

【原文】

　　三焦手少阳之脉,起於小指次指之端,上出兩指之間,循手表腕[1],出臂外兩骨之間，上貫肘，循臑外上肩，而交出足少陽之後，入缺盆，布膻中，散落心包，下膈，循屬三焦；其支者，從膻中上出缺盆，上項，系耳後直上，出耳上角，以屈下頰至䪼；其支者，從耳後入耳中，出走耳前，過客主人前，交頰，至目銳眥。

是動則病耳聾，渾渾焞焞[2]，嗌腫喉痹。是主氣所生病者，汗出，目銳眥痛，頰痛，耳後肩臑肘臂外皆痛，小指次指不用。爲此諸病，盛則瀉之，虛則補之，熱則疾之，寒則留之，陷下則灸之，不盛不虛，以經取之。盛者人迎大一倍於寸口，虛者人迎反小於寸口也。

【注釋】

［1］手表腕：指手背。腕，《素问·缪刺论》王注引及《太素》均无。

［2］渾渾焞焞(tūn)：指听力减弱。杨上善注："渾渾焞焞，耳聋声也。"马蒔注："及其动穴验病，则为耳聋，浑浑然，焞焞然，甚觉不聪也。"

（十二）

【原文】

膽足少陽之脈，起於目銳眥，上抵頭角[1]，下耳後，循頸行手少陽之前，至肩上，卻交出手少陽之後，入缺盆；其支者，從耳後入耳中，出走耳前，至目銳眥後；其支者，別銳眥，下大迎，合於手少陽，抵於䪼，下加頰車，下頸合缺盆以下胸中，貫膈絡肝屬膽，循脅裏，出氣街，繞毛際[2]，橫入髀厭[3]中；其直者，從缺盆下腋，循胸過季脅[4]，下合髀厭中，以下循髀陽[5]，出膝外廉，下外輔骨[6]之前，直下抵絕骨[7]之端，下出外踝之前，循足跗上，入小指次指之間；其支者，別跗上，入大指之間，循大指歧骨[8]內，出其端，還貫爪甲，出三毛[9]。

是動則病口苦，善太息，心脅痛，不能轉側，甚則面微有塵，體無膏澤，足外反熱，是爲陽厥。是主骨所生病者[10]，頭痛頷痛，目銳眥痛，缺盆中腫痛，腋下腫，馬刀俠癭[11]，汗出振寒，瘧，胸脅肋髀膝外至脛絕骨外踝前及諸節皆痛，小指次指不用。爲此諸病，盛則瀉之，虛則補之，熱則疾之，寒則留之，陷下則灸之，不盛不虛，以經取之。盛者人迎大一倍於寸口，虛者人迎反小於寸口也。

【注釋】

［1］头角：指额角。

［2］毛际：指耻骨部的阴毛处。

［3］髀厌：即髀枢。

［4］季脅。

［5］髀阳：指大腿的外侧。

［6］外辅骨：即腓骨。

［7］绝骨：指外踝直上三寸许腓骨的凹陷处。

［8］大指歧骨：指足大趾与次趾之间的骨缝。歧骨，骨骼连成角之处。

［9］三毛：亦称丛毛、聚毛。此指足大趾爪甲后二节间背面有汗毛的部位。

［10］是主骨所生病者：李中梓注："胆而主骨病者，乙癸同源也。"

［11］马刀侠瘿：即瘰疬。生于腋下，质坚硬，长形似马刀，故称马刀。生于颈部两侧，形如

贯珠,故称侠瘿。两者常相关联,故常并称。马莳注:"为马刀侠瘿,皆颈项腋胁所生疮名。"

(十三)

【原文】

肝足厥陰之脈,起於大指叢毛之際,上循足跗上廉,去內踝一寸,上踝八寸,交出太陰之後,上膕內廉,循股陰入毛中,過陰器,抵小腹,挾胃屬肝絡膽,上貫膈,布脅肋,循喉嚨之後,上入頏顙[1],連目系,上出額,與督脈會於巔;其支者,從目系下頰裏,環唇內;其支者,復從肝別貫膈,上注肺。

是動則病腰痛不可以俛仰,丈夫㿉疝[2],婦人少腹腫,甚則嗌乾,面塵脫色。是肝所生病者,胸滿嘔逆飧泄,狐疝[3]遺溺閉癃[4]。為此諸病,盛則瀉之,虛則補之,熱則疾之,寒則留之,陷下則灸之,不盛不虛,以經取之。盛者寸口大一倍於人迎,虛者寸口反小於人迎也。

【注释】

[1] 頏顙:指咽后壁上方的后鼻道。

[2] 㿉(kuì)疝:病名,寒邪侵犯肝肾经脉,瘀血内停而致的少腹拘急疼痛,牵引睾丸,或下腹坠胀有包块一类的病证。

[3] 狐疝:病名,即腹股沟疝。俗称小肠疝气。肝失疏泄所致。疝气在阴囊少腹间,平卧则回,站立则现,如狐之出没无常。

[4] 闭癃:病证名。指排尿困难,淋漓不畅,甚则闭塞不通的病证。

【分析】

(二)至(十三)段论述了十二经脉的循行,经脉主病,并提出了十二经脉病证的针刺原则。

1. 十二经脉的循行及经脉主病。十二经脉循行各有主干及分支,主干称十二正经。

十二经脉走向规律。手之三阴,从脏走手;手之三阳,从手走头;足之三阳,从头走足;足之三阴,从足走腹。

十二经脉交接规律。十二经脉相互表里的阴经与阳经在四肢部交接,如手太阴肺经与手阳明大肠经在手食指端交接等;同名的手足阳经在头面部相交接,如手阳明大肠经和足阳明胃经在鼻旁交接等;手足阴经在胸部交接,如足太阴脾经和手少阴心经交接于心中等。

十二经脉流注次序。手太阴肺经→手阳明大肠经→足阳明胃经→足太阴脾经→手少阴心经→手太阳小肠经→足太阳膀胱经→足少阴肾经→手厥阴心包经→手少阳三焦经→足少阳胆经→足厥阴肝经→复会于手太阴肺经。十二经脉循行如此之序,周而复始,如环无端。

十二经脉体表分布规律。手三阳经行于头面部,手足三阴经行于胸腹,手足三阳经行于腰背,阴经行于四肢内侧,阳经行于四肢外侧。

三阴三阳六经分布规律。三阴三阳六经在四肢的分布规律是太阴、阳明在前缘,少阴、太阳在后缘,厥阴、少阳在中线。下肢内侧的分布是:内踝上八寸以下,厥阴在前,太阴在中,少阴在后;内踝八寸以上,太阴在前,厥阴在中,少阴在后。下肢外侧的分布是:阳明在前,少阳在中,太阳在后。

十二经脉主病,原文用"是动病"和"所生病"来表述。关于"是动病"和"所生病"历代医家注释不一。各注见仁见智,各有其理。据本篇经文本义来看,"是动病",当指经气变动所产生的疾病；"所生病"，当指各经所属脏腑及相关脏腑病候。

2. 十二经脉病证针刺治疗原则。文中指出十二经脉针刺治疗原则是：盛则泻之，虚则补之，热则疾之，寒则留之，陷下则灸之，不盛不虚以经取之。这一针刺原则体现了补虚泻实调理经脉的治疗思想。

（十四）

【原文】

經脈十二者，伏行分肉之間，深而不見；其常見者，足太陰過於外踝[1]之上，無所隱故也。諸脈之浮而常見者，皆絡脈也。六經絡手陽明少陽之大絡[2]，起於五指間，上合肘中。飲酒者，衛氣先行皮膚，先充絡脈，絡脈先盛，故衛氣已平，營氣乃滿，而經脈大盛。脈之卒然動[3]者，皆邪氣居之，留於本末；不動則熱，不堅則陷且空[4]，不與衆同，是以知其何脈之動也。

雷公曰：何以知經脈之與絡脈異也？黃帝曰：經脈者常不可見也，其虛實也以氣口知之，脈之見者，皆絡脈也。雷公曰：細子無以明其然也。黃帝曰：諸絡脈皆不能經大節[5]之間，必行絕道[6]而出入，復合於皮中，其會皆見於外。故諸刺絡脈者，必刺其結上[7]，甚血者雖無結，急取之以瀉其邪而出其血，留之發爲痹也。

【注释】

[1] 外踝：杨上善《太素》作"内踝"。阴脉行于内，足太阴为阴脉，故行于内踝之上。

[2] 六经络手阳明少阳之大络：张介宾注："此举手络之最大者，以明视络之法也。手足各有六经，而手六经之络，则惟阳明，少阳之络为最大。"

[3] 动：指经脉异常变动。

[4] 不动则热，不坚则陷且空：经脉没有异常变动，邪尚在表，故见发热；若经脉不坚实而空，有空虚之感，说明邪陷经脉。

[5] 大节：张介宾注："大节，大关节。"

[6] 绝道：指非经脉所过之处，即络脉网络周身而达于经脉所不到之处。马莳注："络脉皆不能经历于大节之间，一如经脉之行也，必行于阻绝之道而出入之。"杨上善注："诸络脉皆不能经大节之间，必行绝而道出入复合于皮中。"

[7] 结上：指络脉上血液聚结之处。张介宾注："此以血之所聚，其结粗突倍常，是为结上。"结，聚也。

（十五）

【原文】

凡診絡脈，脈色青則寒且痛，赤則有熱。胃中寒，手魚之絡多青矣；胃中有熱，魚際絡赤；其暴黑者，留久痹也；其有赤有黑有青者，寒熱氣也；其青短者，少氣也。凡刺寒熱者皆多血絡[1]，必間日而一取之，血盡而止，乃調其虛實，其小而短者少氣，甚者寫之則悶，悶甚則仆，不得言，悶則急坐之也。

【注释】

[1] 多血络：指治寒热病，多浅刺血络，是治寒热的一种方法。

【分析】

本段论述了通过手鱼际络脉诊病的方法,并提出了络脉刺法禁忌。

1. 诊络脉和刺络脉的方法。诊察手鱼际络脉的颜色,不仅可作为诊断寒热、痹阻的体征,而且还可以诊断胃气的盛衰。明代医家张介宾认为:"诊络脉之色可以察病,而手鱼际之络尤为显浅易见也。寒则气血凝涩,凝涩则青黑,故青则寒且痛。热则气血淖泽,淖泽则黄赤,故赤则有热。手鱼者,大指本节间之丰肉也,鱼际虽手太阴之部,而胃气至于手太阴,故可以候胃气。五色之病,惟黑为甚,其暴黑者,以痹之留久而致也。其赤黑青色不常者,寒热气之往来也。其青而短者,青为阴胜,短为阳不足,故为少气也。"

2. 络脉刺法禁忌。文中提示针刺元气虚弱之人可能会出现虚脱或晕针现象,刺络放血之法对于虚弱之人要慎用,以免犯虚虚之戒。对于已经发生晕针者,应扶起而急救之。络脉刺法禁忌,在临床针刺时应予以重视。

(十六)

【原文】

手太陰之別[1],名曰列缺[2],起於腕上分間,并太陰之經直入掌中,散入於魚際。其病實則手銳掌熱,虛則欠㰦[3],小便遺數,取之去腕半寸,別走陽明也。

手少陰之別,名曰通里,去腕一寸半,別而上行,循經入於心中,繫舌本,屬目系。其實則支膈,虛則不能言。取之掌後一寸,別走太陽也。

手心主之別,名曰內關,去腕二寸,出於兩筋之間,循經以上繫於心包、心系。實則心痛,虛則爲頭強[4],取之兩筋間也。

手太陽之別,名曰支正,上腕五寸,內注少陰;其別者,上走肘,絡肩髃。實則節弛肘廢;虛則生肬[5],小者如指痂疥,取之所別也。

手陽明之別,名曰偏歷,去腕三寸,別入太陰;其別者,上循臂,乘[6]肩髃,上曲頰[7]偏齒[8];其別者,入耳合於宗脈[9]。實則齲聾,虛則齒寒痹隔[10],取之所別也。

手少陽之別,名曰外關,去腕二寸,外繞臂,注胷中,合心主。病實則肘攣,虛則不收,取之所別也。

足太陽之別,名曰飛揚,去踝七寸,別走少陰。實則鼽窒[11]頭背痛,虛則鼽衄,取之所別也。

足少陽之別,名曰光明,去踝五寸,別走厥陰,下絡足跗。實則厥,虛則痿躄,坐不能起,取之所別也。

足陽明之別,名曰豐隆,去踝八寸,別走太陰;其別者,循脛骨外廉,上絡頭項,合諸經之氣[12],下絡喉嗌。其病氣逆則喉痹瘁瘖[13]。實則狂巔,虛則足不收,脛枯,取之所別也。

足太陰之別,名曰公孫,去本節之後一寸,別走陽明;其別者,入絡腸胃,厥氣上逆則霍亂[14]。實則腸中切痛[15],虛則鼓脹,取之所別也。

足少陰之別,名曰大鍾,當踝後繞跟,別走太陽;其別者,并經上走於心包,下外貫腰脊。其病氣逆則煩悶。實則閉癃,虛則腰痛,取之所別者也。

足厥陰之別,名曰蠡溝,去內踝五寸,別走少陽;其別者,徑脛上睾,結於莖。其病气逆则睾肿卒疝。实则挺长[16]，虚则暴痒，取之所别也。

任脉之别，名曰尾翳，下鸠尾，散於腹。实则腹皮痛，虚则痒搔，取之所别也。

督脉之别，名曰长强，挟脊上项，散头上，下当肩胛左右，别走太阳，入贯膂。实则脊强，虚则头重，高摇之，挟脊之有过者[17]，取之所别也。

脾之大络，名曰大包，出渊腋[18]下三寸，布胸胁。实则身尽痛，虚则百节尽皆纵。此脉若罗络之血[19]者，皆取之脾之大络脉也。

凡此十五络者，实则必见，虚则必下，视之不见，求之上下，人经不同，络脉异所别也。

【注释】

［1］别：又称别络。指由经脉别出的络脉。马莳注：“夫不曰络而曰别者，以此穴由本经而别走邻经也。”

［2］列缺：指手太阴经别出络脉起点处的俞穴名。属手太阴肺经，位于桡骨茎突上方，距腕横纹一寸半处。

［3］欠㰦（qū）：欠，呵欠；㰦，同呿，张口貌。

［4］头强：《甲乙经》《脉经》《千金》均作“烦心”。

［5］胅：指皮上赘肉。胅，通“疣”。

［6］乘：上行之意。

［7］曲颊：又名曲牙，相当于下颌骨角。

［8］偏齿：指偏络于齿根。

［9］宗脉：杨上善注：“宗，总也。耳中有手太阳、手少阳、足少阳、足阳明络四脉总合之处，故曰宗脉。”张介宾注：“宗脉者，脉聚于耳目之间者也。”

［10］痹隔：指膈间闭塞不畅。隔，通“膈”。

［11］䏶窒：指鼻塞不通。

［12］合诸经之气：张志聪注：“十五大络之气血，皆本于胃府水谷之所生，是以阳明之络，与诸经之气相合。”

［13］瘁瘖：《太素》作“卒瘖”。指突然失音，不能言语。瘖，“喑”之异体字。

［14］霍乱：病名，发作时上吐下泻，挥霍缭乱，故名。

［15］切痛：指疼痛剧烈，势如刀割。

［16］挺长：指阴茎挺直长大。

［17］高摇之，挟脊之有过者：皇甫谧《甲乙经》卷二第一下校曰：“《九墟》无‘高摇之’以下九字。”

［18］渊腋：经穴名，属足少阳胆经。位于腋下三寸处。

［19］罗络之血：张介宾注：“罗络之血者，言此大络包罗诸络之血。”

【分析】

本段论述了十五别络的名称、起点、循行及虚实证候。别络是从经脉中分出来的支脉，它是络脉系统中重要组成部分，亦是络脉的主干。

别络有十五条，称十五别络。十五别络由十二经各有一络，任督二脉各有一络，以及脾之大络组成。十五别络是阴阳经脉表里联系的枢纽。十五别络的经穴，具有调节阴阳经脉之气的作用，对于本经的实证、虚证具有调治作用。

网上更多……

语译　　 习题与答案　　 医案举隅

靈樞·脈度第十七（节选）

【篇解】

脉，经脉；度，度量、衡量之意。脉度，即计算经脉的长度。因本篇重点讨论人体二十八脉的长度，故名曰"脉度"。正如马莳所说："此言脉有度数，故名篇。"全篇计算了人体经脉的长度，阐述了"五藏常内阅于上七窍"的道理，讨论了关格证候的机制，说明了男子以阳跷为经、女子以阴跷为经的道理。本篇对于研究经脉理论及其临床运用具有重要意义。

（一）

【原文】

五藏常内閱於上七竅[1]也，故肺氣通於鼻，肺和則鼻能知臭香矣；心氣通於舌，心和則舌能知五味矣；肝氣通於目，肝和則目能辨五色矣；脾氣通於口，脾和則口能知五穀矣；腎氣通於耳，腎和則耳能聞五音矣。五藏不和則七竅不通，六府不合則留爲癰[2]。

【注释】

［1］五藏常内阅于上七窍：五脏所藏的精气通过经脉上奉显现于颜面诸窍。

［2］六腑不和则留为痈：指六腑不和，阳热之气壅滞则发为痈疡。张介宾注："六府属阳主表，故其不利，则肌腠留为痈疡。"

【分析】

本段阐述了五脏与七窍的关系。五脏与七窍在功能上关系密切，五脏精气通过经脉上奉于颜面七窍，使七窍发挥正常功能。五脏与七窍在发病方面相互影响，五脏不和，则七窍不通，如肺气失宣，则鼻塞不利等，说明五脏功能失调在七窍上能够反映出来。因此，在临床上，调治五脏可以治疗七窍疾病。如鼻塞不利，嗅觉障碍，治宜宣肺利窍；舌赤红肿生疮，治宜清心泻火等。该理论是五脏主五官的主要理论依据之一。五脏与七窍的密切关系具有临床意义。

（二）

【原文】

黃帝曰：蹻脈[1]安起安止？何氣榮水[2]？岐伯答曰：蹻脈者，少陰之別，起於然骨之後，上内踝之上，直上循陰股入陰，上循胷裹入缺盆，上出人迎之前，入頄，屬目内眥，合於太陽、陽蹻而上行，氣并相還[3]，則爲濡目，氣不榮則目不合。黃帝曰：氣獨行五藏，不榮六府，何也？岐伯答曰：氣之不得無行也，如水之流，如日月之行不休，故陰脈榮其藏，陽脈榮其府，如環之無端，莫知其紀，終而復始，其流溢之氣，内溉藏府，外濡腠理。黃帝曰：蹻脈有陰陽，何脈當其數[4]？岐伯答曰：男子數其陽，女子數其陰，當數者爲經，其不當數者爲絡也。

【注释】

[1] 跷脉:从下文循行可知,此跷脉指阴跷脉。

[2] 何气荣水:问跷脉是借何经之气而营运的。水,《甲乙经》作"也"。

[3] 气并相还:张志聪注:"阴跷阳跷之气相并,经脉外内之气交相往还,则为濡目;如气不荣,则目不阖,谓流溢于脉外之气不荣于目也。"

[4] 何脉当其数:数,指全身经脉长十六丈二尺的总数。男子是阳跷计算在总数之内,女子是阴跷计算在总数之内,称为当其数。当其数的,称为经;不当其数的,称为络;络是不能计算在经脉长度的总数之内的。

【分析】

本段指出了阴跷脉的循行及作用。跷脉分阴阳。阴跷脉起于内踝,沿下肢内侧后方上行,经前阴,沿胸腹上行至缺盆,出喉结旁,上行至目内眦,与阳跷会合。在统计人身经脉总长十六丈二尺时,男子是将阳跷脉计算在内,女子是将阴跷脉计算在内的。

跷脉的作用有三:一是沟通平衡一身阴阳之气,阳跷脉主一身左右之阳,阴跷脉主一身左右之阴。二是司眼目之开阖。三是主司下肢运动。

在《内经》中有多篇论及跷脉,如《素问·缪刺论》《灵枢·寒热病》《灵枢·邪客》《灵枢·大惑论》等均有阐述,可多篇相互参见。

文中没有阳跷脉循行,现据《奇经八脉考》列下,以便参考。

"阳跷者,足太阳之别脉,其脉起于跟中,出于外踝,下足太阳申脉穴,当踝后远跟,以仆参为本,上外踝三寸以附阳为郄,直上循股外廉,循肋后胛,上会手太阳,阳维于臑俞,上行肩髃外廉会于手阳明于巨骨,会手阳明少阳于肩髃,上人迎,夹口吻,会手足阳明任脉于地仓,同足阳明上而行居窌,复会任脉于承泣,至目内眦与手足太阳、足阳明、阴跷五脉会于睛明穴,从睛明上行入发际下耳后,入风池而终,凡二十二穴。"(文渊阁《四库全书·子部·奇经八脉考》)

网上更多……

👤≣ 语译　　　📝 习题与答案　　　⚥ 医案举隅

靈樞·營衛生會第十八

【篇解】

营卫,营气和卫气。生会,生成与会合。本篇主要论述了营卫二气的生成、运行及会合,故名曰"营卫生会"。篇中论述了营卫二气的生成、营卫循行会合的昼夜节律、营卫与睡眠的关系及三焦的功能,以及"血之与气,异名同类"的道理,提出了"夺血者无汗,夺汗着无血"的重要观点。本篇是《内经》论营卫专篇,营卫昼夜循行节律是人体生命活动节律之一,对深入研究人体生命节律,指导临床防治疾病具有重要意义。

(一)

【原文】

黄帝問於岐伯曰:人焉受氣? 陰陽焉會? 何氣爲營? 何氣爲衛? 營安從生? 衛於焉會? 老壯不同氣,陰陽異位[1],願聞其會。岐伯答曰:人受氣於穀,穀入於胃,以傳與肺,五藏六府,皆以受氣,其清者爲營,濁者爲衛[2],營在脈中,衛在脈外,營週不休,五十而復大會[3]。陰陽相貫,如環無端。衛氣行於陰二十五度,行於陽二十五度[4],分爲晝夜,故氣至陽而起,至陰而止[5]。故日日中而陽隴爲重陽,夜半而陰隴爲重陰。故太陰主內,太陽主外[6],各行二十五度分爲晝夜。夜半爲陰隴,夜半後而爲陰衰,平旦陰盡而陽受氣矣。日中爲陽隴,日西而陽衰,日入陽盡而陰受氣矣。夜半而大會,萬民皆臥,命曰合陰[7]。平旦陰盡而陽受氣,如是無已,與天地同紀[8]。

【注释】

[1] 阴阳异位:阴阳,此指营、卫二气。营行脉中,卫行脉外,营气与卫气运行的路径不同,故称异位。张志聪注:"营卫各走其道,故曰阴阳异位。"

[2] 清者为营,浊者为卫:清、浊,此指气的性能而言。水谷精微中之清气清纯柔和,其性柔顺,故为营。水谷精微中之悍气慓悍滑利,其性刚悍,故为卫。唐宗海《中西汇通医经精义》云:"清浊以刚柔言,阴气柔和为清,阳气刚悍为浊。"

[3] 五十而复大会:指营卫二气在一昼夜各自运行五十周次后,于夜半子时会合一次。张介宾注:"营气之行,周流不休,凡一昼一夜五十周于身而复为大会。"

[4] 卫气行于阴二十五度,行于阳二十五度:卫气夜行于阴分二十五周,昼行于阳分二十五周,一昼夜运行于身五十周次。度,周次。

[5] 气至阳而起,至阴而止:起、止,此指寤与寐。卫气行至阳分体表则人寤,行至阴分体内则人寐。张志聪注:"气至阳则卧起而目张,至阴则休止而目瞑。"

[6] 太阴主内,太阳主外:手太阴主营气循行,足太阳主卫气循行。营气循行始于手太阴而复会于手太阴,卫气循行始于足太阳而复会于足太阳。张介宾注:"太阴,手太阴也。太阳,足太阳也。内,言营气。外,言卫气。营气始于手太阴,而复会于太阴,故太阴主内。卫气始于足太阳,

而复会于太阳,故太阳主外。"

[7]合阴:夜半子时为阴气最盛之时,营卫二气俱行于阴而大会于手太阴肺经,故曰合阴。张介宾注:"营卫之行,表里异度,故尝不相值,惟于夜半子时,阴气已极,阳气将生,营气在阴,卫气亦在阴,故万民皆瞑而卧,命曰合阴,营卫皆归与藏,而会于天一也。"

[8]与天地同纪:营卫之气运行规律与天地昼夜阴阳消长规律同步。纪,法则、规律。

【分析】

本段论述了营卫二气的生成、循行与会合。

1. 营卫二气的生成。原文指出:"人受气于谷,谷入于胃,以传与肺,五脏六府皆以受气。"即营卫二气均化生于水谷精微。原文又指出:"其清者为营,浊者为卫。"说明营气和卫气两者的性质是不同的。营气清纯柔和行于脉中,具有滋养作用;卫气慓悍滑疾,行于脉外,具有卫外作用,由此可见,营卫二气的性质不同,决定了两者的循行部位及作用也不同。

2. 营卫二气循行规律。文中指出营卫二气循行规律为营气沿着十二经脉循行次序运行,一昼夜运行人身五十周次。卫气昼运行于人体阳分二十五周,夜运行于人体阴分二十五周,一昼夜共运行五十周次。营卫二气各行其道,周而复始,如环无端,于夜半子时会合于手太阴肺经。

营气循行的具体路线:根据本篇所述及《灵枢·营气》《灵枢·五十营》《灵枢·脉度》等篇记载,可知营气循行是从手太阴肺经开始,沿十二经脉循行次序运行,又复合于手太阴肺,如此"阴阳相贯,如环无端",一昼夜运行五十周次。此外,还有一"支别"与其并行。支别,从手太阴肺经始,经过督脉、任脉,复入于手太阴肺经。营气在一昼夜如此运行五十周次,夜半子时与卫气会合于手太阴肺经。见图1。

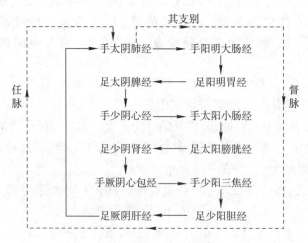

图1 营气昼夜运行图

卫气循行的具体路线,有以下三种情况:

一是卫气与营气相随运行。指卫在脉外,营在脉中,卫气与营气俱行,阴阳相随,外内相贯。

二是卫气昼夜调节运行。指卫气昼行三阳,夜行三阴循脉而行。本篇及《灵枢·五十营》《灵枢·卫气行》等描述了具体循行路线。卫气昼行于三阳,即每日平旦阴尽阳受气时,卫气由阴出阳,出于足太阳膀胱经之睛明穴,之后,其气循面部的手足三阳经穴位,散行于手足三阳经;沿着足三阳经下行,从足三阳抵足,进入足心,经内踝下,循跷脉,上行至目内眦之睛明穴,此为卫气昼行于人体阳分一周的路线,卫气在白昼如此运行二十五周。卫气夜行于阴分,即傍晚阳尽阴受气时,卫气从足心,经过肾经进入肾脏,之后以五行相克之序周流五脏,即肾→心→肺→肝→脾→肾,此为卫气夜行于阴分一周的路线,黑夜如此运行二十五周。次日平旦阴尽阳受气时,卫气从肾经通过跷脉出于足太阳膀胱经之睛明穴,又运行于人体阳分。此为卫气一昼夜循行人身五十周次的顺序;卫气在夜半子时与营气会合于手太阴肺。见图2。

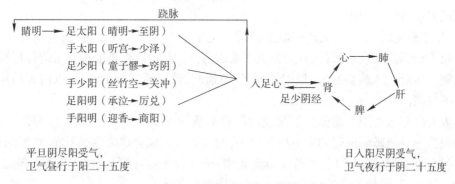

图2　卫气昼夜调节运行图

三是卫气有应激运行的功能。卫气不循脉道而散行的部分,主要分布于人体皮肤、腠理、分肉、肓膜四肢等处,因其性属阳,慓疾滑利,故能"温分肉,充皮肤,肥腠理,司开合者也"(《灵枢·本藏》)。《素问·八正神明论》还指出了卫气运行与阴阳寒暑日月运行相关。

营卫昼夜运行节律是人体生命活动节律之一。人体生命活动与自然阴阳寒暑变化息息相关,人体生命随着自然界年、月、日、时的阴阳消长节律,而出现相应各种节律变化现象,主要有日节律、月节律、双月节律、季节律、年节律等,人体营卫昼夜循行规律,提示人体生命机能在昼夜节律中,某些机能旺盛于白昼,某些机能旺盛于黑夜。现代研究认为,所谓阴阳二气的消长规律,实际上代表了人体不同的神经活动、物质代谢,乃至于细胞运动等生命活动在昼夜节律变化中活动的峰期不同。本篇理论对于研究人体生命节律、探索生命奥秘,以及指导临床防治疾病具有重要意义。

(二)

【原文】

黄帝曰:老人之不夜瞑者,何氣使然? 少壯之人不晝瞑者,何氣使然? 岐伯答曰:壯者之氣血盛,其肌肉滑,氣道[1]通,榮衞之行,不失其常,故晝精[2]而夜瞑。老者之氣血衰,其肌肉枯,氣道濇,五藏之氣相搏[3],其營氣衰少而衞氣內伐[4],故晝不精,夜不瞑。

【注释】

[1]气道:此指营卫之气运行的道路。

［2］昼精:指白昼精力充沛,精神饱满。

［3］五脏之气相搏:五脏之气搏聚不行。

［4］卫气内伐:指卫气内扰,克伐营气。张志聪注:"五脏不和则荣气衰少,荣气衰则不能外荣于肌肉,而卫气内伐矣。卫气内伐而不得循行五脏,故昼不精而夜不瞑也。"

【分析】

本段阐明了营卫二气循行与寐寤的关系,指出了老人之不夜瞑,少壮之人不昼瞑的道理。

1. 营卫二气循行与寐寤的关系。卫气循行规律是昼行于阳,夜行于阴;卫气出于阳则寤,入于阴则寐。因此,无论何种原因只要影响了卫气循行,使其不能按时进入阴分或出于阳分,就会出现失眠或多寐等睡眠问题。

2. 老人之不夜瞑,少壮之人不昼瞑的道理。文中指出老年人气血衰,肌肉枯,气道涩滞,五脏之气搏聚不行而营气衰少,营气衰少则卫气乘虚内伐,卫失其常,不能按正常规律循行,故老人之不能夜瞑。少壮之人气血旺盛,肌肉滑润,气道通利,营卫的运行正常,所以白天精神充沛,故少壮之人不昼瞑。

老年人与壮年人营卫气血盛衰不同,故有"昼不精、夜不瞑"及"不昼瞑"之差异。由此可见,营卫运行失常是导致睡眠障碍的主要机制之一,调和营卫也成为临床治疗不寐、嗜睡的重要原则之一。《灵枢·邪客》篇提出的半夏汤、《金匮要略》的桂枝龙骨牡蛎汤及《三因极一病证方论》用温胆汤治虚烦不眠、惊悸不宁等调治睡眠的道理皆意在于此。

(三)

【原文】

黄帝曰:愿闻营卫之所行,皆何道从来? 岐伯答曰:营出於中焦,卫出於下焦[1]。

黄帝曰:愿闻三焦之所出。岐伯答曰:上焦出於胃上口,并咽以上,贯膈而布胷中,走腋,循太阴之分而行,还至阳明,上至舌,下足阳明,常与营俱行於阳二十五度,行於阴亦二十五度,一周也。故五十度而复大会於手太阴矣。

黄帝曰:人有热,饮食下胃,其气未定[2],汗则出,或出於面,或出於背,或出於身半,其不循卫气之道而出,何也? 岐伯曰:此外伤於风,内开腠理,毛蒸理泄[3],卫气走之,固不得循其道,此气慓悍滑疾,见开而出,故不得从其道,故命曰漏泄[4]。

黄帝曰:愿闻中焦之所出。岐伯答曰:中焦亦并胃中,出上焦之後,此所受气者,泌糟粕,蒸津液,化其精微,上注於肺脉,乃化而爲血,以奉生身,莫贵於此,故独得行於经隧,命曰营气。

黄帝曰:夫血之与气,异名同类,何谓也? 岐伯答曰:营卫者精气也,血者神气也[5]。故血之与气,异名同类焉。故夺[6]血者无汗,夺汗者无血。故人生有两死,而无两生。

黄帝曰:愿闻下焦之所出。岐伯答曰:下焦者,别回肠,注於膀胱,而渗入焉。故水谷者,常并居於胃中,成糟粕,而俱下於大肠,而成下焦,渗而俱下,济泌别汁,循下焦而渗入膀胱焉。

黄帝曰:人饮酒,酒亦入胃,谷未熟而小便独先下,何也? 岐伯答曰:酒者,熟谷之液也。其气悍以清,故後谷而入,先谷而液出焉。

黄帝曰:善。余闻上焦如雾[7],中焦如沤[8],下焦如渎[9],此之谓也。

【注释】

［1］营出于中焦,卫出于下焦:此指营卫二气循行。营气循行始于手太阴肺经,手太阴肺经起于中焦,故云营出于中焦。卫气循行为平旦从肾经足部经过跷脉向上行于足太阳膀胱经,出于足太阳膀胱经之睛明穴,故云卫出于下焦。

［2］其气未定:入胃的饮食物尚未化生成水谷精微。

［3］毛蒸理泄:外伤于风,加之热饮食入胃,以致腠理开泄。

［4］漏泄:病证名,又称漏泄风,指外伤于风,内有热饮食入胃,致使腠理开泄,汗出如漏的病证。马莳注:"此热饮食之气,慓悍滑疾,见腠理之开,而遂出为汗,不得从卫气之道也,名之曰漏泄耳。"

［5］营卫者精气也,血者神气也:张介宾注:"营卫之气,虽分清浊,然皆水谷之精华,故曰营卫者精气也。血由化而赤,莫测其妙,故曰血者神气也。"

［6］夺:脱也。骤然散失。

［7］上焦如雾:形容上焦心肺宣发敷布水谷精气的功能,如同雾露弥漫灌溉周身。

［8］中焦如沤:形容中焦脾胃腐熟水谷、吸收输布精微的功能,如同沤渍食物使其变化。沤,久浸也。

［9］下焦如渎:形容下焦肾与膀胱主司排泄水液的功能,如同沟渠顺通无阻。

【分析】

本段论述了三焦之气发出的部位、上中下三焦的作用,提出了"血之与气,异名同类""夺血者无汗,夺汗者无血""营出于中焦,卫出于下焦"等重要观点。

1. 三焦之气发出的部位及三焦的作用。上焦之气发出的部位及作用:上焦"出于胃上口,并咽以上",即上焦之气出于胃上口,其气循胸膈心肺达头面,其作用是输布气血,宣散卫气,外达腠理,本经文概之为"上焦如雾"。

中焦之气发出的部位及作用:中焦"亦并胃中,出上焦之后",即中焦之气出于胃中部,其作用是受纳水谷之气,泌糟粕,蒸津液,化其精微,上注肺脉,生成营血,本经文概之为"中焦如沤"。

下焦之气发出的部位及作用:下焦"别回肠,注于膀胱""俱下于大肠,而成下焦",即下焦之气发出的部位是别走于回肠,注入膀胱而渗入焉。其作用是成糟粕下于大肠,济泌别汁渗入膀胱,本经文概之为"下焦如渎"。

2. 血之与气,异名同类。气,指营卫二气。血是人体生命活动的物质基础,由水谷精微之气奉心神所化;营卫二气也是由水谷精微之气所化;可见,血与营卫二气均来源于水谷精微,但由于各自作用与性质不同,所以名称也不同,所以说:"血之与气,异名同类。"张志聪注:"营卫者,水谷之精气也。血者,中焦之精汁奉心神而化赤,神气之所化也。血与营卫皆生于精,故异名同类焉。"

3. 夺血者无汗,夺汗者无血。原文认为,血与汗同源,两者关系密切,汗乃津液所化,血由营气所生,两者均来源于水谷精微。而津液又是血液的重要成分,故两者同源。在病机上,血与汗两者相互影响,若出汗太多,必然伤津,使化血无源而血少;而失血之人必伤津液,津液亏损,使汗出无源而少汗。在治疗上,对失血和血虚患者,不能妄夺其汗;对于脱汗者,也不宜用动血之品或针刺放血等疗法。此论点对临床实践有着重要指导意义,后世医家多有发挥与运用,如《伤寒论》中"衄家不可汗""亡血家,不可发汗""咽喉干燥者,不可发汗",以及刘河间的产后"不可汗、不可下、不可利小便"之法,皆是以伤血而不可更失津液为原则创立的治则,其思想及方法均源于本篇,后世据此也提出了"血汗同源"的著名论点。

4. 营出于中焦,卫出于下焦。营出于中焦,是从营气的生成及循行角度提出的,营气源于中焦水谷精微,其循行始于手太阴肺经,因手太阴肺经起于中焦,故曰营出于中焦。卫出于下焦,是从卫气循行角度提出的,平旦之时,卫气从肾经出阴入阳,经足部循跷脉出于足太阳膀胱经之睛明穴,肾位下焦,其经脉属阴,故曰卫出于下焦。后世有"卫出于上焦",是指上焦宣发布散卫气的作用。总之,卫气与三焦的关系是根于下焦,源于中焦,出于上焦。

营卫表里循行规律对后世医学产生很大影响。温病学将卫气营血理论用于温病辨证。卫分证是温病初起,病在卫表;气分证是邪正交争剧烈,邪气胜,正气不虚;营分证是邪盛而营阴受损,多为温病中后期;血分证是邪气深入,耗营伤血,动血妄行。温病学提出三焦辨证,同样是辨别温病传变及病位深浅。但是卫气营血辨证和三焦辨证的应用范围及内涵不尽相同,两者相辅相成,临床运用必须相互结合,才能全面指导温病的辨证论治。

网上更多……

👤≣ 语译　　　📝 习题与答案　　　⚥ 医案举隅

靈樞·癲狂第二十二（节选）

【篇解】

本篇论述了癫狂的发病原因、症状及针灸治疗方法等,故名曰"癫狂"。本篇是《内经》论癫狂专篇,篇中对于癫狂发病及症状的描述,以及刺治方法,对于今之临床仍具有重要价值。

（一）

【原文】

癲疾始生,先不樂,頭重痛,視舉[1]目赤,甚作極已而煩心,候之於顏,取手太陽、陽明、太陰,血變而止[2]。癲疾始作而引口[3]啼呼喘悸者,候之手陽明、太陽,左強者攻其右,右強者攻其左,血變而止。癲疾始作先反僵[4],因而脊痛,候之足太陽、陽明、太陰、手太陽,血變而止。治癲疾者,常與之居,察其所當取之處。病至,視之有過者寫之,置其血於瓠壺[5]之中,至其發時,血獨動矣,不動,灸窮骨二十壯[6]。窮骨者,骶骨[7]也。

【注释】

[1] 视举:两目上视或直视。《难经》《甲乙经》《千金方》"视"前均有"直"字。

[2] 血变而止:针刺使其出血,初始血色较暗,待血色转为正常时即停止放血。

[3] 引口:此指口角抽掣歪斜。

[4] 反僵:指角弓反张,脊柱僵直。

[5] 瓠(hù)壶:用葫芦做的容器。瓠,即葫芦。

[6] 壮:用艾炷灸的计数单位,每灸一个艾炷,称为一壮。

[7] 骶骨:此处指骶骨端之长强穴,属督脉。

【分析】

本段阐述了癫疾发作时的表现及其针灸治疗方法。

1. 癫痫发作时的表现。文中指出癫痫发作常有情绪改变的先兆症状,发作过后又一如常人,亦有的在数小时或一两日内仍有某些症状。如原文指出"先不乐"为先兆症状,亦有先觉有气自小腹上冲至心胸者、或有某些幻觉者、或痛苦莫名、或有惊恐等。发作时有口角牵引歪斜、腰脊反张、心悸喘促,甚或尖叫等。发作之后,也有脊痛、烦心、身痛、头痛、倦怠、思维迟钝等不同症状。

2. 癫痫可用针刺放血疗法。依据原文,归纳针刺方法,主要有三:① 症状表现为始发作即闷闷不乐,头重而痛,发作后心烦不宁的,针刺可取手太阳、手阳明、手太阴三经穴位,用针刺放血,血色发生变化,一般由较暗转为正常鲜红色,即停止放血;② 有口角牵引,继而尖叫、呼吸不畅,如惊恐之状的,可取手阳明、太阳二经穴位,当在抽搐或僵直的对侧肢体穴位上放血;③ 发作时背部强直性痉挛,出现角弓反张,发作后脊痛的,当选取足太阳、阳明、太阴及手太阳诸经之穴,针刺放血治疗。可见，针刺本病的经脉主要是手阳明、手太阳、手太阴三条经脉。

杨上善在论述针刺治疗癫疾时，指出："手太阳上头在目络心，手阳明络肺，手太阴与手阳明通，故不乐头重目赤心烦取之也""手太阳支者，别颊上频抵鼻，手阳明夹口，故啼呼左右僵皆取之也""足太阳夹脊，足阳明耳前上至额颅在头，手太阳绕肩甲交肩上，故反僵脊痛取之也"。

原文还指出治疗癫病，要经常与病人住在一起，以便于观察发病部位及症状情况，确定针刺部位，很有价值，并值得挖掘推广。

3. 本篇癫疾属今之癫痫。古又单称为"痫"或"痌"。《素问·奇病论》指出此病与先天有关，胎儿在母腹中时，其母受大惊所致，后世医家进一步发现，胎儿出生时受惊恐或其他因素惊扰，脏腑之气逆乱，也可致痫，如宋代陈无择《三因极一病证方论》曰："夫癫痫者，皆由惊动，使脏气不平，郁而生涎，闭塞诸经，厥而及成。或在母胎中受惊，或少小感风寒暑湿，或饮食不节，逆于脏气。"

《内经》中"癫狂"之"癫"多指"痫"，与通常所言精神错乱之"癫狂"的含义不相同。癫狂之癫与癫痫之癫并非一病，癫狂之癫，《素问·厥论》"癫疾欲走呼"、《素问·阴阳类论》"骂詈妄行，巅疾为狂"和《素问·脉解》"甚则狂癫疾"等皆有提示。唐代名医孙思邈对癫狂之癫与癫痫之癫作出了明确的分辨，曰："或有默默而不声，或复多言而漫说，或歌或哭，或吟或笑，或眠坐沟渠，啖食粪秽，或裸形露体，或昼夜游走，或嗔骂无度……如斯种类癫狂之人，今针灸与方药并主之。"历代医家多遵从此说。

（二）

【原文】

骨癫疾者，顑[1]齿诸腧分肉皆满，而骨居，汗出烦悗，呕多沃沫[2]，气下泄[3]，不治。筋癫疾者，身倦挛急大，刺项大经之大杼脉[4]，呕多沃沫，气下泄，不治。脉癫疾者，暴仆，四支之脉皆胀而纵，脉满，尽刺之出血，不满，灸之挟项太阳[5]，灸带脉于腰相去三寸，诸分肉本输[6]，呕吐沃沫，气下泄，不治。癫疾者，疾发如狂者，死不治。

【注释】

[1] 顑：音义同"颔"。《故训汇纂》云："颔，颊车，前牙之下也。"

[2] 沃沫：即涎沫。沃，《甲乙经》《太素》作"涎"。

[3] 气下泄：似指遗尿、遗屎、遗矢等症，乃脾肾俱败之象。同下。《证治准绳》云："气下泄，则自肾间正气虚脱于下。"

[4] 大杼脉：膀胱经之大杼穴。

[5] 挟项太阳：指挟项两旁的足太阳经的天柱、大杼等穴。

[6] 诸分肉本输：指诸经分肉之间及四肢之输，凡见胀、纵病症，皆可以针灸治疗。张介宾注："谓诸分肉之间，及四肢之输，凡胀纵之所，皆当取也。"

【分析】

本段指出了癫疾的不同类型、症状特征及机制、针刺穴位及预后。

癫疾，包括有骨癫疾、筋癫疾和脉癫疾等。其主要证候特征是：骨骼强直者为骨癫疾，身蜷挛急者为筋癫疾，脉胀而纵者为脉癫疾。① 骨癫疾，病在肾在骨，故骨僵直。因肾主骨，齿为骨之余，分肉连属于骨，邪气壅闭，表现为骨骼僵直、颔齿分肉皆胀满；病涉少阴，故汗出于外，烦闷于内；若少阴肾精不藏，阳明之气上逆而呕涎沫，脾肾之气下脱而气下泄，为难治之证。② 筋癫疾，病在肝、在筋，身倦拘挛。因肝主筋，邪气太盛，病深入筋，表现为身体倦怠，筋脉拘急，脉急而大。又因病程久远，伤肝及肾，精血失藏，在上表现为呕吐涎沫，在下表现是气泄于下，为正气衰竭，亦为难治之证。③ 脉癫疾，病在心、在血脉，四肢经脉胀满而纵。病损及心，心主血脉失职，神失所养，筋失其濡，故突然昏仆；若昏仆后而血脉不胀满者，为正气大虚；同样ært见呕吐涎沫，气下泄之症状，为心病及肾，亦为难治之证。癫疾发作时犹如狂病，是邪气深结于血分，扰乱心神所致，尤为难治之证。

"疾发如狂者，死不治""气下泄，不治"，均说明癫疾预后较差。对于前者，可参照《伤寒论》治疗蓄血证"其人如狂"之法，以桃核承气汤、抵当汤加减，多有效验。文中指出对于实证可针刺出血，虚证可用灸法，如脉癫疾，脉过于胀满，治疗可用针刺出血；脉不过于胀满、甚或陷下者，灸挟行于项后两侧足太阳经的穴位，并可灸距腰三寸许的带脉穴，也可灸各经的分肉之间与四肢的腧穴。总之，文中对癫病的阐述，对于现代癫痫病的中医药治疗有着重要指导意义。

（三）

【原文】

狂始生，先自悲也，喜忘苦怒善恐者，得之忧饥，治之取手太陽、陽明，血變而止，及取足太陰、陽明。狂始發，少臥不飢，自高賢也，自辯智也，自尊貴也，善罵詈[1]，日夜不休，治之取手陽明、太陽、太陰、舌下少陰[2]，視之盛者皆取之，不盛，釋之也。狂言、驚、善笑、好歌樂、妄行不休者，得之大恐，治之取手陽明、太陽、太陰。狂，目妄見、耳妄聞、善呼者，少氣之所生也，治之取手太陽、太陰、陽明、足太陰、頭、兩顑。狂者多食，善見鬼神，善笑而不發於外者[3]，得之有所大喜，治之取足太陰、太陽、陽明，後取手太陰、太陽、陽明。狂而新發，未應如此者，先取曲泉左右動脈，及盛者見血，有頃已，不已，以法取之，灸骨骶二十壯。

【注释】

[1] 詈：责骂。

[2] 舌下少阴：舌下，指足少阴肾经在舌下的络脉。杨上善注："舌下足少阴脉。"

[3] 善笑而不发于外者：好喜笑，但不落于人前，常暗暗自喜。多由大喜伤心所致。

【分析】

本段论述了狂病的病因、症状，指出了狂病的针刺治疗方法。

1. 狂病的病因及症状。狂病，多由于情志因素，如"得之忧饥""得之有所大喜"所引发，情志过激，内伤于神，神失所藏所致。病位主要涉及心、肝、脾、胃等脏腑。

狂病可分为虚实两类。实证可见狂妄自大、自视才高、诽谤骂人、胡言乱语、惊慌失措、喜怒无常、行为失控等症；虚证可见独自悲伤、暗暗发笑、妄想多疑，视听幻觉等症。

2. 狂病可用针刺疗法调治。本段指出狂病可用针刺疗法调治相关脏腑经脉。例如：忧思伤神、饥饿伤脏，当取手太阴肺经、手阳明大肠经及足太阴脾经的穴位，如病人少卧不饥、骂詈不休，可针刺手阳明、手太阳、手太阴，以及舌下足少阴肾经的络脉等，当视症状发生与相关脏腑经脉气血虚实逆乱情况而选取相应经脉调治，方能收到疗效。《内经》中还有多篇论及狂证及治疗，例如：在《素问·病能论》提出的坠热开结、平木火之邪的生铁落饮和"夺其食"之法治狂病也被历代医家所重视。虞抟《医学正传》云："此三者(癫狂痫)，若神脱而目瞪如愚痴者，纵有千金我酬，吾未知之何也已矣。"张锡纯在《医学衷中参西录》中也指出："此证若延至三四年，治愈者甚少。"现代临床治疗狂病多按虚实辨证，实证当清热泻火、镇静安神、涤痰开窍、攻下逐瘀等，虚证当解郁理气、化痰开窍、养血益气、健脾充神等。

网上更多……

语译　　　　习题与答案　　　　医案举隅

靈樞·口問第二十八（节选）

【篇解】

本篇论述了十二奇邪的病机、症状及针刺治疗。十二奇邪，是指邪气上走头面孔窍引发的欠、哕、唏、振寒、噫、嚏、軃、泣涕、太息、涎下、耳鸣和啮舌等病证。因是先师口传所得，非经书所载，故名曰"口问"。张介宾注："以下诸问。既非风寒之外感，又非情志内伤，论不在经所当口传者也，故曰《口问》。"本篇的十二奇邪不同于一般的外感或内伤，乃是由于正气不足所致，故文中提出了"邪之所在，皆为不足"的发病观，对于临床诊治疾病具有指导意义。

【原文】

故邪之所在，皆爲不足。故上氣不足，腦爲之不滿，耳爲之苦鳴，頭爲之苦傾，目爲之眩；中氣不足，溲便爲之變，腸爲之苦鳴；下氣不足，則乃爲痿厥心悗[1]。補足外踝下，留之[2]。

【注释】

[1] 痿厥心悗：痿，指足痿弱。厥，指四肢逆冷。悗，即闷。张介宾注："下气不足，则升降不交，故心气不舒而为悗闷。"

[2] 补足外踝下，留之：张介宾注："此昆仑穴也，为足太阳所行之经。凡于上中下气虚之病，皆可留针补之。"

【分析】

本段提出了"邪之所在，皆为不足"的观点，指出了上中下三部之气不足为病的症状表现及刺治方法。

1. 邪之所在，皆为不足。文中认为邪气侵犯之处，皆为正气不足之所。文中"邪之所在，皆为不足"的观点与《素问·评热病论》的"邪之所凑，其气必虚"《素问遗篇·刺法论》的"正气存内，邪不可干"及《灵枢·百病始生》的"风雨寒热，不得虚，邪不能独伤人"等经文观点一致，强调了人体正气在发病中的重要作用。

2. 上中下三部之气不足为病，皆可补足太阳经的昆仑穴，且宜留针。张志聪对此解释说："太阳者，三阳也；三阳者，天之业。膀胱之津水随气运行以濡空窍，故取之昆仑。昆仑乃津水之发源，上通于天者也。"张介宾对此也有所发挥："上气虚者升而举之，下气虚者纳而归之，中气虚者温而补之。"

网上更多……

👤 语译　　📝 习题与答案　　⚥ 医案举隅

靈樞·決氣第三十

【篇解】

决,分别、辨别;气,指精、气、津、液、血、脉六气。六气虽名称、性质、作用各不相同,但均赖水谷精气所化。本篇主要论述六气的生成和一气别为六气的道理,故名曰"决气"。马蒔注:"决论一气六名之义,故名篇。"文中论述了六气的生成、作用及六气耗脱的临床表现,篇中提出的"五谷与胃为大海"及六气同源而异名的观点是中医气血津液理论的导源,具有重要临床指导价值。

(一)

【原文】

黄帝曰:余聞人有精、氣、津、液、血、脈,余意以爲一氣耳,今乃辨爲六名,余不知其所以然。岐伯曰:兩神相搏[1],合而成形,常先身生[2],是謂精。何謂氣? 岐伯曰:上焦開發,宣五穀味[3],熏[4]膚,充身,澤毛,若霧露之溉,是謂氣。何謂津? 岐伯曰:腠理發泄,汗出溱溱[5],是謂津。何謂液? 岐伯曰:穀入氣滿,淖澤[6]注於骨,骨屬屈伸,泄澤[7]補益腦髓,皮膚潤澤,是謂液。何謂血? 岐伯曰:中焦受氣取汁[8],變化而赤,是謂血。何謂脈? 岐伯曰:壅遏[9]營氣,令無所避,是謂脈。

【注释】

[1]两神相搏:指男女媾合。搏,交也。马蒔注:"男女媾精,万物化生,盖当男女相媾之时,两神相合而成人,生男女之形。"

[2]常先身生:张介宾注:"凡阴阳合而万形成,无不先从精始,故曰常先身生是谓精。"

[3]宣五谷味:指上焦肺宣发布散水谷精微的功能。

[4]熏:同"薰",温煦之意。

[5]汗出溱(zhēn)溱:形容汗出很多的样子。溱溱,众盛貌。

[6]淖(nào)泽:水谷精微中滑腻而浓稠的部分。淖,《说文》:"泥也。"引申为浓稠。

[7]泄泽:指水谷精微中渗出的有滋润作用的汁液。泄,渗出之意。

[8]受气取汁:受气,接受水谷精气。取汁,吸取水谷精气中的精汁。

[9]壅遏:约束、限制。

【分析】

本段阐述了六气的概念、生成及作用。

六气源于先天,又赖后天水谷精微不断充养。因其性质、分布不同,故作用、名称亦不相同。精,禀受于父母,是构成生命的原始物质,是生殖功能的物质基础。气,是通过上焦的宣发功能布散至全身的精微物质,具有充养形体、温煦肌肤和润养毛腠的作用。津,是水谷精微中的清稀部分,具有滋润肌肤,化生汗液的作用。液,是水谷精微中的浓稠部分,流入骨,具有充养骨髓、补益脑髓、利滑关节、润泽肌肤等作用。血,是饮食水谷精微通过脾胃的运化和心肺的共同气化,变化而成的赤色液体,具有营养全身的作用。脉,是营血运行的道路,能约束营血运行于脉中。六气同源异名,相互作用的整体观点,对临床辨治气血津液失常的病证具有重要意义。

(二)

【原文】

黄帝曰:六氣者,有餘不足,氣之多少,腦髓之虛實,血脈之清濁,何以知之? 岐伯曰:精脫[1]者,耳聾;氣脫者,目不明;津脫者,腠理開,汗大泄;液脫者,骨屬屈伸不利,色夭,腦髓消,脛痠,耳數鳴;血脫者,色白,夭然不澤,其脈空虛[2],此其候也。

黄帝曰:六氣者,貴賤何如? 岐伯曰:六氣者,各有部主[3]也,其貴賤善惡,可爲常主,然五穀與胃爲大海[4]也。

【注释】

[1] 脱:夺失、耗散。有急骤散失之意。

[2] 其脉空虚:此文前应据《甲乙经》补"脉脱者"三字。丹波元简注:"本经脱'脉脱者'三字,当补。若不然则六脱之候不备。"

[3] 各有部主:指六气各有所主的脏腑。部,此指脏腑。主,主持、统领。张介宾注:"部主,谓各部所主也,如肾主精,肺主气,脾主津液,肝主血,心主脉也。"

[4] 五谷与胃为大海:指水谷与胃是六气化生的源泉。

【分析】

本段指出了六气耗脱的证候特点。六气耗脱多为虚证,六气各有所主之脏,故临床治疗六气耗脱的病证,当以调补六气所主之脏为主,相关之脏为辅。

精脱者,耳鸣。肾藏精,开窍于耳。《灵枢·脉度》云,"肾气通于耳,肾和则耳能闻五音矣",故肾精充足则耳的听觉灵敏。如果肾精不足,耳失所养,就会出现耳鸣、耳聋等症,临床治疗宜补肾填精,如六味地黄丸、左归丸等。

气脱者,目不明。人之视觉功能有赖于五脏六腑精气的滋养,故《灵枢·大惑论》云:"五藏六府之精气,皆上注于目而为之精"。如果气伤不足,眼睛失去精气的奉养,则会出现视物不清等症,临床治疗气虚之目不明宜补气升阳,如补中益气汤、益气聪明汤等。

津脱者,腠理开,汗大泄;液脱者,骨属屈伸不利,色夭,脑髓消,胫酸,耳数鸣。津液是人体内有滋润营养作用的正常水液,津清质稀,流行于表,滋润肌肤;液浓质稠,流注于里,充养空窍、滑润关节、补益脑髓。两者在理论上有所区别,但临床上津伤者必见液亏,液脱者必有津亡,很难截然区分。津液脱失主要表现为机体失于濡润,可见皮肤干燥、窍道干涩不利、关节屈伸不利、腿胫酸软,治宜滋养阴液,如增液汤、麦门冬汤等。

血脱者,色白,夭然不泽。血主营养,脉为"血之府",血脱则肌肤无以滋养,则皮肤淡白、枯槁无华;血液脱失,不能充盈脉管,则脉道空虚,治宜补血、生血,用药如当归、白芍、熟地等。

网上更多……

👤 语译　　　📝 习题与答案　　　⚥ 医案举隅

靈樞·海論第三十三

【篇解】
海,百川汇聚之所。本篇以东西南北四海为比喻,指出了人身也有四海,即胃、冲脉、膻中、脑。本篇全面论述了人身之四海的作用,四海所藏精气,四海俞穴的部位及名称,四海逆顺有余不足的症状及治疗原则,故名曰"海论"。本篇所述理论是《内经》藏象学说的重要内容之一,对于临床辨治四海有余不足的病证具有重要指导价值。

(一)

【原文】

黃帝問於岐伯曰:余聞刺法於夫子,夫子之所言,不離於營衛血氣。夫十二經脈者,内屬於府藏,外絡於支節,夫子乃合之於四海乎? 岐伯答曰:人亦有四海、十二經水[1]。經水者,皆注於海,海有東西南北,命曰四海。黃帝曰:以人應之奈何? 岐伯曰:人有髓海,有血海,有氣海,有水穀之海,凡此四者,以應四海也。

黃帝曰:遠乎哉,夫子之合人天地四海也,願聞應之奈何? 岐伯曰:必先明知陰陽表裏滎輸[2]所在,四海定矣。黃帝曰:定之奈何? 岐伯曰:胃者水穀之海,其輸上在氣街[3],下至三里。衝脈者爲十二經之海,其輸上在於大杼,下出於巨虛之上下廉。膻中[4]者爲氣之海,其輸上在於柱骨之上下[5],前在於人迎。腦爲髓之海,其輸上在於其蓋[6],下在風府。

【注释】

[1] 人亦有四海、十二经水:古有东、西、南、北四海和清、渭、海、湖、汝、渑、淮、漯、江、河、济、漳十二条大的河流。人与之相应,也有四海和十二经脉。《甲乙经》作"人"下无"亦"字。

[2] 滎(xíng)输:此处主要指四海所流注的腧穴。输,与"腧""俞"同。

[3] 气街:即气冲穴,属足阳明胃经。

[4] 膻中:指胸中。

[5] 柱骨之上下:指哑门穴和大椎穴,属督脉。柱骨,指天柱骨。

[6] 盖:指百会穴,张志聪注:"盖,谓督脉之百会,督脉应天道之环转覆盖,故曰盖。"

【分析】

本段以自然界的四海、十二条河流为喻,说明人身也有四海及十二经脉,指出了人身四海的作用及其上下腧穴的部位。

1. 胃为水谷之海。《素问·灵兰秘典论》的"脾胃者,仓廪之官"《灵枢·胀论》的"胃者,太仓也"以粮仓为喻,《素问·五藏别论》的"胃者,水谷之海,六府之大源也"亦以大海为喻,均说明胃受纳腐熟水谷,为气血生化之源。这也是后世脾胃为后天之本的理论根源。

2. 冲脉为十二经之海。《素问·痿论》云:"冲脉者,经脉之海也,主渗灌溪谷,与阳明合于宗筋。"《类经》九卷云:"所谓伏冲者,以其最深也,故凡十二经之气血,此皆受之以荣养周身。"说明冲脉贯通全身,与多条经脉相联系,为人体气血之要冲。

3. 膻中为气海。《灵枢·五味》云:"其大气之抟而不行者,积于胸中,命曰气海。"《灵枢·邪客》云:"宗气积于胸中,出于喉咙,贯心脉而行呼吸,故膻中为气之海。"均说明膻中是宗气汇聚之处。

4. 脑为髓之海。《素问·五藏生成》云:"诸髓者,皆属于脑。"《素问·奇病论》云:"髓者以脑为主,脑逆故令头痛,齿亦痛,病名曰厥逆。"均说明脑是髓汇聚之处。

(二)

【原文】

黄帝曰:凡此四海者,何利何害? 何生何败? 岐伯曰:得顺者生,得逆者败;知调者利,不知调者害。黄帝曰:四海之逆顺奈何? 岐伯曰:氣海有餘者,氣滿胸中,悗息面赤;氣海不足,則氣少不足以言。血海有餘,則常想其身大,怫然[1]不知其所病;血海不足,亦常想其身小,狭然[2]不知其所病。水穀之海有餘,則腹滿;水穀之海不足,則飢不受穀食。髓海有餘,則輕勁多力,自過其度[3];髓海不足,則腦轉[4]耳鳴,脛痠眩冒,目無所見,懈怠安臥。黄帝曰:余已聞逆順,調之奈何? 岐伯曰:審守其輸而調其虛實,無犯其害[5],順者得復,逆者必敗。黄帝曰:善。

【注释】

[1] 怫然:形容郁闷不舒的样子。张介宾注:"怫,怫郁也,重滞不舒之貌。"

[2] 狭然:形容自觉身体狭小的样子。张介宾注:"狭,隘狭也,索然不广之貌。"

[3] 自过其度:指超过常度的异常行为。如逾垣上屋、登高疾走等。

[4] 脑转:即头晕目眩。

[5] 无犯其害:勿犯"虚虚实实"之戒。《太素》作"毋犯其害。"张介宾注:"无犯其害,无盛盛、无虚虚也。"

【分析】

本段论述了四海有余、不足的临床表现及其治疗原则。

文中指出气海有余表现为面红、胸闷气喘,不足则言语低怯无力;血海有余则臆想身形变大、易怒,不足则臆想身形变小;水谷之海有余则腹胀,不足则饥而不欲食;髓海有余则力逾常人、狂躁妄动,不足则头晕耳鸣、双腿酸软、神疲乏力。为临床分析四海有余、不足的病机及辨证论治提供了依据。

后世医家对《内经》四海理论的应用多有发挥。如清代名医喻嘉言于《医门法律》中创"大气论",云:"五脏六腑,大经小络,昼夜循环不息,必赖胸中大气乾旋其间。大气一衰,则出入废,升降息,神机化灭,气立孤危矣。"张锡纯在《医学衷中参西录》中制诸升陷汤以治大气下陷诸证,其理论皆源自于"气海"之说。又如张仲景以承气汤类承顺胃气,治疗"胃家实"之证;李东垣以补中益气汤类治疗脾胃气虚证,以调整水谷之海不足;张锡纯据"冲为血海"创制了温冲汤、固冲汤、安冲汤、理冲汤等系列名方。

网上更多……

👤 语译　　　✏️ 习题与答案　　　⚥ 医案举隅

靈樞·五癃津液別第三十六

【篇解】

五,即五液,指汗、溺、泪、唾、髓五种体液。癃,即癃闭,因五液代谢障碍导致闭阻不通的病证。别,分别,区别。本篇首论人体津液的生成、作用及区别,以及津液转化为溺、汗、泣、唾、髓五种液体的气化过程;后论津液之道失常导致水胀等疾病的机制,故名曰"五癃津液别"。马莳注:"内论五液而病为水胀,则必为癃,故名篇。"本篇是《内经》研究津液理论的重要篇章。文中津液气化与自然寒暑相关的整体医学思想对后世认识及调治水液代谢障碍性疾病具有重要指导作用。

(一)

【原文】

黃帝問於岐伯曰:水穀入於口,輸於腸胃,其液別爲五。天寒衣薄則爲溺與氣[1],天熱衣厚則爲汗;悲哀氣并[2]則爲泣;中熱胃緩[3]則爲唾。邪氣內逆,則氣爲之閉塞而不行,不行則爲水脹[4]。余知其然也,不知其何由生,願聞其道。

岐伯曰:水穀皆入於口,其味有五,各注其海[5]。津液各走其道,故三焦出氣[6],以溫肌肉,充皮膚,爲其津;其流[7]而不行者爲液。天暑衣厚則腠理開,故汗出;寒留於分肉之間,聚沫[8]則爲痛。天寒則腠理閉,氣濕[9]不行,水下留[10]於膀胱,則爲溺與氣。

五藏六府,心爲之主,耳爲之聽,目爲之候,肺爲之相,肝爲之將,脾爲之衛[11],腎爲之主外[12]。故五藏六府之津液,盡上滲於目。心悲氣并,則心系[13]急,心系急則肺舉,肺舉則液上溢。夫心系與肺,不能常舉,乍上乍下,故欬而泣出矣。中熱則胃中消穀,消穀則蟲上下作[14]。腸胃充郭[15],故胃緩,胃緩則氣逆,故唾出。

【注释】

[1] 气:排出体外的水气。

[2] 气并:指气聚一处,此指气并于心。

[3] 中热胃缓:指中焦脾胃有热,唾液分泌过多的病机。

[4] 水胀:病名。指三焦气化失职,津液不化,而致下焦胀满、水流四溢于全身的水胀病。

[5] 各注其海:指五味分别注入于四海以营养周身。杨上善注:"五味走于五脏四海,肝心二脏主血,故酸苦二味走于血海。脾主水谷之气,故甘味走于水谷海。肺主于气,故辛走于膻中气海。肾主脑髓,故咸走髓海也。"海,指《灵枢·海论》中的人身四海,即脑为髓海,胃为水谷之海,冲脉为血海,膻中为气海。

[6] 三焦出气:指水谷精微及其所化生的营、卫、津液等,均由三焦输出而布散全身。如宗气出于上焦,营气出于中焦,卫气出于下焦等,皆属三焦出气。

[7] 流:《甲乙经》《太素》均作"留",即停留之意。

[8] 聚沫:津液因寒凝聚而为沫。

[9] 湿:《甲乙经》《太素》均作"涩"。

[10] 留:《太素》作"溜"。溜,水流貌。

[11] 脾为之卫:指脾主肌肉而护卫全身脏腑组织的作用。

[12] 肾为之主外:其义有三:一指肾主听觉,肾藏精,蒸化津液濡养孔窍,开窍于耳,故为主外。张志聪注:"肾者主外,肾主藏津液,所以灌精濡孔窍者也。"《灵枢·师传》曰:"肾者主为外,使之远听。"二指肾主骨,而为全身支柱,故为主外。张介宾注:"肾主骨而成立其形体,故心之主外也。"三指肾为卫气之根,能抗御外邪而主表。《灵枢·营卫生会》:"卫出下焦。"三说,互参。

[13] 心系:指心及其与其他脏腑组织相联系的脉络。

[14] 虫上下作:指肠道寄生虫因中焦有热而被扰动,或上或下窜动于肠胃之间。

[15] 肠胃充郭:指肠胃扩张充满的状态。郭,音义同"廓",扩张之意。

【分析】

本段阐述了津液的生成及输布、津液的作用及区别,以及影响津液代谢的主要因素,认为津液的代谢与人体脏腑经络及自然寒暑密切相关。

1. 津液的生成及输布。文中指出津液是"水谷入于口,输于肠胃",即水谷经胃的腐熟、小肠的分清泌浊及脾的运化转输等消化吸收过程后,再经三焦的气化作用而生成。津液生成后,"各走其道,故三焦出气"。津液随气流行,通过三焦的气化作用,内而脏腑、骨腔,外而皮毛、孔窍,布达全身而发挥着其各自的作用。

2. 津和液的作用及区别。津与液虽然均来源于水谷精微,但因其特性不同,故循行部位及作用亦异。津质清稀,流动性强,故其性属阳走表,布散于肌肤之间,以"温肌肉,充皮肤";液质稠浊("淖泽""留而不行"),故其性属阴走里,注于脏腑、脑髓,"内渗于骨空",以"补益脑髓",濡润脏腑、骨节。由于津与液互相影响,互相转化,所以津液常并称。

3. 津液的分类。文中指出"津液各走其道",别而为五,上走泪道化为"泣";上走廉泉道化为"唾";外走腠理化为"汗";下走膀胱化为"溺";内走骨空化为"髓"。

4. 影响津液代谢的因素。原文指出了影响津液代谢的因素有三。一为人体脏腑因素。经文"五脏六腑……故唾出"和"四海闭塞,三焦不泻……不得渗于膀胱",指出了津液代谢与五脏以及胃肠、三焦、膀胱等腑即"四海"的功能活动有关。二为情志因素。文中"悲哀气并则为泣"和"心悲气并……则液上溢",提示了津液代谢与情志活动有关。三为自然寒暑因素。"天暑衣厚则腠理开,故汗出……天寒则腠理闭……则为溺与气",指出了津液代谢与自然气候寒温相关,汗出、溺与气均是人体对外界环境变化的适应性调节反应,说明了自然气候寒温变化对津液代谢有相应影响。这一观点提示临床应用发汗或利尿时要因时制宜,以免过汗过利耗伤津液。

(二)

【原文】

五穀之津液和合而爲膏[1]者,内滲入於骨空,補益腦髓,而下流於陰股[2]。

陰陽不和[3],則使液溢而下流於陰[4],髓液皆減而下,下過度則虚,虚故腰背痛而脛痠。陰陽氣道不通,四海閉塞,三焦不寫,津液不化,水穀并行腸胃之中,別於回腸^[5]，留於下焦，不得滲膀胱，則下焦脹，水溢則爲水脹，此津液五別之逆順^[6]也。

【注释】

[1]膏：指水谷精微所化成的精髓脂膏。张介宾注："此津液之为精髓液。膏，脂膏也。"

[2]阴股：阴，指阴器。《太素·津液》阴下无"股"字。杨上善注："下流阴中，补益于精。"

[3]阴阳不和：马莳注："阴阳各经之气不和。"

[4]液溢而下流于阴：指由于阴阳不和使肾失闭藏而肾精流泄。张介宾注："阴阳不和则精气俱病，气病则不摄，精病则不守，精气不相统摄，故液溢于下而流泄于阴窍。"阴，指前阴。

[5]别于回肠：水谷不得运化，聚积于回肠。别，此处作"积聚"解。

[6]津液五别之逆顺：此指五液运行的异常情况。五别，指津液分别出的尿、汗、泣、唾、髓五液。逆顺，偏义复词，指反常。

【分析】

本段论述了津液代谢障碍而出现腰背酸痛及水胀病的机制。文中指出阴阳之气不和，津液外泄过多，日久真阴亏损，可形成腰背酸痛之证。四海之道闭塞，三焦气化失职，津液潴留不化，则可发生水胀病。该理论对临床腰背酸痛及水胀病的审因论治具有重要的指导意义。

网上更多……

👤▤ 语译　　📝 习题与答案　　⚥ 医案举隅

靈樞·順氣一日分爲四时第四十四（节选）

【篇解】

顺，按照，依照。气，阳气。自然界阳气有一日盛衰规律，人体阳气与之相应。本篇据一岁阴阳消长盛衰之理，将一日分为四个阶段，比拟于四时阴阳，指出了人体阳气在一日中也存在着与昼夜阴阳盛衰节律；人体疾病也随之存在着朝轻暮重的变化规律。进而强调针刺治疗也要顺应天时，择五行生克时日法时而治。因全篇围绕一日分为四时展开讨论，故名曰"顺气一日分四时"。本篇对研究人体生命节律及临床法时诊治疾病具有重要价值。

【原文】

黄帝曰：夫百病之所始生者，必起於燥濕寒暑風雨，陰陽喜怒[1]，飲食居處，氣合而有形[2]，得藏而有名，余知其然也。夫百病者，多以旦慧、晝安、夕加、夜甚[3]，何也？岐伯曰：四時之氣使然。黄帝曰：願聞四時之氣。岐伯曰：春生、夏長、秋收、冬藏，是氣之常也，人亦應之，以一日分爲四時，朝則爲春，日中爲夏，日入爲秋，夜半爲冬。朝則人氣[4]始生，病氣衰，故旦慧；日中人氣長，長則勝邪，故安；夕則人氣始衰，邪氣始生，故加；夜半人氣入藏，邪氣獨居於身，故甚也。

黄帝曰：其時有反者[5]何也？岐伯曰：是不應四時之氣，藏獨主其病[6]者，是必以藏氣之所不勝時者甚[7]，以其所勝時者起[8]也。黄帝曰：治之奈何？岐伯曰：順天之時，而病可與期[9]。順者爲工，逆者爲麤[10]。

【注释】

[1] 阴阳喜怒：阴阳，此指房事不节。喜怒，指七情过用。

[2] 气合而有形：邪气侵犯人体可以产生不同的病状。气合，指邪气侵犯机体。有形，即脉症之病形。

[3] 旦慧、昼安、夕加、夜甚：指疾病在一昼夜中的变化规律，即平旦减轻，白昼稳定，傍晚加重，深夜最重。慧，即神志清爽，指病情减轻；安，即安适、平稳，指病情轻而稳定；加，指病情加重；甚，指病情严重。

[4] 人气：此指人体阳气。

[5] 其时有反者：有时病情轻重变化与旦慧、昼安、夕加、夜甚的规律不相应。反，违反、不相应之意。张介宾注："反，谓不应前说也。"

[6] 藏独主其病：指脏腑本身的病变单独支配着病情的变化，而一日四时之气对疾病的影响不大。

[7] 以藏气之所不胜时者甚：指受病之脏的五行属性被时日的五行属性所克制时，病情就会加重。如肝病逢庚辛日、申酉时（金克木），脾病逢甲乙日、寅卯时（木克土），肾病逢戊己日、辰戌丑未时（土克水），心病逢壬癸日、亥子时（水克火），肺病逢丙丁日、巳午时（火克金），病情就会加重。

[8]以其所胜时者起：指受病之脏的五行属性克制时日的五行属性时，病情就会减轻。如肝病逢戊己日、辰戌丑未时（木克土），脾病逢壬癸日、亥子时（土克水），肾病逢丙丁日、巳午时（水克火），心病逢庚辛日、申酉时（火克金），肺病逢甲乙日、寅卯时（金克水），病情就会好转。起，此指病情好转。

[9]顺天之时，而病可与期：根据天时变化规律对病情的影响可以预测疾病预后善恶。根据时日的五行属性与五脏之间的生克关系，择所胜时日刺治，病情可按时日好转。

[10]顺者为工，逆者为粗：指能顺应时气盛衰，根据脏腑虚实施行恰当治疗，则为高明的医生，否则即为庸医。张志聪注："故良工顺天之时，以调养五行之气，则病之起可与之期，若不知天地阴阳四时五行之理者，不可以为工矣。"粗，指粗工，即医疗水平低劣的医生。

【分析】

本段论述了人体阳气一日中盛衰变化规律，指出了疾病"旦慧、昼安、夕加、夜甚"的变化规律，提出了"顺天之时"诊治疾病的原则。

1. 人体阳气一日中盛衰变化规律。原文认为人体阳气随着自然界阳气消长而产生相应的盛衰变化。自然界有春生、夏长、秋收、冬藏的年节律，一日之中阴阳消长变化似四时，故人体阳气也具有平旦生、日中长、日入收、夜半藏的周期变化节律。正如张介宾注："春之生，阳气升也；夏之长，阳气盛也；秋之收，阳气降也；冬之藏，阳气伏也。是气之常，皆以阳气为言也。天地之交，四时之序，惟阴阳升降而尽之矣……大而一岁，小而一日，无不皆然，故一日亦分四时也。"

2. 人体疾病"旦慧、昼安、夕加、夜甚"的变化规律。文中认为朝则正气始盛，邪气始衰，故病情减轻；日中正气旺盛，正气盛则能胜邪气，故病情相对稳定；夕则正气渐衰，正气衰则邪气渐胜，故病情加重；夜半则阳气潜伏于内，邪气独盛于身，故病情严重。诸如心脏病、慢性肺系疾病等都存在着昼轻夜重的情况，这充分体现了中医学的"天人相应"的整体医学思想。文中还指出影响疾病的因素是多方面的，也有"不应四时之气，脏独主其病"的情况，临证中当灵活对待。

3. 顺天之时，而病可与期。原文指出"顺天之时，而病可与期"，即顺应天时诊治疾病，可以达到调其虚实的目的，也可以判断疾病预后善恶，这是"天人相应"整体观在诊断学及治疗学上的具体运用。

网上更多……

👤 语译　　　　📝 习题与答案　　　　⚤ 医案举隅

靈樞·五變第四十六（节选）

靈樞·本藏第四十七（节选）

【篇解】

本，即根本。本藏，以脏腑为根本的意思。本篇论述精、神、血、气、魂、魄均藏于五脏，水谷津液则在六腑中传化，脏腑正常则人常平，故人以脏腑为本，故名曰"本藏"。本篇阐述了经脉血气精神及五脏六腑的功能特点，指出了五脏位置高低与体质发病的关系等。本篇是《内经》论述藏象理论的重要篇章，对临床诊治疾病具有重要价值。

【原文】

黄帝問於岐伯曰：人之血氣精神者，所以奉生而周於性命[1]者也。經脈者，所以行血氣而營陰陽[2]，濡筋骨，利關節者也。衛氣者，所以溫分肉，充皮膚，肥[3]腠理，司開闔[4]者也。志意者，所以御精神[5]，收魂魄，適寒溫，和喜怒者也。是故血和則經脈流行，營復陰陽[6]，筋骨勁強，關節清利矣。衛氣和則分肉解利[7]，皮膚調柔，腠理緻密矣。志意和則精神專直[8]，魂魄不散，悔怒不起，五藏不受邪矣。寒溫和則六府化穀，風痹不作，經脈通利，支節得安矣。此人之常平也。五藏者，所以藏精神血氣魂魄者也；六府者，所以化水穀而行津液者也。此人之所以具受於天也，無愚智賢不肖，無以相倚[9]也。

【注释】

[1] 奉生而周于性命：奉养生命而维护生命活动。奉，养也。周，周全、保全。张介宾注："奉，养也。周，给也。人身以血气为本，精神为用，合是四者以奉生，而性命周全矣。"

[2] 营阴阳：运行气血于三阴三阳经脉。营，有营运与滋养二义。杨上善注："十二经脉，行营血气，营于三阴三阳。"

[3] 肥：此有充养、滋养之意。

[4] 司开合：此指主司腠理汗孔的开合。司，主管。

[5] 御精神：统摄精神。御，驾驭、统摄之意。

[6] 营复阴阳：气血流动循环往复，营运于周身。复，往复。

[7] 分肉解(xiè)利：指肌肉滑润，气机通利。

[8] 精神专直：指精神集中，思维敏捷。张介宾注："专直，如《易·系》所谓其静也专，其动也直，言其专一而正也。"

［9］倚：张介宾注："倚，偏也，一曰当作异。"

【分析】

本段论述了血气精神、经脉、卫气、志意在人体的重要作用，指出了"人之常平"的健康标准，对今之养生保健预防疾病具有重要意义。

1. 血气精神在生命活动中的重要作用。文中指出血气精神是奉养生命及维护人生命活动的基本物质，也是脏腑功能活动的物质基础。血气精神相互为用，四者在人的生命活动过程中均起着重要作用。

2. 经脉、卫气、志意的重要作用。原文认为经脉是气血运行的通道，具有运行血气，调节阴阳，滋养筋骨，滑利关节的作用；卫气具有温煦肌肉，充养皮肤，充实腠理，主管腠理汗孔开合的作用；志意具有统御精神，安定魂魄，调适寒温，调和喜怒的作用，在此包括人体自身对情志及外界寒暑变化的调节能力。

3. "人之常平"的健康标准。"人之常平"，指健康无病之人。健康无病的基本标准是"和"，应该是"血和""卫气和""志意和""寒温和"。指出健康的基本标准是气血运行和畅、精神活动协调、能够适应自然环境。近年，世界卫生组织提出关于健康的定义：①躯体无异常；②心理活动正常；③能适应外界环境；④道德健康。与本篇关于"人之常平"的健康无病标准及《内经》提倡道德修养等养生理念，是基本相符的。这在两千多年前的《内经》时代提出，是十分可贵的。

4. 血气精神与脏腑功能密切相关。血气精神源于五脏六腑的功能协调，分别藏于五脏，需要六腑"化水谷而行津液"不断补充滋养。五脏六腑功能正常则血气精神化源充足，化源充足又能滋养五脏六腑使其功能维持正常。因此，血气精神与脏腑功能之间相辅相成，关系密切。

网上更多……

　语译　　　　习题与答案　　　　医案举隅

靈樞·五色第四十九（节选）

【篇解】

五色,指青、赤、黄、白、黑。本篇主要论述了五色内应脏腑及其主病,并指出通过观察面部色泽变化可辨别脏腑疾病的新久、浅深及预后顺逆等。全篇紧紧围绕五色望诊展开讨论,故名曰"五色"。望五色是中医望诊的重要内容之一,本篇是面部色诊的纲领,篇中望面部五色的诊病方法已经发展成为中医诊断学望诊的重要内容。

（一）

【原文】

雷公問於黄帝曰：五色獨決於明堂乎？小子[1]未知其所謂也。黄帝曰：明堂者鼻也,闕者眉間也,庭者顏[2]也,蕃者頰側也,蔽者耳門也,其間欲方大[3],去之十步,皆見於外[4],如是者壽必中百歲[5]。

雷公曰：五官之辨奈何？黄帝曰：明堂骨高以起,平以直,五藏次於中央,六府挾其兩側[6],首面上於闕庭[7],王宫在於下極[8],五藏安於胷中,眞色以緻,病色不見,明堂潤澤以清,五官惡得無辨乎？雷公曰：其不辨者,可得聞乎？黄帝曰：五色之見也,各出其色部。部骨陷者[9],必不免於病矣。其色部乘襲[10]者,雖病甚,不死矣。雷公曰：官五色[11]奈何？黄帝曰：青黑爲痛,黄赤爲熱,白爲寒,是謂五官。

【注释】

[1] 小子：雷公的自谦之词。

[2] 颜：额部,此指天庭。

[3] 方大：端正、宽大之意。

[4] 去之十步,皆见于外：距离十步以外,仍能看得清楚。

[5] 中（zhòng）百岁：指能享尽天赋的百岁寿命。中,符合,正好对上。引申为得以享尽之意。

[6] 五藏次于中央,六府挟其两侧：五脏反映于面部的位置是依次排列在面部中央,六腑反映的部位则是夹附于鼻的两旁。次,次第。

[7] 首面上于阙庭：指额部和眉间的部位,为头面所主。

[8] 王宫在于下极：两目之中的部位,由心所主。张介宾注"下极居两目之中,心之部也。心为君主,故曰王宫。"

[9] 部骨陷者：面部分属于五脏的各个部位凹陷,出现病色。

[10] 乘袭：指子色见于母位。张志聪注："承袭者,谓子袭母气也,如心部见黄,肝部见赤,肺部见黑,肾部见青,此子之气色,乘袭于母部虽病甚不死,盖从子以泄其母病也。"

[11] 官五色：面部五色所主的证候。官,主也。

【分析】

本段论述了面部望诊部位、察五色的要点,指出根据面部色泽可测知五脏盛衰。

1. 面部望诊部位及察五色的要点。文中指出面部望诊的重点在明堂鼻部,并认为颜面各部端正、宽大,表明脏腑功能强盛,主长寿。文中具体指出五脏六腑反映在面部的大致分布部位(图1)。这些理论是古代医家根据"有诸内,必形诸外"的道理,长期临床实践观察的经验总结。《内经》认为脏腑藏于内,而其气荣于外,这就是观察颜面各部色泽变化,可以测知内在脏腑精气盛衰变化的道理所在。

2. 诊面部色泽以知五脏盛衰。文中指出面部内应五脏,面部为经络所会、气化所通、神明所发之处。若五脏安定平和,则面部明堂也必然表现出清明润泽;如果颜面色泽显出病色,且分属于五脏的各个部位出现凹陷,则说明该部位相应脏腑发生病变;如果某部见有相生之色乘袭,为彼此生旺,病虽甚不死。文中还指出了五色主病的一般规律是"青黑为痛,黄赤为热,白为寒"。

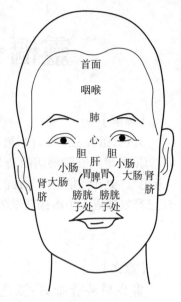

图1 面部色诊分属部位图

(二)

【原文】

雷公曰:人不病卒死,何以知之? 黄帝曰:大氣[1]入於藏府者,不病而卒死矣。雷公曰:病小愈而卒死者,何以知之? 黄帝曰:赤色出兩顴,大如母指者,病雖小愈,必卒死。黑色出於庭,大如母指,必不病而卒死。雷公再拜曰:善哉! 其死有期乎? 黄帝曰:察色以言其時。

雷公曰:善乎! 願卒聞之。黄帝曰:庭者,首面也[2];闕上者,咽喉也[3];闕中者,肺也[4];下極者,心也[5];直下者,肝也[6];肝左者,膽也[7];下者,脾也[8];方上者,胃也[9];中央者,大腸也[10];挾大腸者,腎也[11];當腎者,臍也[12];面王以上者,小腸也[13],面王以下者,膀胱子處也[14];顴者,肩也[15];顴後者,臂也[16];臂下者,手也[17];目內眥上者,膺乳也[18];挾繩而上者,背也[19];循牙車以下者,股也[20];中央者,膝也[21];膝以下者,脛也;當脛以下者,足也;巨分者,股裏也[22];巨屈者,膝臏也[23]。此五藏六府支節之部也,各有部分。有部分,用陰和陽,用陽和陰,當明部分,萬舉萬當,能別左右[24],是謂大道,男女異位[25],故曰陰陽。審察澤夭,謂之良工。

【注释】

[1] 大气:大邪之气,即厉害的邪气。

[2] 庭者,首面也:额部,是反映头面的部位。

[3] 阙上者,咽喉也:眉心以上,是反映咽喉的部位。

[4] 阙中者,肺也:眉间,是反映肺的部位。

[5] 下极者,心也:两眼之间,是反映心的部位。

[6] 直下者,肝也:鼻柱是反映肝的部位。

［7］肝左者，胆也：鼻梁的两侧，是反映胆的部位。

［8］下者，脾也：鼻梁以下至鼻准，是反映脾的部位。

［9］方上者，胃也：鼻准头的两旁，是反映胃的部位。

［10］中央者，大肠也：两颧骨稍下，是反映大肠的部位。

［11］挟大肠者，肾也：即颊部，是反映肾的部位。

［12］当肾者，脐也：颊部的下方，是脐所主的部位。

［13］面王以上者，小肠也：鼻准之端的上方两侧，是反映小肠的部位。面王，即鼻准之端。

［14］面王以下者，膀胱子处也：鼻准之端的下方，即人中，是反映膀胱和子宫的部位。

［15］颧者，肩也：颧部，是反映肩的部位。

［16］颧后者，臂也：颧部的后面，是反映臂的部位。

［17］臂下者，手也：臂部的下方，是反映手的部位。

［18］目内眦上者，膺乳也：眼内角的上方，是反映胸和乳房的部位。

［19］挟绳而上者，背也：耳边之上的位置，是反映背的部位。

［20］循牙车以下者，股也：沿着牙床（颊车穴附近）以下，是反映大腿的部位。

［21］中央者，膝也：两牙床的中央处，是反映膝的部位。

［22］巨分者，股里也：口角两侧的大纹处，是反映股内侧的部位。

［23］巨屈者，膝膑也：颊下的曲骨部，是反映膝盖的部位。

［24］能别左右：指能够辨别左右阴阳规律。

［25］男女异位：指男女疾病面部颜色的转移部位不同。

【分析】

本段首先指出了大邪之气入中脏腑的外在征象，以及五脏六腑、全身肢体在面部的望诊部位。

1. 大邪之气入中脏腑的外在征象。文中认为大邪之气入中脏腑时，在面部有征象显现，如两颧出现赤色如拇指大或天庭出现黑色大如拇指，为预后不良的恶色，多致突然死亡，这是一种独特的颜色形状，呈现成块成条，聚而不散，与周围正常皮色有较明显的界限，此由脏腑之气大虚，大邪之气入中所致。该理论对于临床诊断疾病判断预后有参考价值。

2. 五脏六腑和全身肢体关节在颜面的望诊部位。原文指出面部望诊时首先必须了解其色诊分属部位，辨别左阳右阴的属性，并掌握男女在望诊上的差异，详察色泽上的润泽枯乏，才能作出正确的诊断。

现代生物全息规律研究发现，生物体的任何一个相对独立的部位，在化学组成的模式上与整体相同，是整体的成比例的缩小，能够反映整体的生命信息。人体是自然生物之一，也具有此全息现象和规律。人体的任何一个相对独立的部分如面、目、舌、耳、手、足、肢节等，均寓藏着整体的生命信息，五脏六腑全身的功能盛衰状况均可以在这些部位上反映出来，这一认识与中医学理论有惊人的相似之处。

（三）

【原文】

沉浊为内，浮泽为外，黄赤为风，青黑为痛，白为寒，黄而膏润为脓，赤甚者为血，痛甚为挛，寒甚为皮不仁。五色各见其部，察其浮沉，以知浅深；察其泽夭，以观成败；

察其散摶,以知遠近;視色上下,以知病處;積神於心,以知往今[1]。故相氣不微,不知是非[2],屬意勿去[3],乃知新故。色明不麤,沉夭爲甚,不明不澤,其病不甚。其色散,駒駒然[4]未有聚,其病散而氣痛,聚未成也。

【注释】

[1] 积神于心,以知往今:聚精会神地分析色泽的变化,就可以了解疾病以往的情况和当前的发展变化。

[2] 相气不微,不知是非:观察色泽不能细致入微,就无法判断正常和异常。

[3] 属意勿去:指诊治时专心致志分析,不要分散注意力。

[4] 驹驹然:形容病色如幼马奔跑无定,散而不聚的样子。驹,幼马。

【分析】

本段论述了察色的方法及临床意义。

1. 察色的要领及其临床意义。原文指出辨色泽主病的临床意义:色黄赤主风病;色青黑主疼痛、拘挛;色白,主寒病、皮不仁。色浮于外主病轻浅在表,色沉于内主病深沉在里;色润泽主病轻而顺,色枯夭主病重而逆;色散不结聚主病轻而短,色聚而不散主病久而重;色在上则病在上,色在下则病在下。

2. 察色的要求及对后世的影响。察色总的要求是"积神于心,以知往今"、"属意勿去,乃知新故",即要求医生做到全神贯注、细心入微地观察,才能了解疾病的过去与现状,从而做出正确的诊断。避除"相气不微,不知是非"的粗枝大叶、草率从事的不良医风。

《内经》察色方法对后世中医学望色诊法产生了深远影响。汪宏的《望诊遵经》将其发展为"相气十法",即浮、沉、清、浊、微、甚、散、抟、泽、夭,用以判断疾病的表、里、阴、阳、虚、实、新、久、轻、重。

网上更多……

▤ 语译　　　 ✐ 习题与答案　　　 ☿ 医案举隅

靈樞·天年第五十四

【篇解】

天年，指天赋的寿数，即人的自然寿命。本篇论述了人体生、长、壮、老、已的生命过程，以及先天禀赋强弱、五脏坚固与否、气血调和状况等与寿夭的关系，故名曰"天年"。全篇围绕人的自然寿数进行讨论，阐述了人体生命形成，长寿的面部特征，人体生命生长壮老的过程及各阶段特点，指出了中寿而尽的原因等。本篇是《内经》论人体生命活动及寿数的重要篇章，强调了先天禀赋的重要作用。

（一）

【原文】

黄帝問於岐伯曰：願聞人之始生，何氣築爲基[1]，何立而爲楯[2]，何失而死，何得而生？岐伯曰：以母爲基，以父爲楯[3]。失神者死，得神者生也。黄帝曰：何者爲神？岐伯曰：血氣已和，營衛已通，五藏已成，神氣舍心，魂魄畢具，乃成爲人。

【注释】

[1] 基：基础，事物的根本。

[2] 楯(shǔn)：栏槛。此处引申为护卫和遮蔽的意思。《说文》："楯，阑槛也。"

[3] 以母为基，以父为楯：指人体胚胎的形成，全赖父精母血的结合。阴精为基础，阳气为外卫，阴阳互用，从而促成了胚胎的生长发育。马莳注："方其始生，赖母以之为基，坤道成物也，赖父以之为楯，阳气以为捍卫也。"

【分析】

本段论述了人体生命形成的物质基础，强调了"失神者死，得神者生"的重要意义。

1. 父精母血乃人体生命形成的物质基础。原文提出"以母为基，以父为楯"的重要观点，认为人体生命的形成依赖母血为之基、父精为之楯。父精为阳，母血为阴，阴为基，阳为用，阴阳交感互用而形成胚胎，继而气血调和，营卫畅通，脏腑发育完全，神气内舍于心，魂魄具备，此时脱离母体，成为独立的个体新生命。

2. "失神者死，得神者生"的意义。原文突出了"形神合一"的人体生命观。"失神者死，得神者生"强调形与神的统一，形可寓神，神依附于形；离开了神的形体，就会失去生存的意义。

（二）

【原文】

黄帝曰：人之壽夭各不同，或夭壽，或卒死，或病久，願聞其道。岐伯曰：五藏堅固[1]，血脈和調，肌肉解利[2]，皮膚緻密，營衛之行，不失其常，呼吸微徐[3]，氣以度行[4]，六府化穀，津液布揚[5]，各如其常，故能長久。黄帝曰：人之壽百歲而死，何以致之？岐伯曰:使道[6]隧以长,基墙高以方[7],通调营卫,三部三里[8]起,骨高肉满,百岁乃得终。

【注释】

[1] 五藏坚固:指五脏精气密固。杨上善注:"谓五脏形,坚而不虚,固而不变。"

[2] 肌肉解利:肌肉滑润通利无滞。

[3] 呼吸微徐:气息匀畅平稳。杨上善注:"谓吐纳气,微微不粗,徐徐不疾。"

[4] 气以度行:气血运行速度与呼吸节律之间保持着正常的比例关系,即气血运行和缓。杨上善注:"呼吸定息,气行六寸,以循度数,日夜百刻。"

[5] 津液布扬:津液的输布畅通无阻。

[6] 使道:杨上善注:"谓是鼻孔使气之道。"意指鼻孔。张介宾注:"使道指七窍而言。"马莳注:"使道者,水沟也。俗云人中。"意指人中沟。

[7] 基墙高以方:指面部轮廓清楚,肌肉高厚方正。

[8] 三部三里:杨上善注:"三部,谓三焦部也。三里,谓是膝下三里,胃脉者也。"张介宾注:"凡营卫部里及骨高肉满,若此者,即致寿之道。"

【分析】

本段指出了决定人之寿夭的因素。原文论述了长寿之人必须具备体质强壮、五脏坚固、六腑功能正常、血脉调和、肌肉解利、皮肤致密等条件。文中指出决定人生命寿夭的因素,有先天禀赋,也有后天调养,先天条件是内因和基础,后天调养是外因和条件,两者相互作用,缺一不可。

(三)

【原文】

黄帝曰:其气之盛衰,以至其死,可得闻乎? 岐伯曰:人生十岁,五藏始定,血气已通,其气在下[1],故好走[2]。二十岁,血气始盛,肌肉方长,故好趋[2]。三十岁,五藏大定,肌肉坚固,血脉盛满,故好步[2]。四十岁,五藏六府,十二经脉,皆大盛以平定,腠理始疏,荣华颓落,髪颇斑白,平盛不摇[3],故好坐。五十岁,肝气始衰,肝叶始薄,胆汁始减[4],目始不明。六十岁,心气始衰,苦忧悲,血气懈惰[5],故好卧。七十岁,脾气虚,皮肤枯。八十岁,肺气衰,魄离,故言善误。九十岁,肾气焦[6],四藏经脉空虚。百岁,五藏皆虚,神气皆去,形骸独居而终矣。

【注释】

[1] 其气在下:指阳气自下而生。马莳注:"其气在下,气盛于足之六经也。"张志聪注:"此言人之生长,从阴而生,自下而上,故曰其气在下。"

[2] 走、趋、步:《说文》段注:"《释名》曰:徐行曰步,疾行曰趋,疾趋曰走。"

[3] 发颇斑白,平盛不摇:渐生白发,人体达到限度,不再生长。张介宾注:"人当四十,阴气已半,故发颇斑白而平盛不摇好坐者,衰之渐也。"颇,稍微。斑白,花白。

[4] 灭:《太素》《甲乙经》均作"减",可从。

[5] 血气懈惰:指气血运行迟缓无力。

[6] 焦:枯竭。

【分析】

本段指出了人体生、长、壮、老、已的生命规律及各阶段表现特征,指出了人体衰老过程中脏腑衰退的次第,对研究人体生命活动规律、养生保健祛病延年具有重要意义。

1. 人体生长壮老已的生命规律。文中以十岁为一个阶段,论述了人体生长壮老已的生命规律,根据不同阶段的生理特点,以"好走""好趋""好步""好坐""好卧"等描述了各阶段的生命表现特征,对于探讨人体生命规律提供了理论依据,具有重要研究价值。

2. 人体脏腑功能衰退的次第。原文指出人体生命在衰老的过程中,各脏腑功能是按照五行相生的顺序依次衰退的,说明各脏腑功能衰退有早有晚且具有一定规律。这对于研究生命规律,探索健康长寿之道具有重要意义。

《内经》研究生命规律的篇章有三:《素问·上古天真论》以女七男八为一个阶段,从肾气盛衰角度,研究了人体生长发育及衰老的过程,阐释了人体生殖机能的盛衰在人体生命过程中起的重要作用。《素问·阴阳应象大论》从年四十论至年六十,阐述了不运用七损八益等养生之道是早衰的原因。本篇《灵枢·天年》以十岁为阶段、从五脏盛衰的角度,探讨了人体生命生长壮老已的生命过程。三篇虽然所述角度不同,但对探索生命科学、研究人体生命活动规律均具有重要价值。

(四)

【原文】

黄帝曰:其不能終壽而死者,何如? 岐伯曰:其五藏皆不堅,使道不長,空外以張[1],喘息暴疾,又卑基墻,薄脈少血,其肉不石[2],數中風寒,血氣虛,脈不通,真邪相攻,亂而相引[3],故中壽而盡也。

【注释】

[1] 空外以张:指鼻孔外张。

[2] 其肉不石:肌肉松弛不坚实。《太素》"石"作"实"。

[3] 乱而相引:指真气衰败,邪气侵入。张介宾注:"正本拒邪,正气不足,邪反随之而入,故曰相引。"

【分析】

本段阐述了中寿而尽的原因,指出了人之寿命与先天禀赋密切相关,先天体质强弱对寿命有一定影响。

1. 中寿而尽的原因。本节原文指出中寿而尽的原因是:内有五脏不坚,外有数中风寒,身体抗病力低下,气血虚少,经脉涩滞不通,则"真邪相攻,乱而相引,故中寿而尽"。

2. 人之寿命与先天禀赋密切相关。文中认为,禀赋强者多长寿,其人外在面部特征是"使道隧以长,基墙高以方""骨高肉满";禀赋弱者多夭寿,其人外在面部特征是"使道不长,空外以张""卑基墙"。本文所述先天禀赋与寿命相关的理论,对于保养先天真气,提倡优生优育等具有重要指导意义。

网上更多……

  语译   习题与答案   医案举隅

靈樞·五味第五十六（节选）

【篇解】

五味，即酸、苦、甘、辛、咸五味。本篇主要阐述五谷、五菜、五果、五畜中的酸、苦、甘、辛、咸五味与人体五脏的关系，并说明了饮食五味对于五脏病证的宜忌，故名曰"五味"。五味入五脏理论是《内经》理论体系中的重要内容，也是后世药物气味归经理论形成的基础，对指导临床用药及饮食调养具有重要意义。

【原文】

黄帝曰：顾聞穀氣有五味，其入五藏，分别奈何？伯高曰：胃者，五藏六府之海也，水穀皆入於胃，五藏六府皆稟氣於胃。五味各走其所喜，穀味酸，先走肝；穀味苦，先走心；穀味甘，先走脾；穀味辛，先走肺；穀味咸，先走腎。穀氣津液已行，營衛大通，乃化糟粕，以次傳下。

黄帝曰：營衛之行奈何？伯高曰：穀始入於胃，其精微者，先出於胃之兩焦[1]，以溉五藏，别出兩行，營衛之道。其大氣[2]之搏[3]而不行者，積於胷中，命曰氣海[4]，出於肺，循喉咽，故呼則出，吸則入。天地之精氣，其大數常出三入一[5]，故穀不入，半日則氣衰，一日則氣少矣。

【注释】

［1］胃之两焦：两焦，指上焦和下焦。张介宾注："先出于胃，即中焦也。而后至上下两焦，以溉五脏。之，至也。"

［2］大气：即宗气。张介宾注："大气者，宗气也。"

［3］搏（tuán）：聚之意。

［4］气海：张介宾注："气海，即上气海，一名膻中，居于膈上。"

［5］出三入一：张介宾注："人之呼吸，通天地之精气，以为吾身之真气。故真气者，所受于天，与谷气并而充身也。然天地之气，从吸而入；谷食之气，从呼而出。总计出入大数，则出者三分，入止一分。惟其出多入少，故半日不食，则谷化之气衰；一日不食，则谷化之气少矣。知气为吾身之宝，而得养气之玄者，可以语道矣。"

【分析】

本段论述了药食五味入胃后，先走其所喜之脏，分析了"谷不入，半日则气衰，一日则气少"的道理，提出了胃为"五脏六腑之海"的观点。

1. 五味入五脏。古人在长期的生活和医疗实践中发现，药食五味入胃后各先走其所喜之脏，酸味先走肝，苦味先走心，甘味先走脾，辛味先走肺，咸味先走肾。需要注意的是，五味是先入其所喜之脏，之后入五脏，不是只入某一脏而不入他脏。

《内经》多篇阐述五味入五脏、五味药食宜忌的问题，不仅是临床调治脏腑病的依据，也对后世方剂学的制方组方产生了深远的影响。张仲景将《内经》五味入五脏理论运用于遣方用药之中,如小建中汤用甘草、大枣、饴糖之甘味来养中焦,以达到补益中焦阳气的目的;大黄黄连泻心汤,用苦味以泻心火;酸枣仁汤用酸味入肝安魂治失眠等。

2. 胃者,五脏六腑之海。饮食五味是人类赖以生存的基本物质,是五脏六腑功能活动的基础。五味入口,经胃的受纳腐熟,其精微营养五脏六腑。可见,胃是五脏六腑精气化生的源泉,故曰胃者,五脏六腑之海,五脏六腑皆禀气于胃。

3. 谷不入,半日则气衰,一日则气少的道理。水谷入胃,其精气出于中焦,灌溉五脏,化生营卫,精微之大气即宗气,抟而不行,积于胸中命曰气海。鼻吸气则入气海,鼻呼出之气也从气海出。谷化的精气呼则出之,天地之精气吸则入之,其比例大约是三比一,即谷化之精气呼出三分,则天地之精气吸入一分,是呼多吸少,出多入少。因此,人若半日不进水谷则精气衰,一日不食则气少。

网上更多……

　　语译　　　　习题与答案　　　　医案举隅

靈樞·水脹第五十七

【篇解】

水脹,指津液代谢障碍,水饮内停所致的以浮肿、腹胀为主症的一类病证。本篇主要论述了水脹、肤胀、鼓胀、肠覃、石痕的病因病机、临床表现、鉴别诊断及治疗要点。由于篇首即论水脹,故名曰"水脹"。篇中所论病证,均有腹部肿大的表现,但在病因病机等方面均有不同,文中指出应抓住病机予以鉴别。本篇对临床治疗水饮内停所致的相关病证具有重要指导意义。

（一）

【原文】

黄帝問於岐伯曰:水[1]與膚脹、鼓脹、腸覃、石痕、石水[2],何以別之? 岐伯曰:水始起也,目窠[3]上微腫,如新臥起之狀,其頸脈動[4],時欬,陰股間寒[5],足脛腫,腹乃大,其水已成矣。以手按其腹,隨手而起,如裹水之狀,此其候也。黄帝曰:膚脹[6]何以候之? 岐伯曰:膚脹者,寒氣客於皮膚之間,殼殼然不堅,腹大,身盡腫,皮厚,按其腹,窅而不起[7],腹色不變,此其候也。鼓脹[8]何如? 岐伯曰:腹脹身皆大,大與膚脹等也,色蒼黄,腹筋起[9],此其候也。

【注释】

[1] 水:指水脹。

[2] 石水:病名。本篇对于石水有问无答,疑原文有缺漏。根据《素问·阴阳别论》《素问·大奇论》《灵枢·邪气脏腑病形》的阐述,当为以少腹水肿为主要表现的一类病证。

[3] 目窠(kē):即眼睑。窠,《太素》作"裹",当据改。

[4] 颈脉动:指人迎脉搏动明显。因水湿内停,内泛血脉,脉中水气涌动所致。王冰注:"水气上溢,则肺被热熏,阳气上逆,故颈脉盛鼓而咳喘也。颈脉,谓耳下及结喉傍人迎脉也。"

[5] 阴股间寒:大腿内侧因水湿所伤感觉寒冷。阴股,大腿内侧。

[6] 肤胀:病名。指因阳气不足,寒气留于皮肤,致使全身肿胀的病证。

[7] 窅(yǎo)而不起:以手按其腹,不能随手而起。窅,凹陷。

[8] 鼓胀:病名。以腹胀大如鼓,皮色苍黄,腹壁青色脉络暴露为主要临床表现的一类病证。

[9] 腹筋起:腹壁络脉怒张,青筋显露或突起。

【分析】

本段论述了水脹、肤胀、鼓胀的症状及鉴别要点。

1. 水脹、肤胀、鼓胀的主要症状及病机。文中指出水脹的主要症状有目窠上微肿,颈脉动甚,咳嗽,足脛肿,腹肿大如裹水之状等;病机为阳气不达,水湿停聚。肤胀的主要症状有腹部胀大,全身肿胀,但腹部不坚硬,皮厚,以手按其腹窅而不起;病机为寒邪所伤,阳气阻滞,水饮留而不行。鼓胀的主要症状有腹胀身皆大,色苍黄,腹筋起;病机为肝脾失和,气滞水泛,血行瘀阻。

2. 水胀与鼓胀的鉴别要点。水胀与肤胀都有腹大身肿的症状,但是肤胀其病在气,腹色不变;而鼓胀其病在血,以腹色苍黄、腹筋起为特点,病机关键是气血瘀阻,故治疗重在活血。

"石水",本篇只见病名未见描述。《太素》云:"石水一种,缺而不解也。"但《内经》他篇有所论及,如《灵枢·邪气脏腑病形》云:"肾脉……微大为石水,起脐已下至小腹腄腄然,上至胃脘,死不治。"《素问·大奇论》云:"肾肝并沉为石水。"《素问·阴阳别论》云:"阴阳结斜,多阴少阳曰石水,少腹肿。"石水是以少腹重坠肿胀为特征的病证。命名为石水,是因少腹按之硬满如石之故。病因为寒水之邪凝聚于少腹。由于肝肾位居下焦,阳气不足,水寒痼结,故石水见肝肾之脉俱沉,《金匮要略》亦有"石水其脉自沉,外证腹满不喘"的论述。

(二)

【原文】

肠覃[1]何如?岐伯曰:寒气客於肠外,與衛氣相搏,氣不得榮,因有所繫,癖而内著[2],惡氣乃起,瘜肉[3]乃生。其始生也,大如雞卵,稍以益大,至其成,如懷子之狀,久者離歲,按之則堅,推之則移,月事以時下,此其候也。

石瘕[4]何如?岐伯曰:石瘕生於胞中,寒氣客於子門[5],子門閉塞,氣不得通,惡血當瀉不瀉,衃[6]以留止,日以益大,狀如懷子,月事不以時下。皆生於女子,可導而下[7]。

黃帝曰:膚脹、鼓脹,可刺邪?岐伯曰:先瀉其脹之血絡,後調其經,刺去其血絡也。

【注释】

[1] 肠覃(xùn):古病名,指肿物生于肠部,形如菌状。覃,通"蕈",菌类。

[2] 癖而内著(zhuó):指寒邪在体内停留。癖,积也。著,留也。

[3] 瘜肉:赘生于肌肉的肿物。

[4] 石瘕:病名。因寒邪内侵,瘀血留于胞宫所致以腹内积块坚硬如石,状如怀子的病证。

[5] 子门:子宫口。张介宾注:"子门,即子宫之门也。"

[6] 衃(pēi):张介宾注:"衃,凝败之血也。"

[7] 可导而下:指逐瘀的方法。杨上善注:"可以针刺导而下之。"丹波元简注:"导,谓坐导药,其病在胞中,故用坐药以导下之。"

【分析】

本段论述了肠覃、石瘕的病因病机、症状特点、鉴别要点及治疗方法。

肠覃是因寒邪客于肠外,寒邪与卫气相搏结,气血凝滞,日久形成结块的一类病证。肿物初期大如鸡卵,随着病情的发展,腹部可胀大如怀子。按其包块质地坚硬,推之可移,由于其病不在胞宫,故月经可按时来潮。石瘕是因寒邪侵袭胞宫,使胞宫经血排泄不畅,恶血在胞宫凝结成块,随着病情的发展,也可出现腹部胀大如怀子的症状表现。因其病在子宫,影响经血,故月经不能按时来潮。

肠覃与石瘕均是寒邪内侵,气血凝滞,在腹部结聚成块的病证,两者均有腹部肿块按之坚硬,发病后期皆有腹大状如怀子的表现。其鉴别要点在于:肠覃生于肠外,男女皆可发病,若女子患病则经血排泄不受影响;石瘕生于胞宫,只发于女子,经血排泄多受其影响,表现为经血排泄失常。

在治疗上,因肠覃与石瘕均为寒邪凝滞,气血郁结所致的腹部肿块,故均可用通导逐瘀之法治疗。

网上更多……

👤≡ 语译　　📝 习题与答案　　⚥ 医案举隅

靈樞·賊風第五十八（节选）🌐

靈樞·玉版第六十（节选）🌐

靈樞·百病始生第六十六

【篇解】

百病，泛指多种疾病；始生，开始发生。本篇论述了多种疾病发生的病因病机、外感邪气侵犯人体的途径及发病规律，故名曰"百病始生"。本篇强调了人体正气在发病中的主导作用，提出了"风雨寒热不得虚，邪不能独伤人"的观点，阐述了"三部之气，所伤异类"的道理，以及积证的病因病机。本篇是《内经》论病因病机及发病的重要篇章，篇中所述理论是中医病因病机理论的重要内容，对后世影响深远。

（一）

【原文】

黄帝問於岐伯曰：夫百病之始生也，皆生於風雨寒暑，清濕[1]喜怒。喜怒不節則傷藏，風雨則傷上，清濕則傷下。三部之氣[2]，所傷異類，願聞其會。岐伯曰：三部之氣各不同，或起於陰，或起於陽，請言其方[3]。喜怒不節，則傷藏，藏傷則病起於陰也；清濕襲虛[4]，則病起於下；風雨襲虛，則病起於上，是謂三部。至於其淫泆[5]，不可勝數。

黄帝曰：余固不能數，故問先師，願卒聞其道。岐伯曰：風雨寒熱，不得虛，邪不能獨傷人。卒然逢疾風暴雨而不病者，蓋無虛，故邪不能獨傷人，此必因虛邪之風[6]，與其身形，兩虛相得[7]，乃客其形，兩實相逢[8]，衆人肉堅。其中於虛邪也，因於天時，與其身形，參以虛實，大病乃成，氣有定舍，因處爲名[9]，上下中外，分爲三員[10]。

【注释】

[1] 清湿：指寒湿之邪。清，同"凊（qìng 音庆）"，寒也。

[2] 三部之气：即伤于上部的风雨，伤于下部的清湿，伤于五脏的喜怒等三类邪气。

[3]方:道理,规律。

[4]袭虚:邪气乘人体正虚而侵入。

[5]淫泆:指邪气在体内浸淫传变。淫,浸淫;泆,同"溢",有扩散之意。

[6]虚邪之风:泛指四时不正之气及乘体虚而侵犯人体的外邪。马莳注:"此言邪气淫泆,始于虚以感之。"

[7]两虚相得:两虚,指天时之虚与人体正气虚弱。马莳注:"人之中于虚邪,由于天时之虚与身形之虚,故参与虚实之法,则知大病之所由成也。"相得,相逢、相合。

[8]两实相逢:两实,指自然界的正常气候与人体正气充实。相逢,即相遇。

[9]气有定舍,因处为名:意为邪气侵犯伤人体有一定部位,根据邪气所犯的部位而确定病名。气,指邪气;舍,居处,此指邪气侵害的部位。因,凭借、根据。处,处所、部位。

[10]上下中外,分为三员:马莳注:"三员,犹言三部也。盖人身大体自纵而言之,则以上中下为三部;自横而言之,则以在表、在里、半表半里为三部。故谓之上下中外之三员也。"

【分析】

本段论述了多种疾病发生的病因、外感病发病规律及发病机制。

1. 三部之气,所伤异类。三部之气,指伤于上部的风雨,伤于下部的清湿,以及伤于五脏的喜怒。因其所伤害的部位有表之上下和内的不同,故称"所伤异类"。本句指出了三部之气伤人的发病规律。因邪气的性质不同,所以侵袭人体的途径、所伤的部位及导致的病变也不同。风雨之邪从天而降,清湿之邪由地而出,均属于外邪,风雨之邪属阳,伤及体表的上部,清湿之邪属阴,伤及体表的下部。喜怒忧思属阴邪,由五脏所生,故七情过激直接损伤五脏。若病邪深重,病情严重之时,邪气则在体内浸淫传变,发生错综复杂的各种变化,即原文所说:"至于其淫泆,不可胜数。"

2. 风雨寒热不得虚,邪不能独伤人。"风雨寒热,不得虚,邪不能独伤人"的意思是风雨寒热等外邪,不遇到机体正气虚弱,是不能单独侵犯人体使人生病的。本句指出了人体正气强弱是发病与否的关键,突出了正气在发病中的主导作用。这是《内经》发病学的一贯思想。人体正气充足,抗病能力就强,虽有致病因素存在也未必发病。

3. 外感病发病机制。文中指出"两虚相得,乃客其形""两实相逢,众人肉坚",阐明了外感病发病的机制。认为人体正气强弱是发病与否的关键。疾病的发生必须具备两个因素:一是正气虚弱,二是邪气侵袭。《灵枢·百病始生》篇认为虽有邪气侵袭,如果正气不虚,也不会使人生病,即"风雨寒热,不得虚,邪不能独伤人"。当正气虚弱之时,又受邪气侵袭,则可使人发病,即文中所说:"必因虚邪之风,与其身形,两虚相得,乃客其形。"由此可见,本篇把邪气的侵袭看作是发病的条件,而正气虚弱才是发病的决定因素。文中突出了正气在发病中的主导作用。这是《内经》发病学的一贯思想,为中医发病观奠定了理论基础,对后世产生了深远的影响,还提示人们必须注重摄生、保养正气,避免邪气侵袭,以防止疾病的发生。

（二）

【原文】

是故虚邪之中人也,始於皮膚,皮膚緩[1]則腠理開,開則邪從毛髮入,入則抵深,深則毛髮立,毛髮立則淅然[2],故皮膚痛。留而不去,則傳舍於絡脈,在絡之時,痛於肌肉,其痛之時息[3],大經乃代[4]。留而不去,傳舍於經,在經之時,洒淅喜驚[5]。留而不去,傳舍於輸[6],在輸之時,六經不通,四支則支節痛,腰脊乃強。留而不去,傳舍於伏衝之脈[7],在伏衝之時,體重身痛。留而不去,傳舍於腸胃,在腸胃之時,賁響[8]腹脹,多寒則腸鳴飧泄,食不化,多熱則溏出糜[9]。留而不去,傳舍於腸胃之外,募原[10]之間,留著於脈,稽留而不去,息而成積[11]。或著孫脈,或著絡脈,或著經脈,或著輸脈,或著於伏衝之脈,或著於膂筋[12],或著於腸胃之募原,上連於緩筋[13],邪氣淫泆,不可勝論。

【注释】

[1] 缓:弛缓,松弛。

[2] 淅然:形容怕冷的样子。

[3] 其痛之时息:指疼痛时作时止。息,止。《甲乙经》:"其病时痛时息。"

[4] 大经乃代:指邪气由络脉深入经脉,经脉代替络脉受邪。张介宾:"络浅于经,故痛于肌肉之间。若肌肉之痛时渐止息,是邪将去络而深,大经代受之矣。"大经,指经脉,与较小的络脉相对而言。代,替代。

[5] 洒(xiǎn)淅喜惊:寒慄而不能自控,好像受了惊吓一样。洒淅,寒慄貌。喜,易也。

[6] 输:即下文的"输脉",指足太阳经,因其分布有五脏六腑之俞穴而名。

[7] 伏冲之脉:即冲脉,此指冲脉伏行于脊柱内的部分,因所行部位较深,故名"伏冲"。

[8] 贲响:腹中因气攻冲而鸣响,即肠鸣。

[9] 溏出糜:热性泻利。溏,大便稀溏。糜,同"糜",糜烂腐败,恶臭难闻。

[10] 募原:又称膜原,此泛指腹腔之内、胃肠之外的脂膜。

[11] 息而成积:邪气留著于脉,经久不去而致气血凝结,逐渐形成积块。积,生于胸腹之内的肿块。

[12] 膂(lǚ)筋:膂筋,伏行于脊膂的筋脉。膂,脊骨。

[13] 缓筋:指循行于腹内脐两旁的足阳明之筋脉。杨上善注:"缓筋,足阳明之筋也。"

【分析】

本段指出了外感病传变规律,强调了早期治疗的重要性。

1. 外感病传变规律。本段指出外感病的传变过程为虚邪由皮毛至络脉,再至经脉,再至输脉,再至冲脉,再至肠胃,再至膜原,再传至于脉,息而成积。由此可知,外邪侵犯人体的一般传变规律是由表入里,由浅入深,渐渐深入。邪气停留的部位不同,症状也各异,邪气益深,病情益重,传变日久则病情病性日趋复杂。

2. 早期治疗的重要性。由原文中外感病传变规律可知,外感类疾病早期治疗非常重要。早期治疗,病情轻、病位浅、对人体损害小,故容易治疗;晚期治疗,则病情重、病位深、对人体危害大,难以治愈。正如《素问·阴阳应象大论》言:"故善治者治皮毛,其次治肌肤,其次治筋脉,其次治六腑,其次治五脏。治五脏者,半死半生也。"

（三）

【原文】

黄帝曰:願盡聞其所由然。岐伯曰:其著孫絡之脈而成積者,其積往來上下,臂手[1]孫絡之居也,浮而緩,不能句積而止之[2],故往來移行腸胃之間,水湊滲注灌[3],

濯濯有音[4],有寒則腸滿雷引[5],故時切痛[6]。其著於陽明之經,則挾臍而居,飽食則益大,飢則益小。其著於緩筋也,似陽明之積,飽食則痛,飢則安。其著於腸胃之募原也,痛而外連於緩筋,飽食則安,飢則痛。其著於伏衝之脈者,揣之應手而動,發手則熱氣下於兩股,如湯沃[7]之狀。其著於膂筋在腸後者,飢則積見,飽則積不見,按之不得。其著於輸之脈者,閉塞不通,津液不下,孔竅乾壅。此邪氣之從外入內,從上下也。

【注释】

[1] 臂手:《甲乙经》作"臂乎"。臂,通"辟",聚也。乎,于也。

[2] 不能句积而止之:孙络浮浅而弛缓,不能约束积块而使之固定不移。句,《甲乙经》作"拘"。拘积,约束积块。

[3] 凑渗注灌:指水液汇聚渗流灌注。

[4] 濯(zhuó)濯有音:若肠胃有水,则水液汇聚渗流,往来冲激,发出濯濯之声。濯濯,象声词,形容水声。

[5] 膜膜满雷引:膜膜满,《甲乙经》作"腹膜满",即腹胀满。雷,即肠中雷鸣作响。引,收引、痉挛,此指肠胃之孙络因寒而收引作痛。

[6] 切痛:急剧疼痛。切,急迫。

[7] 汤沃:杨上善注:"以手按之,应手而动,发手则热气下于两股如汤沃,邪之盛也。"汤,热水;沃,浇灌。

【分析】

本段论述了积证的临床特征。积证,此积证是由于外邪逐渐深入,向里传变而来。以腹内结块,或胀或痛为主要临床特征。腹腔的积块或胀或痛,依据邪传的部位不同而有深浅之别,主要有孙络之积、阳明之积、缓筋之积、肠胃膜原之积、伏冲脉之积、膂筋之积和输脉之积等。积证所在部位不同,临床表现也各异。临床可以根据积证所在的部位、活动程度、饮食前后的变化、有无触痛及各种兼症等方面,加以鉴别并予以施治,是非常重要的。本原文为积证的分类和鉴别诊断提供了理论依据,也丰富了中医腹诊的内容。

（四）

【原文】

黄帝曰:积之始生,至其已成,奈何? 岐伯曰:积之始生,得寒乃生,厥乃成积[1]也。黄帝曰:其成积奈何? 岐伯曰:厥氣生足悗[2],悗生脛寒,脛寒則血脈凝濇,血脈凝濇則寒氣上入於腸胃,入於腸胃則膜脹,膜脹則腸外之汁沫迫聚不得散[3],日以成積。卒然多食飲則腸滿,起居不節,用力過度,則絡脈傷,陽絡傷則血外溢,血外溢則衄血,陰絡傷則血內溢,血內溢則後血[4],腸胃[5]之絡傷,則血溢於腸外,腸外有寒,汁沫與血相搏,則并合凝聚不得散而積成矣。卒然外中於寒,若內傷於憂怒,則氣上逆,氣上逆則六輸[6]不通,溫氣不行,凝血蘊裏[7]而不散,津液濇滲,著而不去,而積皆成矣。

【注释】

[1] 厥乃成积:寒邪厥逆于上,气机郁滞不行,逐渐形成积病。

　　[2] 厥气生足悗(mèn)：马莳注："足之六经有厥逆，则足闷然不得清利，由是而胫寒，由是则血脉凝涩，由是则寒邪入于肠胃。"足悗，指足部酸痛不舒、活动不便。

　　[3] 肠外之汁沫迫聚不得散：马莳注："其肠外有塞汁沫与此血相搏，所以合并凝聚，不得散释，而积已成矣。"

　　[4] 后血：此处泛指大小便出血。

　　[5] 肠胃：据《甲乙》《太素》作"肠外"。

　　[6] 六输：此指六经。即本篇上文所云"在输之时，六经不通"之义。

　　[7] 凝血蕴里：意为阳气运行不畅，则凝结之血聚积包裹而不能消散。蕴，聚积也。里，《甲乙经》《太素》作"裹"。

【分析】

　　本段论述了积证的病因病机。原文指出积证的病因是寒邪，寒为阴邪，其性凝滞，寒邪侵袭，气血运行不畅，邪气逐渐深入至肠胃，邪气与血相搏不得散，血脉凝聚，日久成积。饮食不节、用力过度、起居不慎等是积证形成的内因，内伤因素致使五脏气机逆乱，经气不畅，营血津液运行障碍，结聚成积。由此可见，形成积证的机制虽不尽相同，其病机总不外乎寒凝、气滞、血瘀、津停四个方面，四者常常互为因果。本段内容对后世临床肿瘤类疾病的辨证防治具有重要意义。

（五）

【原文】

　　黄帝曰：其生於陰[1]者奈何？岐伯曰：憂思傷心；重寒傷肺[2]；忿怒[3]傷肝；醉以入房，汗出當風，傷脾；用力過度，若入房汗出浴，則傷腎。此内外三部之所生病者[4]也。黄帝曰：善。治之奈何？岐伯答曰：察其所痛，以知其應[5]，有餘不足，當補則補，當寫則寫，毋逆天時[6]，是謂至治[7]。

【注释】

　　[1] 生于阴：此指内在的五脏。张介宾注："此言情欲伤藏，病起于阴也。"

　　[2] 重寒伤肺：《灵枢·邪气藏府病形》会："形寒寒饮则伤肺。"杨上善注："肺以恶寒，故重寒伤肺。"

　　[3] 忿怒：即愤恨恼怒。

　　[4] 此内外三部之所生者：与本篇第一段原文首尾相应，概括全篇。意为上述内容就是三部之气所致。

　　[5] 察其所痛，以知其应：审查其证候所在的部位，以知其内在相应脏腑病变。痛，指外在证候。

　　[6] 毋逆天时：不能违背五藏六腑与四时气候的相应关系。

　　[7] 至治：最佳的治疗原则。至，极也。

【分析】

　　本段论述了五脏积的病因。

　　1. 五脏积的病因。文中的"病生于阴"，即五脏积，病因有情志失节，忧思伤心、忿怒伤肝，重寒伤肺，醉酒入房，汗出当风，其中，形寒、饮冷易伤肺，醉后入房、汗出当风伤脾，说明了内外合邪易伤及内脏。五脏疾病的致病因素各有其特点，如心肝病变多见情志所伤，肺病变多伤于外内寒邪,脾病变多伤于饮食不节,肾病变多伤于劳倦等,为后世脏腑辨证提供了理论依据。

2. 内外三部病的治疗原则。内外三部所生病的治疗原则有三:一是察病位所在;二是辨虚实;三是顺应自然四时阴阳规律。

本节提出的"至治",是中医学辨证论治的精华,启示在审病定治时,既要考虑全面,又要抓其要点。要详察病位,明确病起于阴、起于阳、起于上、起于下,以定病因,治疗使针药达至病所。其次注意正邪关系,虚则补之,实则泻之。此外,还要考虑到"天人相应"的思想,因时制宜,"毋逆天时"。

网上更多……

👤≡ 语译　　　　　📝 习题与答案　　　　　⚥ 医案举隅

靈樞·邪客第七十一（节选）

靈樞·九鍼論第七十八（节选）

靈樞·大惑論第八十（节选）

靈樞·癰疽第八十一（节选）

附 篇　内经十三方

主要参考文献

［1］黄帝内经素问.北京:人民卫生出版社,1963.

［2］灵枢经.北京:人民卫生出版社,1963.

［3］(隋)杨上善撰注.黄帝内经太素.北京:人民卫生出版社,1965.

［4］(金)刘守真著.素问病机气宜保命集.北京:人民卫生出版社,1959.

［5］(明)张介宾编著.类经.北京:人民卫生出版社,1965.

［6］(明)张介宾著.类经图翼附:类经附翼.北京:人民卫生出版社,1965.

［7］(明)吴昆.内经素问吴注.济南:山东科学技术出版社,1984.

［8］(明)李中梓辑.内经知要.上海:商务印书馆,1933.

［9］(明)马莳撰;续修四库全书.黄帝内经素问注证发微九卷(补遗一卷)黄帝内经灵枢注
　　证发微九卷.明万历十四年王元敬刻本.上海:上海古籍出版社,2013.

［10］(清)张隐庵集注.黄帝内经素问集注.上海:上海科学技术出版社,1959.

［11］(清)张稳庵集注.黄帝内经灵枢集注.上海:上海科学技术出版社,1958.

［12］(清)高士宗著.黄帝素问直解.北京:科学技术文献出版社,1980.

［13］(清)俞樾.历代中医珍本集成1内经辨言.上海:上海三联书店,1990.

［14］(清)胡澍.丛书集成初编黄帝内经素问校义.上海:商务印书馆,1939.

［15］(日)山田业广著.素问次注集疏上.北京:学苑出版社,2004.

［16］(日)山田业广著.素问次注集疏下.北京:学苑出版社,2004.

［17］(日)丹波元简等编.素问识素问绍识灵枢识难经疏证.北京:人民卫生出版社,1984.

［18］(日)森立之著.素问考注附四时经考注.北京:学苑出版社,2002.

［19］程士德.素问注释汇粹.北京:人民卫生出版社,1982.

［20］张灿玾.黄帝内经文献研究.上海:上海中医药大学出版社,2005.

［21］段逸山.素问全元起本研究与辑复.上海:上海科学技术出版社,2001.

［22］郭霭春.黄帝内经素问校注语译.天津:天津科学出版社,1981.

［23］郭霭春.黄帝内经灵枢校注语译.天津:天津科学技术出版社,1989.

［24］王洪图.内经讲义.北京:人民卫生出版社,2002.

［25］王庆其.内经选读.北京:中国中医药出版社,2003.

［26］王键,苏颖.内经选读.上海:上海科学技术出版社,2010.

［27］贺娟,苏颖.内经讲义.北京:人民卫生出版社,2014.

［28］翟双庆.内经选读.北京:中国中医药出版社,2013.